physiolehrbuch Praxis

Physiotherapie in der Inneren Medizin

Herausgegeben von Antje Hüter-Becker
und Mechthild Dölken

Autorin:
Hannelore Göhring

Mit einem Beitrag von:
F. Joachim Meyer

3. Auflage

112 Abbildungen

Georg Thieme Verlag
Stuttgart · New York

Bibliografische Information Der Deutschen Bibliothek
Die Deutsche Bibliothek verzeichnet diese Publikation in der Deutschen Nationalbibliographie; detaillierte bibliographische Daten sind im Internet über http://dnb.dbd.de abrufbar.

Wichtiger Hinweis: Wie jede Wissenschaft ist die Medizin ständigen Entwicklungen unterworfen. Forschung und klinische Erfahrung erweitern unsere Erkenntnisse, insbesondere was Behandlung und medikamentöse Therapie anbelangt. Soweit in diesem Werk eine Dosierung oder eine Applikation erwähnt wird, darf der Leser zwar darauf vertrauen, dass Autoren, Herausgeber und Verlag große Sorgfalt darauf verwandt haben, dass diese Angabe **dem Wissensstand bei Fertigstellung des Werkes** entspricht.

Für Angaben über Dosierungsanweisungen und Applikationsformen kann vom Verlag jedoch keine Gewähr übernommen werden. **Jeder Benutzer ist angehalten,** durch sorgfältige Prüfung der Beipackzettel der verwendeten Präparate und gegebenenfalls nach Konsultation eines Spezialisten festzustellen, ob die dort gegebene Empfehlung für Dosierungen oder die Beachtung von Kontraindikationen gegenüber der Angabe in diesem Buch abweicht. Eine solche Prüfung ist besonders wichtig bei selten verwendeten Präparaten oder solchen, die neu auf den Markt gebracht worden sind. **Jede Dosierung oder Applikation erfolgt auf eigene Gefahr des Benutzers.** Autoren und Verlag appellieren an jeden Benutzer, ihm etwa auffallende Ungenauigkeiten dem Verlag mitzuteilen.

1. Auflage 2004
2. Auflage 2009

© 2018 Georg Thieme Verlag KG
Rüdigerstraße 14
D-70469 Stuttgart
Unsere Homepage: http://www.thieme.de

Printed in Germany

Zeichnungen: Christiane und Dr. Michael von Solodkoff, Neckargemünd, Helmut Holtermann, Dannenberg
Fotos: Oskar Vogl, Affalterbach
Umschlaggestaltung: Thieme Verlagsgruppe
Umschlagfoto: Studio Nordbahnhof, Stuttgart
Satz: Hagedorn Kommunikation, Viernheim
Druck: Westermann Druck Zwickau GmbH, Zwickau

ISBN 978-3-13-129473-9   1 2 3 4 5 6

Auch erhältlich als E-Book:
eISBN (PDF) 978-3-13-150773-0
eISBN (epub) 978-3-13-168123-2

Geschützte Warennamen (Warenzeichen) werden **nicht** besonders kenntlich gemacht. Aus dem Fehlen eines solchen Hinweises kann also nicht geschlossen werden, dass es sich um einen freien Warennamen handele.
Das Werk, einschließlich aller seiner Teile, ist urheberrechtlich geschützt. Jede Verwertung außerhalb der engen Grenzen des Urheberrechtsgesetzes ist ohne Zustimmung des Verlages unzulässig und strafbar. Das gilt insbesondere für Vervielfältigungen, Übersetzungen, Mikroverfilmungen und die Einspeicherung und Verarbeitung in elektronischen Systemen.

Vorwort der Herausgeberinnen der physiolehrbücher Praxis

In der Physiotherapie ist einiges in Bewegung geraten – mehr, als es bei diesem Bewegungsberuf ohnehin der Fall ist: Die Tür zu einer akademischen Ausbildung der Physiotherapeutinnen und Physiotherapeuten hat sich einen Spalt breit geöffnet; die ersten Absolventen eines Fachhochstudiums sind als Bachelor of Science oder als Bachelor of Arts ins Berufsfeld ausgeschwärmt. Der Professionalisierungsprozess schreitet voran. Und was bedeutet das alles für die Ausbildung von Physiotherapeuten?

In erster Linie bedeutet es, sich auf die Stärken des Berufs zu besinnen, auf das Charakteristische der deutschen Physiotherapie: die ausgezeichnete praktische Fachkompetenz, die uns auch im weltweiten Vergleich immer wieder bestätigt wird. Nach wie vor gilt, dass das beobachtende Auge – die haltende, aber auch sich wieder lösende Hand – das achtsame Herz zeitlos gültige Merkmale eines Physiotherapeuten, einer Physiotherapeutin sind. Mit dem „Bachelor sc. Physiotherapie", der international als „reflektierender Praktiker" definiert wird, können wir einerseits diese praktische Kompetenz bewahren und andererseits den Anschluss finden an die weltweite Akademisierung der Physiotherapie, die notwendig ist, um das wissenschaftliche Fundament zu festigen.

Die Lehrbuchreihe Physiotherapie begleitet und dokumentiert seit Jahrzehnten die stetige Weiterentwicklung des Berufs. In dieser jüngsten Neukonzeption haben wir der Praxis des Untersuchens und Behandelns in allen Fachgebieten der klinischen Medizin ein noch deutlicheres Gewicht gegeben als vorher; die Gründe sind oben genannt. Die Inhalte repräsentieren klinische Inhalte, die von praktischer Bedeutung sind in der Ausbildung – vor allem aber auch später im Beruf. Auf drei Vertiefungsebenen werden die Kenntnisse angeboten: Stets gewinnen Sie zunächst einen Überblick über ein bestimmtes Thema, gehen dann in die Tiefe und einem Thema auf den Grund, um schließlich in Fallbeispielen konkrete Untersuchungs- und Behandlungssituationen kennen- und verstehen zu lernen. Zusammenfassungen und Hinweise sollen helfen, das Wissen zu strukturieren und in der Wiederholung sich anzueignen.

Leserinnen und Leser, die mit kritischen Fragen oder Anmerkungen dazu beitragen möchten, die Lehrbuchreihe zu optimieren, sind den Autorinnen/Autoren und den Herausgeberinnen herzlich willkommen. Dem Thieme Verlag, und hier in erster Linie Rosi Haarer-Becker, sei gedankt für eine wiederum höchst engagierte und ergebnisreiche Zusammenarbeit bei Neukonzeption und Herstellung der physiolehrbücher.

Mechthild Dölken, Antje Hüter-Becker

Anschriften

Herausgeberinnen:
Antje Hüter-Becker †

Mechthild Dölken
Schule für Physiotherapeuten
Käfertaler Straße 162
68167 Mannheim

Autorin:
Hannelore Göhring
Zum Steinberg 42
69121 Heidelberg

PD Dr. med. F. Joachim Meyer
Klinikum Harlaching
Klinik für Pneumologie
Sanatoriumsplatz 2
81454 München

Inhaltsverzeichnis

1 Charakteristika der Ausbildung am Patienten in der Inneren Medizin ... 3

1.1 Das Problem der verborgenen Ursache von Symptomen des Patienten ... 3
1.2 Untersuchungsmethoden des Physiotherapeuten ... 3

2 Der Patient mit reduzierter kardiopulmonaler Belastbarkeit ... 7

2.1 Überblick über das Krankheitsbild ... 7
2.1.1 Prinzipien der physiotherapeutischen Untersuchung bei verminderter kardialer Belastbarkeit ... 7
2.1.2 Ärztliche Untersuchungsmethoden zur Beurteilung der Leistungsfähigkeit ... 7
2.1.3 Prinzipien der Behandlung bei verminderter kardialer Belastbarkeit ... 8
2.2 Der Patient mit chronischer Herzerkrankung ... 9
2.2.1 Krankheitsbild ... 9
2.2.2 Prinzipien der Physiotherapie bei chronischer Herzerkrankung ... 10
2.3 Der Patient mit akuter koronarer Herzerkrankung ... 11
2.3.1 Krankheitsbild ... 11
2.3.2 Physiotherapeutische Untersuchung bei akuter koronarer Herzerkrankung ... 12
2.3.3 Physiotherapeutische Behandlung bei akuter koronarer Herzerkrankung ... 12
2.4 Der Patient nach Herzoperation ... 25
2.4.1 Überblick über Herzoperationen ... 25
2.4.2 Prinzipien der Physiotherapie nach Herzoperationen ... 26
2.4.3 Herztransplantation (HTX) ... 27
2.5 Der Patient mit zu hohem Blutdruck (Hypertonie) ... 28
2.5.1 Krankheitsbild ... 28
2.5.2 Physiotherapeutische Behandlung bei hohem Blutdruck ... 30

3 Der Patient mit peripherer arterieller Durchblutungsstörung (PAVK) ... 37

3.1 Überblick über das Krankheitsbild ... 37
3.1.1 Prinzipien der physiotherapeutischen Untersuchung und Behandlung bei PAVK ... 38
3.2 Stadium II einer peripheren arteriellen Durchblutungsstörung ... 38
3.2.1 Symptome bei PAVK Stadium II ... 38
3.2.2 Physiotherapeutische Untersuchung bei PAVK Stadium II ... 38
3.2.3 Physiotherapeutische Behandlung bei PAVK Stadium II ... 38
3.3 Stadium III einer peripheren arteriellen Durchblutungsstörung ... 42
3.3.1 Symptome bei PAVK Stadium III ... 42
3.3.2 Prinzipien der Behandlung bei PAVK Stadium III ... 42

4 Der Patient mit akuter Venenerkrankung ... 47

- 4.1 Überblick über das Krankheitsbild 47
- 4.1.1 Prinzipien der physiotherapeutischen Untersuchung und Behandlung bei akuter Venenerkrankung. 47
- 4.2 Oberflächliche Thrombophlebitis 47
- 4.2.1 Krankheitsbild 47
- 4.2.2 Physiotherapie bei oberflächlicher Thrombophlebitis 47
- 4.3 Tiefe Phlebothrombose 48
- 4.3.1 Krankheitsbild 48
- 4.3.2 Physiotherapeutische Untersuchung bei tiefer Phlebothrombose........... 48
- 4.3.3 Physiotherapeutische Behandlung bei tiefer Phlebothrombose........... 49

5 Der Patient mit chronischer Venenerkrankung ... 52

- 5.1 Überblick über das Krankheitsbild 52
- 5.1.1 Prinzipien der physiotherapeutischen Untersuchung und Behandlung bei chronischer Venenerkrankung 52
- 5.2 Primäre Varizen (primäre Varikose)... 52
- 5.2.1 Krankheitsbild 52
- 5.2.2 Physiotherapie bei primärer Varikose .. 52
- 5.3 Sekundäre Varizen (postthrombotisches Syndrom) 52
- 5.3.1 Krankheitsbild 52
- 5.3.2 Physiotherapeutische Untersuchung bei postthrombotischem Syndrom..... 53
- 5.3.3 Physiotherapie bei postthrombotischem Syndrom........ 53

6 Der Patient mit Atemwegs- oder Lungenerkrankung ... 61

- 6.1 Überblick über den Symptomenkomplex 61
- 6.2 Diagnostik....................... 61
- 6.2.1 Bedeutung der Diagnostik für die Physiotherapie 61
- 6.2.2 Anamnese 61
- 6.2.3 Zusätzliche anamnestische Informationen 63
- 6.2.4 Körperliche Untersuchung 64
- 6.2.5 Technische Untersuchungen 66
- 6.3 Spezifische physiotherapeutische Untersuchung.................... 74
- 6.3.1 Beobachten...................... 74
- 6.3.2 Erfragen 76
- 6.3.3 Tasten 77
- 6.3.4 Beurteilen....................... 77
- 6.3.5 Hören 77
- 6.4 Techniken der Physiotherapie........ 78
- 6.4.1 Manuelle Techniken................ 78
- 6.4.2 Dehnlagen nach Schaarschuch/Haase... 82
- 6.4.3 Atemtechniken.................... 84
- 6.4.4 Hustentechniken 87
- 6.4.5 Autogene Drainage................ 90
- 6.4.6 Apparative Atemhilfen.............. 91
- 6.5 Atemtherapie auf der Intensivstation . 97
- 6.6 Haltung und Atembewegungen...... 98
- 6.7 Atmung und Bewegung 99
- 6.8 Der Patient mit akuter restriktiver Ventilationsstörung................ 106
- 6.8.1 Krankheitsbild 106
- 6.8.2 Physiotherapie bei akuter restriktiver Ventilationsstörung 106
- 6.8.3 Akute respiratorische Insuffizienz (ARDS)........................... 107
- 6.9 Der Patient mit chronischer restriktiver Ventilationsstörung 109
- 6.9.1 Krankheitsbild 109
- 6.9.2 Physiotherapeutische Behandlung bei chronischer restriktiver Ventilationsstörung 109
- 6.10 Der Patient mit akuter obstruktiver Ventilationsstörung................ 110
- 6.10.1 Krankheitsbild 110
- 6.10.2 Physiotherapeutische Untersuchung bei akuter obstruktiver Ventilationsstörung 110
- 6.10.3 Physiotherapeutische Behandlung bei akuter obstruktiver Ventilationsstörung 110

6.11	**Der Patient mit chronischer obstruktiver Ventilationsstörung** 113		6.13.2	Prinzipien der Physiotherapie bei Mukoviszidose 120
6.11.1	Krankheitsbild 113		**6.14**	**Lungenemphysem** 120
6.11.2	Prinzipien der Physiotherapie bei chronischer obstruktiver Ventilationsstörung 113		6.14.1	Krankheitsbild 120
			6.14.2	Physiotherapeutische Untersuchung bei Lungenemphysem 121
6.12	**Bronchiektasen**................... 117		6.14.3	Physiotherapeutische Behandlung bei Lungenemphysem 121
6.12.1	Krankheitsbild 117			
6.12.2	Physiotherapie bei Bronchiektasen..... 117			
6.13	**Mukovizidose (Synonym: Cystische Fibrose, CF)** 120			
6.13.1	Krankheitsbild 120			

7 Der Patient mit chronischer Niereninsuffizienz 127

7.1	**Überblick über das Krankheitsbild** 127		7.2.2	Prinzipien der physiotherapeutischen Behandlung bei chronischer Niereninsuffizienz 128
7.2	**Physiotherapie** 128			
7.2.1	Prinzipien der physiotherapeutischen Untersuchung bei chronischer Niereninsuffizienz 128			

8 Der Patient mit Störung des Purinstoffwechsels (Gicht) 130

8.1	**Überblick über das Krankheitsbild** 130		8.2.2	Prinzipien der physiotherapeutischen Behandlung bei Störung des Purinstoffwechsels 130
8.2	**Physiotherapie** 130			
8.2.1	Prinzipien der physiotherapeutischen Untersuchung bei Störung des Purinstoffwechsels.................. 130			

9 Der Patient mit chronischer Obstipation 135

9.1	**Überblick über das Krankheitsbild** 135		9.2.2	Prinzipien der physiotherapeutischen Behandlung bei chronischer Obstipation........................ 136
9.2	**Physiotherapie bei Patienten mit chronischer Obstipation** 135			
9.2.1	Prinzipien der physiotherapeutischen Untersuchung bei chronischer Obstipation........................ 135			

10 Der Patient auf der hämatologisch-onkologischen Station vor und nach Knochenmark-/Stammzelltransplantation 145

10.1	**Überblick über die entsprechenden Krankheitsbilder**.................... 145
10.2	**Physiotherapie** 145
10.2.1	Prinzipien der Physiotherapie......... 145

Das biopsychosoziale Modell – Grundlage aller Faktoren, die krankmachend wirken können! – muss in Untersuchung und Therapie einbezogen werden

1 Charakteristika der Ausbildung am Patienten in der Inneren Medizin

1.1 Das Problem der verborgenen Ursache von Symptomen des Patienten · 3

1.2 Untersuchungsmethoden des Physiotherapeuten · 3

Symptome der Patienten in der Inneren Medizin sind nur in Kombination mit der ärztlichen Diagnostik zu interpretieren

Psychosomatische Zusammenhänge werden häufig angetroffen

1 Charakteristika der Ausbildung am Patienten in der Inneren Medizin

1.1 Das Problem der verborgenen Ursache von Symptomen des Patienten

Durch genaue Kenntnisse der physiopathologischen Zusammenhänge lassen sich Symptome von Patienten mit Erkrankungen der Inneren Organe richtig interpretieren, richtig zuordnen und vor allem als nicht isoliert begreifen. Im Gegensatz zu vielen Patienten in der Traumatologie und in der Orthopädie finden Sie bei Ihrer Ausbildung am Patienten in der Inneren Medizin Symptome vor, deren Interpretation nur in Kombination mit der ärztlichen Diagnostik möglich ist. Es ist auch von elementarer Bedeutung, Bescheid zu wissen über Lage, Funktion und Zusammenspiel von Organen, über vegetative und hormonelle Steuerung sowie die nervös-reflektorische Projektionen und den Zonenspiegel (z. B. Haed'sche Zonen, Bindegewebszonen, Fußreflexzonen, Schmerzprojektionen).

Bei der Anamnese spielen die persönlichen Lebensumstände eine besondere Rolle im Hinblick auf das Krankheitsgeschehen. Nicht selten steht die Erkrankung im Zusammenhang mit der Persönlichkeit und der Lebensgeschichte des Patienten. Sogenannte psychosomatische Zusammenhänge werden häufig angetroffen.

> *Es ist unerlässlich, das biopsychosoziale Modell als Grundlage aller Faktoren, die krankmachend wirken können, in die Untersuchung und Therapie einzubeziehen.*

Es muss bei der sorgfältigen Befunderhebung nicht nur auf das Symptom (die Symptome) geachtet werden, sondern es müssen auch sehr aufmerksam die Zusammenhänge wahrgenommen werden. In der Inneren Medizin haben wir es mit Patienten zu tun, deren Krankheitsbilder miteinander verflochten sind. So können z. B. bei einer Herzerkrankung die Symptome an der Lunge sichtbar werden. Die Auswirkungen von Stoffwechselerkrankungen zeigen sich nicht selten an den Gelenken, oder im Gefäßsystem.

> *Eine umfassende Therapie setzt immer den Überblick über sämtliche Symptome voraus, um ein ganzheitliches Therapiekonzept zu planen und zu verwirklichen.*

1.2 Untersuchungsmethoden des Physiotherapeuten

Bei der Befunderhebung nutzen Physiotherapeuten ihre Sinne und verschiedene Messmethoden.

Mit den Sinnen nehmen sie körperliche Formen, körperliche Verhältnisse, den Allgemeinzustand und die Bewegungsformen des Patienten wahr, sie erhalten Informationen über sein Bindegewebe, seine Muskeln und seine Atmung. Sie nehmen auch Anzeichen seiner Angst oder seiner Schmerzen wahr. Weitere Befunde messen oder erfragen sie. Schließlich ist es ihre Aufgabe, die Befunde zu beurteilen.

Physiotherapeuten sehen:
- *Thoraxform*: unauffällig, gewölbt, Fassthorax, Trichterbrust, Thorax piriformis, Kielbrust, Glockenthorax, thorakale Skoliose.
- *Wirbelsäule*: z. B. Hyperlordose, BWS-Kyphose, Skoliose.
- *Bindegewebe*: Befund nach Zonenschema (**Abb. 1.1**).
- *Bauch*: unauffällig, adipös, Aszites, muskelschwach, muskelkräftig.
- *Atemform*:
  - Atemweg: Mund-Nase, Kehlkopfmitbewegungen,
  - Atembewegungen: kostosternal nach ventral, kranial kostal nach dorsal, symmetrisch oder asymmetrisch kostoabdominal nach ventral, lateral, medial kostoabdominal nach lumbodorsal inspiratorischer Atemhilfsmuskeleinsatz exspiratorischer Bauchmuskeleinsatz inspiratorisches Einziehen: interkostal, jugular Nachschleppen der Rippen: rechts, links kostosternale Atembewegungen überwiegen kostoabdominale Atembewegungen überwiegen,

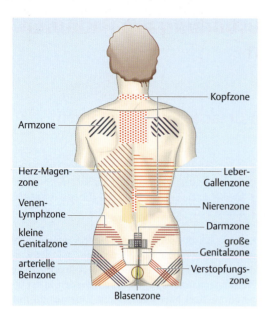

Abb. 1.1 Bindegewebszonen nach Teirich-Leube.

– Atemrhythmus: unauffällig, verlängerte Ausatmung, keine endexspiratorische Pause, häufige Seufzer, Wechsel von flachen und tiefen Atemzügen.
- *Sputum*: Farbe, Menge, Konsistenz.
- *Gewicht im Verhältnis zur Größe*: normal, Untergewicht, Übergewicht.
- *Gesichtsausdruck*: gespannt, entspannt.
- *Bewegungen*: hastig, schnell, angemessen, verlangsamt.
- *Hautfarbe*: Blässe, Zyanose: Lippen, Gesicht, Extremitäten.

Physiotherapeuten hören:
- *Atemnot*: in Ruhe, als Anfall, bei leichter, normaler und schwerer Belastung, beim Sprechen, Lachen, bei Aufregung, Kälte, Nebel und Rauch.
- *Atemgeräusche*: Rasseln, Brodeln, Stridor, Giemen, Schnarchen.
- *Husten*: produktiv mit viel oder wenig Schleim, unproduktiv als Reizhusten, begleitet von Schwindel oder vorübergehendem Bewusstseinsverlust (Hustensynkopen).

Physiotherapeuten ertasten und spüren:
- *Verspannungen,*
- *Spannungszustand der Muskulatur*
- *Bindegewebsspannung,*
- *Wärme,*
- *Kälte,*
- *Ödeme.*

Physiotherapeuten messen:
- *Puls,*
- *Blutdruck,*
- *Atemmaße,*
- *Peak flow (maximale Ausatmungsstärke),*
- *Umfangmaße,*
- *Gehstrecke.*

Physiotherapeuten erfragen:
- *Anamnese,*
- *bisherige medikamentöse Therapie,*
- *Laborwerte,*
- *Ergebnisse der ärztlichen Untersuchung*
- *Alltagsbelastung,*
- *Motivation,*
- *bisherige Selbsthilfetechniken.*
- *Schmerzen*: atemabhängig, im thorakalen oder abdominalen Bereich, ausstrahlende Schmerzen an Thorax, Rücken, Abdomen, Extremitäten, Kopf.
- *Angst*: Gefühl, bei Atemnot nicht genug Luft zu bekommen, Hyperventilation, Gefühl der Hilflosigkeit.

Physiotherapeuten beurteilen:
- *Leistungsfähigkeit*, ob O_2 ausreicht, Gehtest, Belastungs-EKG.
- *Allgemeinzustand* (Allgemein- und Ernährungszustand und AKZ [= **A**llgemeiner **K**räfte-**Z**ustand]).
- *Kräftezustand*: gut, mäßig, schlecht.

Spezifische Untersuchungen und Befunde werden bei den einzelnen Krankheitsbildern abgehandelt.

Herzinsuffizienz: die Stadieneinteilung der WHO definiert die Belastbarkeit des Patienten

2 Der Patient mit reduzierter kardiopulmonaler Belastbarkeit

2.1 Überblick über das Krankheitsbild · *7*
2.2 Der Patient mit chronischer Herzerkrankung · *9*
2.3 Der Patient mit akuter koronarer Herzerkrankung · *11*
2.4 Der Patient nach Herzoperation · *25*
2.5 Der Patient mit zu hohem Blutdruck · *28*

Bluthochdruck: dosierten Ausdauerbelastungssport betreiben!

Heidelberger Modell: Grundlage der Frühmobilisation bei akuter koronarer Herzerkrankung

3 bis 12 Wochen nach dem Infarkt soll die Leistungsfähigkeit so weit verbessert sein, dass berufliche Tätigkeit wieder möglich ist

2 Der Patient mit reduzierter kardiopulmonaler Belastbarkeit

2.1 Überblick über das Krankheitsbild

Verminderte Belastbarkeit wird vor allem durch Herzerkrankungen ausgelöst. Genügt das Herz den Anforderungen der Peripherie, sie mit Sauerstoff zu versorgen, nicht mehr, so spricht man von *Herzinsuffizienz*.

> Die WHO (Weltgesundheitsorganisation) hat Herzinsuffizienz nach Schweregraden unterteilt. Dieses verständliche Schema erlaubt allen Ärzten und Therapeuten, den Grad der Belastbarkeit des Patienten zu bestimmen.

In Stadium I wird nur zufällig ein Befund festgestellt, in Stadium II tritt Atemnot bei schwerer körperlicher Belastung auf, in Stadium III kommt es zu Atemnot auch schon bei leichter körperlicher Belastung, und in Stadium IV leidet der Betroffene unter Atemnot selbst bei Ruhe.

Checkliste

Stadien der Herzinsuffizienz

Stadium I: Zufallsbefund	Der Patient hat noch keine Beschwerden. Bei der Auskultation können Klappengeräusche wahrgenommen werden, z. B. mesosystolische Klick-Geräusche bei Mitralklappenprolaps, abgeschwächter erster Herzton bei Mitralinsuffizienz oder ein paukender erster Herzton bei Mitralstenose.
Stadium II: Atemnot bei schwerer körperlicher Belastung	Der Patient gerät in Atemnot z. B. nach Treppensteigen.
Stadium III: Atemnot bei leichter körperlicher Belastung	Schon leichte Tätigkeiten wie Anziehen oder Ausziehen lassen den Patient in Atemnot geraten.
Stadium IV: Atemnot in Ruhe	Hier reicht die Luft nicht einmal mehr zum Sprechen aus. Das Kopfteil des Bettes ist immer erhöht.

2.1.1 Prinzipien der physiotherapeutischen Untersuchung bei verminderter kardialer Belastbarkeit

Hier wird der Grad der Belastbarkeit beurteilt: Reicht die Luft zum Treppensteigen (Stadium II), zum Anziehen (Stadium III), in Ruhe (Stadium IV) aus? Der Arzt bestimmt die Belastbarkeit Mithilfe des Ruhe-EKG, Belastungs-EKG, Myokardszintigraphie, Echokardiographie.

2.1.2 Ärztliche Untersuchungsmethoden zur Beurteilung der Leistungsfähigkeit

Ruhe-EKG (Elektrokardiogramm): Die Herzströme werden in Ruhe abgeleitet, dabei werden in der Regel gleichzeitig die bipolare Extremitätenableitung nach EINDTHOVEN (je eine Elektrode am rechten Arm, rechten Bein, linken Arm und linken Bein) und die Unipolare Brustwandableitung nach WILSON (sechs Elektroden an der Brustwand) durchgeführt.

Belastungs-EKG Während man das EKG abgeleitet, wird der Patient auf einem Fahrradergometer zunehmend belastet. Mit dieser Untersuchung wird die körperliche Belastbarkeit in Watt ermittelt. So beträgt z. B. die körperliche Belastbarkeit für eine koronare Übungsgruppe 25 Watt. Für eine koronare Trainingsgruppe hingegen muss man eine Belastbarkeit von 1 Watt pro Kilogramm Körpergewicht mitbringen und kann somit Ausdauerbelastungen zugeführt werden.

Myokardszintigraphie Während körperlicher Belastung wird eine radioaktive Substanz (z. B. Thallium) injiziert. Thallium reichert sich im normal durchbluteten Herzmuskel gut an, in den schlecht durchbluteten Bereichen weniger intensiv. So lassen sich infarktbedrohte oder bereits geschädigte Herzmuskelbezirke nachweisen.

Koronarangiographie (Linksherzkatheteruntersuchung): Über die A. femoralis wird ein Katheder gegen den Blutstrom zum Herzen vorgeschoben und Röntgenkontrastmittel in die Koronarien gespritzt. So lassen sich verengte Gefäßabschnitte darstellen und die Pumpfunktion des Herzens kann beurteilt werden. Nach einer Koronarangiographie über die Leiste wird ein Druckverband angelegt und es besteht absolute Bettruhe, das Hüftgelenk darf nicht flektiert werden.

Echokardiographie Ultraschallwellen werden von einem Schallkopf ausgesandt. Die Gewebe des Körpers reflektieren den Ultraschall unterschiedlich stark. Diese Reflektionen werden von dem Schallkopf registriert und durch eine elektronische Weiterverarbeitung in ein Bild umgesetzt. Es können Herzklappen, Herzwände, Herzhöhlen sowie die Beweglichkeit und damit die Pumpfunktion des Herzens beurteilt werden.

2.2.3 Prinzipien der Behandlung bei verminderter kardialer Belastbarkeit

Die Belastbarkeit eines Patienten richtet sich nach dem Schweregrad der Herzinsuffizienz.

Belastbarkeit in Stadium I
Hinsichtlich alltäglicher Belastungen hat der Patient keine Probleme. Leistungssport muss jedoch unbedingt vermieden werden. Geeignet sind Sportarten, welche die lokale und allgemeine Ausdauer trainieren. Besonders günstig sind: Radfahren, Wandern, Schwimmen, Gymnastik.

Belastbarkeit in Stadium II
Der Patient sollte nur begrenzt belastet werden. Die Belastung im Rahmen eines Trainings sollte submaximal bleiben, um den Herzmuskel nicht unnötig zu ermüden, und immer unter Kontrollen (Puls/RR) durchgeführt werden. Trainingsschwerpunkt ist die lokale Ausdauer.

> *Da ein trainierter Muskel den Sauerstoff wirksamer nutzen kann, also weniger Sauerstoff verbraucht, bedeutet das für die Herzarbeit eine Erleichterung.*

Durch die Arbeitshyperämie in der Peripherie bei Muskeltraining wird zudem das aus dem linken Herzen ausgeworfene Blut (die sogenannte Nachlast) gesenkt und damit ebenfalls die Druck-Volumen-Arbeit des Herzens erleichtert. Aus den genannten Gründen sind Gehen, Radfahren, Ergometerbelastung und Schwimmen möglich. Die physiotherapeutische Behandlung einer Herzinsuffizienz im Stadium II entspricht derjenigen von Stufe III der Mobilisation nach Herzinfarkt (siehe S. 14).

> *Je größer der Anteil der Muskelanspannung und je höher die Anzahl der beteiligten Muskeln, um so höher ist die Druckarbeit des Herzens. Die rhythmischen Muskelverkürzungen bei dynamischen Bewegungsserien erhöhen die Volumenarbeit des Herzens.*

Belastbarkeit in Stadium III
Der Patient ist nicht mehr trainierbar. Das Belastungslimit orientiert sich an den ADL (activities of daily life). Ziel der Behandlung in diesem Stadium ist es, die Alltagsbelastung zu erleichtern durch:
- Schulen von Bewegungsübergängen und ökonomischem Bewegungsverhalten,
- Vermeiden von schädlichem Atemverhalten bei Belastung (Pressen),
- Verbessern des Sympathikotonus.

Belastbarkeit in Stadium IV
Der Patient ist nicht mehr belastbar. Die Behandlung ist auf ein Erleichtern der Atemarbeit abgestimmt sowie auf die bei Bettruhe notwendig werdenden Prophylaxen (gegen Pneumonie, Venenthrombose und Lungenembolie, Abnahme von Muskelkraft und Ausdauer, verzögerte Kreislaufregulation bei orthostatischer Belastung sowie Drucknekrosen).

Die physiotherapeutische Behandlung in diesem Stadium bezeichnet man im klinischen Sprachgebrauch als *Mobilisation*, sie wird für alle kardiologischen Diagnosen in ähnlicher Weise durchgeführt. Es werden 3 Phasen der Mobilisation unterschieden, je nach Art und Schweregrad der Herzkrankheit, nämlich
- Mobilisation während strenger Bettruhe
- Mobilisation während aufgelockerter Bettruhe
- Mobilisation nach Bettruhe.

Wenn irgend möglich, wird die strenge Bettruhe weitestgehend vermieden, wegen möglicher Sekundärschäden, z. B. Immobilisationsfolgen.

Die Behandlung ist begleitet von den vor und während jeder Behandlung durchzuführenden Kontrollen von Ruhepuls, Belastungspuls und Blutdruck und besteht aus den aktiven Techniken der Bewegungs- und Atemtherapie und den passiven Techniken der Massage und des Lagerns.

2.2 Der Patient mit chronischer Herzerkrankung

2.2.1 Krankheitsbild

Zu Herzinsuffizienz kann es aus kardialen und extrakardialen Ursachen kommen (**Tab. 2.1**).

Man kann unterscheiden in Linksherzinsuffizienz und Rechtsherzinsuffizienz, obwohl beide über den gemeinsamen Kreislauf zusammenhängen. Bei *Linksherzinsuffizienz* besteht eine Lungenstauung, da die dem linken Ventrikel angebotene Blutmenge nicht mehr vollständig abtransportiert werden kann. *Rechtsherzinsuffizienz* tritt meist zusätzlich zu einer Linksinsuffizienz auf (man spricht dann von globaler Herzinsuffizienz). Hauptsymptome sind Ödeme, zunächst in der Peripherie, die, ausgelöst durch die vertikale Körperhaltung des Patienten, im Laufe des Tages zunehmen.

Tabelle 2.1 Entstehungsursachen der Herzmuskelinsuffizienz

Ursachen	Folgen
Kardiale Ursachen	
• diffuse Ernährungsstörungen des Myokards	– koronare Durchblutungsstörungen, aber auch Hypoxämie und Anämie
• Untergang von Herzmuskulatur	– Myokardinfarkt – multiple Narben infolge Ischämie
• Störungen der geometrischen Arbeitsbedingungen	– extreme Dilatation – Herzwandaneurysma
• andere Störungen der Kontraktilität	– primäre und sekundäre Kardiomyopathien
• Rhythmusstörungen	– extreme Tachykardie – extreme Bradykardie
• Druck- oder Volumenüberlastung	– Klappenfehler – Herzmissbildung
• mechanische Behinderungen der Herztätigkeit	– Pericarditis constrictiva – Herzbeuteltamponade
Extrakardiale Ursachen	
• Druck- oder Volumenüberlastung	– Hypertonie im großen und kleinen Kreislauf – arteriovenöse Fisteln, Anämie, Hypoxie, Hyperthyreose, Morbus Paget etc.
• ungenügende Füllung des Herzens mit sekundärer Schädigung des Myokards	– Hypovolämie – septischer Schock – peripheres Kreislaufversagen
• andere Ursachen	

Symptome der Linksherzinsuffizienz
- Stauungslunge (**Abb. 2.1**),
- Belastungsdyspnoe, Orthopnoe,
- Tachykardie,
- Stauungsbronchitis mit Husten und Auswurf,
- Asthma cardiale,
- Hämoptyse,
- Hydrothorax, Pleuraerguss,
- Lungenödem.

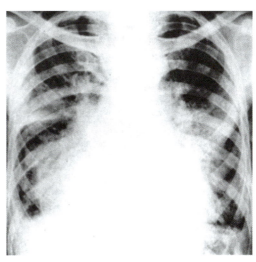

Abb. 2.1 Herzinsuffizienz mit großem Herzen, Lungenstauung, Stauungsergüssen beiderseits basal, Interlobärerguss rechts.

Symptome der Rechtsherzinsuffizienz
- Ödeme in der Peripherie,
- Handrückenvenenstau,
- sichtbarer Halsvenenstau (**Abb. 2.2**),
- Zyanose,
- Tachykardie
- intestinale Stauungen, Meteorismen, Stauungsgastritis,
- schmerzhafte Hepatomegalie,
- Stauungsniere, Oligurie, Nykturie,
- Aszites,
- Anasarka (Wanderödeme).

Um jedoch die vielfältigen Symptome der chronischen Herzinsuffizienz besser zu verstehen, darf man nicht bei der einfachen Definition von Herzinsuffizienz (bedarfsgerechte Durchblutung der Organe zu gewährleisten) anhalten. Es ist inzwischen bekannt, dass die klinischen Symptome nicht allein durch eine unzureichende Herzfunktion verursacht

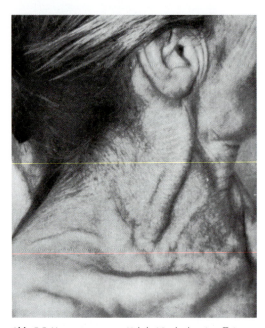

Abb. 2.2 Venenstauung am Hals bei Rechtsherzinsuffizienz.

werden. Es handelt sich um ein komplexes Syndrom, welches nicht nur den Herzmuskel betrifft, sondern als eine systemische Erkrankung eine Vielzahl von hormonellen und neuronalen Gegenregulationsmechanismen auslöst, welche vielfältige Veränderungen des Stoffwechsels und der vegetativen Balance von Sympathikus und Parasympathikus einschließen. So kommt es zum Beispiel zu Diabetes mellitus, Osteoporose, Leberfunktionsstörungen, Muskelfunktionsstörungen, gestörten Gefäßreaktionen, Depressionen, schlafbezogenen Atemstörungen, krankhafter Abmagerung oder zu einer generalisierten Entzündungsreaktion. Jede dieser Begleiterkrankungen hat auf die Prognose einen entscheidenden Einfluss (Remppis und Ritz 2008).

Die Abnahme der Pumpfunktion des Herzens führt zu einer Aktivierung von Rezeptoren, die Volumen- und Druckschwankungen in der Aorta und im Carotisbogen messen. Dadurch werden neuronale und humorale Systeme aktiviert, um die Kreislaufverhältnisse wieder ins Gleichgewicht zu bringen. Wird dies nicht erreicht, beginnt diese neurohumorale Aktivierung im Sinne eines Circulus vitiosus chronisch zu werden.

Zwei Hauptkomponenten dieses Teufelskreises sind das sympathische Nervensystem und das Renin-Angiotensin-Aldosteron-System. Da beide Systeme im Hypothalamus des zentralen Nervensystems gemeinsam integriert sind, aktivieren sie sich gegenseitig und es kommt zu einer Sympathikusaktivierung in unterschiedlichen Organsystemen. Da eine derartige Entwicklung nicht nur bei der Herzinsuffizienz, sondern auch bei Bluthochdruck, Nierenschwäche, Übergewicht oder Diabetes mellitus auftritt, werden Patienten mit einer derartigen Erkrankung als Risikopatienten für die Entwicklung einer Herzinsuffizienz angesehen.

Von besonderer Bedeutung scheint die Sympatikusaktivierung für die Skelettmuskulatur zu sein. Die Aktivierung des Renin-Angiotensin-Aldosteron-Systems und des sympathischen Nervensystems kann morphologische und funktionelle Veränderungen in der Skelettmuskulatur auslösen. Diese sind gekennzeichnet durch

- endotheliale Dysfunktion,
- veränderte Muskelfaserzusammensetzung,
- Enzymaktivitäten.

Diese Veränderungen führen zu einer Aktivierung des Atemzentrums im Hirnstamm und können so die vegetative Balance des sympathischen Nervensystems beeinflussen. Auf diese Weise werden die Atemfrequenz und das Empfinden von Atemnot gesteigert.

Die verminderte parasympathische Aktivität wirkt sich auf die Prognose der Herzinsuffizienz ungünstig aus. Durch körperliches Training können sich die Veränderungen des autonomen Nervensystems normalisieren. Jede Intervention, die zu einem Ausgleich im vegetativen Nervensystem führt, ist in der Behandlung von Patienten mit Herzinsuffizienz unerlässlich.

Die körperliche Inaktivierung bewirkt einen Abbau der Gesamtmuskelmasse und eine Atrophie besonders der Muskelfasern vom oxidativen Typ I. Daher überwiegen die schnell ermüdbaren glykolytischen Typ-II-Fasern. Die Anzahl der Mitochondrien ist ebenfalls reduziert, sodass insgesamt der aerobe Muskelstoffwechsel bei jedem Patienten mit Herzinsuffizienz beeinträchtigt ist, was zur schnellen Ermüdung führt. Ungünstig beeinflusst wird dies zusätzlich durch eine gestörte Gefäßfunktion und eine Verminderung der Kapillardichte (Schmidt et al. 2002).

2.2.2 Prinzipien der Physiotherapie bei chronischer Herzerkrankung

Da die Situation sich täglich ändern kann, verschafft man sich zunächst einen Überblick über die momentane Belastbarkeit. Die physiotherapeutische Behandlung richtet sich vor allem gegen die Folgen von Inaktivität und langer Bettruhe. Auch müssen Maßnahmen zur Erleichterung der Atemarbeit vor allem bei ADL ergriffen werden.

Fallbeispiel: Herr S., 68 Jahre, chronische Herzinsuffizienz

Diagnose: globale Herzinsuffizienz Stadium III–IV, Zustand nach Lungenödem, Hypertonie im großen und kleinen Kreislauf.

Physiotherapeutische Untersuchung: Herr S. sitzt mit schräggestelltem Kopfteil schwer atmend im Bett und stützt sich mit den Armen auf. Es wird ihm Sauerstoff zugeführt, die Luft reicht ihm kaum zum Sprechen aus. Er ist zyanotisch an den Lippen, und grobblasige Rasselgeräusche sind zu hören. Durch die Stauungsbronchitis hat der Patient einen hartnäckigen Husten. Seine Beine sind durch Ödeme stark aufgetrieben, auch die Venen an den Handrücken und die Halsvenen sind gestaut. Er hat einen enormen Bauch, bedingt durch Aszites. Seine Nierenfunktion ist gestört (Oligurie), und er klagt über Nykturie. Auf dem Röntgenbild erkennt man einen rechtsseitigen Pleuraerguss sowie ein stark vergrößertes Herz.

Behandlungsziel des Patienten: Er möchte besser Luft bekommen und wieder selbstständig zur Toilette gehen können.

Physiotherapeutische Ziele und Maßnahmen:
- Vermeiden von Pneumonie und Thrombose: durch vertiefte Atemzüge und aktive Bewegungen.
- Erleichtern der Atemarbeit: durch Herabsetzen der äußeren Thoraxwiderstände und aufrechtes Lagern des Oberkörpers.
- Erleichtern der Bewegungsübergänge von Rückenlage zu Seitlage und Sitz: durch funktionelles Umlagern.
- Dosiertes Training durch dynamische Bewegungsserien, abhängigkeit von der Belastbarkeit.

Physiotherapeutische Behandlung:
- Zu Beginn ein kurzes Gespräch über das Befinden. Der Patient teilt mit, dass er sehr müde ist.
- Puls und Blutdruck werden gemessen oder abgelesen.
- Lagern: das Kopfteil wird schräggestellt, das Schlafanzugoberteil ausgezogen.
- Langsame, dynamische Bewegungsserien eines Fußes: dorsal/plantar, Inversion und Eversion, kreisende Bewegungen. 5–10 Bewegungswiederholungen. Die Pausen (½–1 min) zwischen den Bewegungsserien werden genutzt, um die Verschieblichkeit des Gewebes am Thorax zu verbessern durch Ausstreichen der Interkostalräume, Hautverschiebungen und Packegriffe.
- Wiederholen für die andere Körperseite.
- Bewegungsserie der Hüfte im Körperniveau: Innenrotation/Außenrotation, Abduktion/Adduktion, Ferse schleifen lassen.
- Der Puls wird erneut gemessen.
- Der Patient wird zum Wahrnehmen seiner kostalen Atembewegungen angeleitet.
- Bei Hustenreiz durch die vergrößerten Bronchialkaliberlumenschwankungen wird das Sekret sanft abgeräuspert.
- Ein Bein anbeugen, 4–6 mal, dann Pause.
- Wiederholen für das andere Bein.
- Die gebeugten Beine werden zu einer Seite gelegt, der Oberkörper des Patienten in Seitlage gedreht, das Kopfteil wird hochgestellt, der Patient wird abgestützt und beim Ausatmen aufgesetzt. Er soll sofort Sohlenkontakt mit dem Boden bekommen, damit die Muskelpumpe Tonus hat.
- Puls und Blutdruck werden erneut gemessen.
- Der Rücken wird mit Alkohol abgerieben oder mit Tapotements à l'air comprimé vorsichtig abgeklatscht. Der Patient wählt zwischen den Aromen Lavendel (ausgleichend, entspannend) und Citrus/Orange (anregend).
- Jetzt entscheidet der Patient, ob er sich wieder hinlegen oder eine kurze Zeitspanne im Sessel sitzen möchte. (Falls der Patient sich für den Sessel entscheidet, muss er mit einer Klingel versorgt werden, damit er sich bemerkbar machen kann.)
- Abschließend werden Puls und Blutdruck gemessen.
- Nach 15–20 Minuten muss noch einmal nach dem Patienten gesehen werden, evtl. wird ihm wieder ins Bett geholfen.

Durch die damit erreichte sympathikotrope Reaktionslage ist es wahrscheinlich, dass der Patient sich besser bzw. frischer fühlt. Sein Lebenswille steigt.

Sobald sich durch die Medikamente (ausschwemmen, Herzmuskel stützen, Blutdruck senken) der Allgemeinzustand des Patienten verbessert, nimmt die Behandlung an Belastung zu und läuft dann ab wie bei Stufe II des Mobilisationsprogramms nach Herzinfarkt (Heidelberger Modell, siehe S. 14).

2.3 Der Patient mit akuter koronarer Herzerkrankung

2.3.1 Krankheitsbild

Die *koronare Herzkrankheit* (KHK) ist die Manifestation der Arteriosklerose an den Herzkranzarterien (Koronarien). Sie führt zu einer Durchblutungsnot des Herzmuskels, die sich als Angina pectoris, Herzinfarkt, Herzrhythmusstörungen oder Herzinsuffizienz äußern kann.

Durch die rasante technische Entwicklung der diagnostischen und therapeutischen Maßnahmen sowie die verbesserte Organisation bei der notärztlichen Versorgung ist es heutzutage, dank Herzkatheter, Angioplastie und dem Einsetzen eines Stents, möglich, bei sofortiger Versorgung die Schäden an der Herzmuskulatur geringer zu halten. Die durchschnittliche Verweildauer eines Patienten in der Klinik beträgt zur Zeit etwa 4 Tage, je nach Schweregrad seiner Erkrankung. Daher muss das physiotherapeutische Behandlungsprogramm diesen Umständen angepasst werden.

Sobald S-T-Veränderungen im EKG, Temperatur und Enzymaktivitäten normalisiert sind, ist die akute Nekrosephase überstanden.

2.3.2 Physiotherapeutische Untersuchung bei akuter koronarer Herzerkrankung

Der physiotherapeutische Befund zeigt meist im Wesentlichen keine spezifischen Besonderheiten. Dennoch sollte auch beim Patienten mit koronarer Herzkrankheit – wie immer – ein genauer Befund aufgenommen werden. Im kostalen Bereich kann die Verschieblichkeit etwas eingeschränkt sein, vor allem, wenn durch das Vorhandensein einer Herzzone im Bereich Th1 – Th9 das Gewebe am Thorax stark verhaftet ist.

Der Puls muss auf Rhythmus, Frequenz und Qualität untersucht und der Blutdruck gemessen werden. Man fragt nach Stenokardien und dem subjektiven Leistungsgefühl.

Auch die Frage, was der Patient in Zukunft in seinem Alltag ändern möchte, ist wichtig, um die Behandlung gegebenenfalls mit gesundheitspädagogischen Maßnahmen zu ergänzen, z. B. Ernährung, Sport, Verhalten.

2.3.3 Physiotherapeutische Behandlung bei akuter koronarer Herzerkrankung

Trotz schnelleren Ablaufs der physiotherapeutischen Behandlung folgt ihr Aufbau den Regeln des von der WHO empfohlenen *Heidelberger Modells* zur Frühmobilisation. Wie weit belastet werden kann, erkennt der Arzt an Laborwerten wie Troponin C, CK (Kreatinkinase). Solange noch Enzymaktivitäten zu verzeichnen sind, hält man die Belastung auf dem Niveau der Mobilisationsstufe I–II (aufgelockerte Bettruhe). Um Stress zu vermeiden, sollte baldmöglichst das Nutzen eines Toilettenstuhls erlaubt werden.

Ziele

Pneumonieprophylaxe und Thrombosenprophylaxe entfallen heute infolge der beschleunigten Behandlung weitestgehend.

Die Mobilisations-Behandlung hat folgende Ziele:
- Der Patient soll so weit belastbar werden, dass er bei der Entlassung aus stationärer Behandlung den alltäglichen körperlichen Beanspruchungen gewachsen ist.
- Er soll das körperliche Training in einem Anschlussheilverfahren fortführen können.
- Er muss die eigene Belastungsfähigkeit einschätzen lernen.
- Er soll sein Pulsverhalten selbstständig überprüfen können.
- Er soll seine Entspannungsfähigkeit verbessern.
- Er soll lernen, sich ökonomisch zu bewegen.

Maßnahmen

- Gesteigerte dynamische Bewegungsserien kleiner, mittlerer und größerer Muskelgruppen der Extremitäten, die sogenannten *Belastungsphasen*.
- Puls- und Blutdruck-Kontrollen.
- Maßnahmen zum Verbessern der Atembewegungen.
- Maßnahmen zur Entspannung.
- Übungen auf dem Hocker.
- Gehen auf ebenen Strecken und Treppensteigen.
- Sitzen im Sessel.

Belastungsphasen

Die Belastungsphasen bestehen aus dynamischen Bewegungsserien für kleine, mittlere und größere Muskelgruppen der Extremitäten in intermittierender Dauerform. Die Behandlung kann an der unteren oder der oberen Extremität beginnen. Übungen der Beine gelten als weniger belastend als Übungen der Arme. Die Steigerung richtet sich nach hämodynamischen Gesichtspunkten, d. h. alle Bewegungen, die aus dem Körperniveau herausgehen – z. B. Knie- und Hüftbeugung aus Rückenlage –, sind kreislaufbelastender als Übungen, die im Körperniveau ausgeführt werden – z. B. Abduktion des Beins. Für die Belastungsphasen der oberen Extremität gilt dasselbe Prinzip. Bei Übungen, die den M. pectoralis stark miteinbeziehen, z. B. horizontale Zirkumduktion oder Boxen, ist große Vorsicht angezeigt, da es zu einem Überschießen von Aktionspotential auf den Herzmuskel und damit zu Rhythmusstörungen kommen kann.

Pulskontrollen

Nach jeder Belastungsphase und nach jeder Ruhephase wird anfänglich der Puls kontrolliert. *Die Herzfrequenz ist ein guter Indikator für den Sauerstoffverbrauch des Myokards.* Deshalb kann durch diese einfache Kontrolle der Herzfunktion ein Sicherheitsbereich eingehalten werden. Um den Patienten nicht zu ängstigen und um ihn nicht auf eine Kontrolle zu fixieren, ist es jedoch günstiger, den Puls nicht zu häufig zu fühlen, sondern vor allem nach Phasen starker Belastung. Der Anstieg der Herzfrequenz darf im Liegen bis zu 12 Schläge/min, im Sitzen bis zu 20 Schläge/min und beim Gehen und Treppensteigen bis zu 30 Schläge/min betragen. Nach einer Minute, spätestens jedoch nach 3 Minuten, soll die Ruhefrequenz wieder erreicht werden. Die Gabe von Betarezeptorenblockern beeinflusst die Herzfrequenz entscheidend (senkt sie). Der Physiotherapeut muss von der Gabe solcher Medikamente in Kenntnis gesetzt werden.

Verbessern der Atembewegungen

Nach 3 Minuten muss ein Herz seine Ruhefrequenz wieder erreicht haben. Die Pausen zwischen den Belastungsphasen werden deshalb zum Verbessern der Atembewegungen und zur Entspannung genutzt. Zum Verbessern der Atembewegungen kommen – je nach Befund – folgende Maßnahmen in Frage:
- gewebslösende Maßnahmen wie Ausziehen der Interkostalräume, Hautverschiebungen, Packegriffe, Hautfalte wegatmen lassen,
- Wahrnehmen der Atembewegungen, Vergrößern der Atembewegungen,
- Vibrationen, Streichungen und weiche Knetungen für das Schulter-Nacken-Gebiet in Seitlage.

Während dieser Maßnahmen kann es nach Beobachtung der Autorin gehäuft zu Extrasystolen kommen. In solchen Fällen lässt man diese Maßnahmen weg oder ersetzt sie durch
- Dehnlagerungen und selbsttätiges Dehnen eines Armes oder Beines (nicht bei Aneurysma),
- Entspannungsübungen und konzentrative Wahrnehmungsübungen.

Entspannung

In den Phasen, welche der Entspannung eingeräumt sind, bietet sich oft spontan die Möglichkeit zu einem Gespräch über das Krankheitsgeschehen. Dazu sollte jede sich bietende Gelegenheit genutzt werden. In den meisten Fällen haben die Patienten keine richtige Vorstellung vom Ablauf eines Infarktes. Das Fehlen von Schmerzen oder anderen Beschwerden trägt dazu bei, dass sie den Zustand bagatellisieren.

Nach *Vaitl* versteht man unter Entspannung eine „ausgeglichene Befindlichkeit während des Wachzustandes". Versucht man, mit Infarktpatienten das Loslassen zu üben, so fällt meist auf, dass sie z. B. beim passiven Bewegen mitführen. Techniken wie das autogene Training oder suggestive Entspannungsmethoden haben daher wenig Erfolg, weil der Patient lediglich glaubt, loszulassen. Es muss also auf einfachere, im wahrsten Sinn des Wortes greifbarere Techniken zurückgegriffen werden, um mit dem Patienten das Lösen zu erarbeiten.

Der Therapeut spürt, ob z. B. ein abgehobener Arm abgegeben werden kann oder an welcher Stelle sich Verspannungen aufbauen. In diesem Zusammenspiel ist es möglich, mit dem Patienten das Lösen und seine Wahrnehmung dafür zu erarbeiten und zu schulen.

Folgende Techniken haben sich in diesem Zusammenhang bewährt:
- die Maßnahmen aus Seitlage
- die Abhebearbeit nach Schaarschuch

Maßnahmen aus Seitlage

Sie beinhalten sowohl Techniken der Massage als auch passive Bewegungen des Armes und des Schulterblattes. Während dieser Maßnahmen sind therapeutische Gespräche möglich, sollten aber dem Patienten nicht aufgezwungen werden. Diese Gespräche können sich z. B. auf die vermeidbaren und beeinflussbaren Risikofaktoren nach WHO beziehen:
- Rauchen,
- Hochdruck,
- Hypercholesterinämie,
- Diabetes,
- Übergewicht,
- Bewegungsarmut,
- Stress.

Die ersten Tage nach dem Infarktereignis sind von großer emotionaler Bedeutung für den Patienten. In dieser „Besinnungsphase" können am leichtesten die Weichen für eine dauerhafte Verhaltensänderung gestellt werden. Es ist keine Anmaßung, unsere physiotherapeutischen Maßnahmen als eine Form der körpernahen Psychotherapie zu verstehen. Die Autorität des Therapeuten, seine Fachkenntnisse auf dem Gebiet der Heilung und die Hoffnung des Patienten auf Hilfe geben dem Therapeuten das Recht, den Patienten auf eine Art und Weise zu berühren, die ihm sonst entschieden verweigert würde. Die „Eltern-Kind"-ähnliche Art der Begegnung erlaubt, dass über das körperliche Wohlbefinden ein neuer Zugang zum eigenen Körper und zu den damit verbundenen Verhaltensweisen gefunden werden kann.

Die Maßnahmen aus Seitlage im Einzelnen:

Lagerung
Aus einer neutralen Position heraus, z. B. am Fußende des Bettes, wird der Patient aufgefordert, sich auf die Seite zu legen, auf der er jetzt am liebsten liegen würde. Nachdem er sich entschieden hat, ist es am besten, wenn er das obere Bein angebeugt vor das untere legt. Das Kopfkissen soll mit dem Nacken abschließen. Die Arme liegen gebeugt vor dem Körper. Die Beine und die Vorderseite des Rumpfes werden zugedeckt, schon um eine gewisse Geborgenheit zu vermitteln.

Maßnahmen von dorsal
- Einleitende Streichung: dreigeteilter Strich, vor allem die oben liegende Seite. Dies ist die einzige Maßnahme, bei der die Strichrichtung nach kranial gerichtet ist. Alle anderen Maßnahmen haben die Richtung nach kaudal (absteigend, beruhigend, dem Energiefluss des Herzmeridians folgend).
- Abwärts gerichtete bindegewebige Striche: Mit Ring- und Mittelfinger wird im rhythmischen, gleichbleibenden Wechsel über den M. erector trunci, über den Rand des M. trapezius pars descendens, entlang der Margo mediale und der Margo laterale sowie kaudal und kranial über die Spina scapulae gestrichen, ohne ein Schneidegefühl auszulösen. Auch diese Striche folgen den Energielinien (Meridianen) aus der Chinesischen Medizin. Die Flussrichtung des Herzmeridians geht von kranial nach kaudal über den M. erector trunci.
- Ausstreichen der Interkostalräume,
- Hautverschiebungen,
- Packegriffe und Hautfalte wegatmen lassen,
- weiche Knetungen im Schulter-Nacken-Gebiet,
- mobilisierende Massage der Schulter,
- Vibrationen,
- Friktionen mit Aufzeigen der Verspannungen, verbunden mit der Aufforderung, diese zu lösen,
- diagonales Bewegen der Skapula, evtl. mit sanfter Schüttelung.

Maßnahmen von ventral
- Passives Bewegen des Armes: Adduktion – Abduktion mit leichtem Zug – Unterarm rollt in Pronation – Ellbogen geht in Streckung („ran, weg, vor") (**Abb. 2.3**).
- Arm nach vorne unten über die Bettkante abhängen. Jetzt werden durch die extreme Abduktion der Skapula Ausstreichungen von Interkostalräumen möglich, die sonst von ihr bedeckt werden (**Abb. 2.4**).

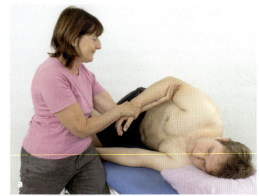

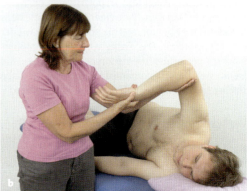

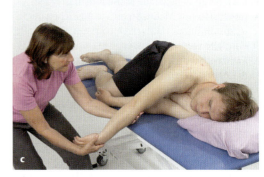

Abb. 2.3 Passives Bewegen des Armes: Adduktion – Abduktion mit leichtem Zug – Unterarm rollt in Pronation – Ellbogen geht in Streckung („ran, weg, vor")

- Sanfte Schüttelstauchung für die Schulter-Nacken-Muskulatur mit kurzem oder langem Hebelarm (**Abb. 2.5**).
- Arm in Innenrotation – Adduktion seitlich auf den Körper legen.
- Von dorsal mit der weichen Seite der Handkante unter die Skapula kommen, sanfte Quermassage von M. subscapularis und M. serratus anterior. Gelingt dieser Griff, hat der Patient bereits einen großen Fortschritt gemacht.

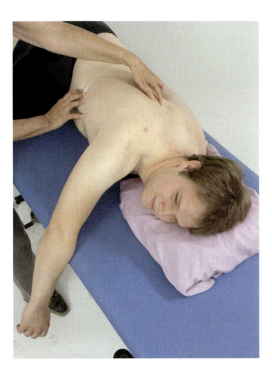

Abb. 2.4 Arm nach vorne unten über die Bettkante abhängen. Jetzt werden durch die extreme Abduktion der Skapula Ausstreichungen von Interkostalräumen möglich, die sonst von ihr bedeckt werden.

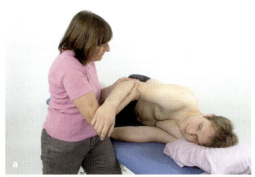

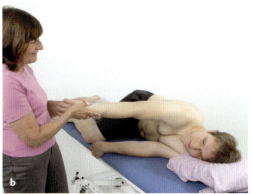

Abb. 2.5 Sanfte Schüttelstauchung für die Schulter-Nacken-Muskulatur mit kurzem oder langem Hebelarm

- Abschließende Streichung nur abwärts gerichtet.
- Jetzt kommt die Phase der *Wahrnehmungsschulung*. Lässt man diese weg, verkommen die Maßnahmen zu einer einfachen Massage. Man bittet den Patienten, sich in Rückenlage zurückzudrehen, und stellt die Frage nach dem Unterschied von behandelter zur nicht behandelten Seite. Viele haben jetzt Schwierigkeiten, spontan zu antworten. Die nun angebotenen Wortpaare geben dem Patienten Formulierungshilfen, z. B.: Ist die Seite wärmer oder kälter, breiter oder schmaler, schwerer oder leichter? Ist die Auflagefläche gleich? ... Das Aussprechen und Beschreiben der Empfindungen ist das Ziel dieser Behandlung. Auch erfährt der Therapeut, wie gut bzw. wie schlecht der Patient locker lassen kann.

Die Entscheidung, auf welchen der beiden Gesichtspunkte Entspannung oder Belastung mehr Wert gelegt werden sollte, muss bei jedem Fall neu entschieden werden. Meist ist es günstig, beides sinnvoll miteinander zu verbinden. Alltagsbelastung motorisch/kardial zu bewältigen ist nur ein Aspekt der therapeutischen Anforderungen nach Herzinfarkt. Es ist erstrebenswert, die Behandlung mit neuen Gesichtspunkten aufzuwerten und das Anspruchsniveau der Behandlung damit zu verbessern. Der nahezu täglich gestellte Frage „War der Patient schon auf der Treppe?" müsste dann eine zweite Folgen: „Kann er sich lösen?"

Verhaltensänderung

Die Persönlichkeitsstruktur (Typ A) steht in engem Zusammenhang mit der Art der Erkrankung. Erhebungen aus dem National Institute of Health durch Friedmann u. Rosenmann (1974) ergaben, dass bestimmte Eigenschaften bei Infarktpatienten gehäuft auftreten. So trifft man angespannte, ehrgeizige, pflichtbewusste, ständig unter Zeitdruck stehende, eifrige Menschen, die allen Anforderungen gerecht werden wollen häufig unter den Infarktpatienten an. Aber auch eine ständig vorhandene unterschwellige Feindseligkeit gilt als besonderer Risikofaktor. Alle Personen die diese Wesensmerkmale nicht aufweisen, werden als Typ B bezeichnet.

Während des Aufenthaltes im Akutkrankenhaus geht es nicht nur darum, eine akute Bedrohung abzuwenden, sondern es werden auch die Weichen für eine gewünschte, dauerhafte *Verhaltensänderung* gestellt. Um diese herbeizuführen, muss dem Patienten ein hohes Maß an Eigenverantwortlichkeit zugebilligt werden. Jegliche Entmündigung oder Bevormundung muss also vermieden werden. Unter Berücksichtigung der Persönlichkeitsstruktur des Patienten (kognitive, emotionale und aktionale Elemente) und seines momentanen Erlebens (Gedanken, Gefühle, Handlungsbereitschaft) sollten Verhaltensvorgaben sowie therapeutisches Vorgehen (Bewegungsverhalten, Medikamente, Untersuchungen) erklärend mit dem Patienten besprochen werden. Eine beständige Verhaltensänderung ist nur möglich, wenn sie vom Patienten gewollt ist.

Übungsprogramm auf dem Hocker

Beim Übungsprogramm auf dem Hocker werden dieselben Prinzipien zur Steigerung der Belastung berücksichtigt, wie sie bei den Belastungsphasen (siehe oben) beschrieben wurden. Hinzu kommen Rotation, Flexion/Extension und Lateralflexion der Wirbelsäule.

Nicht unbedingt notwendig, aber möglich ist es, durch die Hinzunahme eines Gerätes von Tag zu Tag eine zusätzliche Steigerung zu erzielen, also beispielsweise zuerst ohne Gerät zu üben, dann aufeinanderfolgend mit Stab, Reifen und Ball, und schließlich den Hocker durch den Therapieball zu ersetzen.

Die Bewegungen sollen rund und nicht zu hastig oder gar zackig ausgeführt werden. Der Patient beobachtet sich dabei selbst. Übungen mit zu hoher Anforderung an die Koordination erschweren die Körperwahrnehmung.

Besonders bewährt haben sich auch fernöstliche Bewegungsformen, wie chinesische Radgymnastik, Chi Gong oder Tai Chi.

Fallbeispiel: Herr V. 68 Jahre
Diagnose: Herzinfarkt, 2 GE, mit Stentimplantation vor 2 Tagen.
Physiotherapeutische Untersuchung: Herr V. sitzt mit starker Brustkyphose, der Körperschwerpunkt ist nach vorne verlagert. Die kostosternalen Atembewegungen sind stark eingeschränkt und die Nackenmuskulatur sowie der M. pectoralis stark verkürzt.
Behandlungsziel des Patienten: Er möchte seine Haltung verbessern, um wieder „jugendlicher" auszusehen.
Physiotherapeutische Maßnahmen: Nach den üblichen Kontrollen von Blutdruck und Puls hat er im Liegen eine Belastungs-/Entspannungsbehandlung der Stufe II hinter sich. Jetzt sitzt er auf dem Hocker.

- Aufrichten der Wirbelsäule, Körperschwerpunkt einordnen. Herr V. erspürt den Unterschied.
- Ex/Flex der BWS („Medaillon zeigen").
- In dieser guten Haltung Dehnen der Nackenmuskulatur: Seitneigung der HWS, Arm strebt in Richtung Boden.
- Dehnen des M. Pectoralis mit Rotation der WS. Erhobenen Arm in Flughalte nach hinten dehnen, Bewegung weiterlaufen lassen, dabei der Hand nachsehen. Es ist gut, dies an die Atembewegungen zu koppeln. Beim Zurückkommen mit Lippenbremse oder „sch".
- Zur Mobilisation der WS zügige Rotation evtl. mit EX/Flex der LWS. Es eignen sich auch alle Schwünge.
- Zur Kräftigung von Rücken- und Bauchmuskulatur leichte Gewichtsverlagerung im Wechsel nach vorne (Rückenmuskulatur) und nach schräg hinten (gerade und schräge Bauchmuskulatur). Vorsicht: nicht pressen!
- Herr V. schätzt die Belastung mithilfe der Borg-Skala (**Abb. 2.8**) ein.
- Die Pulskontrolle bestätigt seine Einschätzung.

Die Belastung im Sitz wird mit etwa 45–60 Watt angegeben. Jetzt schließt sich das Gehen von ebenen Strecken an.

Gehen auf ebenen Strecken

Das Gehen auf ebenen Strecken soll jeden Tag etwas ausgedehnt und hinsichtlich des Tempos gesteigert werden. Es ist darauf zu achten, dass der Patient anfänglich die Beine gewickelt hat oder Stützstrümpfe und festes Schuhwerk trägt, das ihm sichere Schritte und ein gutes Abrollen der Füße ermöglicht. Er soll ein besseres Tempogefühl beim Gehen entwickeln. Möglicherweise muss auch das Gleichgewicht geschult werden.

Treppensteigen

Treppensteigen gehört im strengsten Sinne nicht in das Frühmobilisationsprogramm, da die eigentliche Kreislaufbelastung dabei zu hoch ist. Durch die bewältigte Hubhöhe beim Treppaufgehen erbringt der Körper bei mäßigem Tempo eine Leistung von 120–200 Watt (etwa 2–3 Watt/kg Körpergewicht). Dem Patienten mit geringer Grundkraft oder mit einer Empfindlichkeit gegenüber Volumenbelastung fällt das Treppensteigen immer schwer. Es müssen also realistische Pausen je Treppenabsatz eingefügt werden bis sich Atmung und Puls wieder beruhigt haben. Sollte der Patient zu Hause keine Treppen steigen müssen, lässt man das Treppenprogramm bei der Frühmobilisation weg.

Sitzen im Sessel

Sitzen im Sessel gehört im strengen Sinne nicht mehr zu der Behandlung, sondern schließt sich daran an. Seine Dauer wird, ausgehend von 15 Minuten, von Tag zu Tag gesteigert.

Dosierung

Die Dosierung der Belastung ist in Anlehnung an das WHO-Programm in drei Stufen eingeteilt, deren Art und Intensität sich nach dem individuellen Krankheitsverlauf des Patienten richtet (**Abb. 2.6**). Es hat sich gezeigt, dass die Belastung nach erfolgreicher PTCA und dem Einsetzen eines Stents auch schneller gesteigert werden kann.

Stufe I

1. Tag: Schonende Pneumonie- und Thromboseprophylaxe auf der Intensivstation. Die Übungsbehandlung findet im Liegen statt, Belastung und Entspannung sind bezüglich der Dauer gleichwertig. Die Stufe endet mit dem Sitzen an der Bettkante. Eigenaktivitäten: Nachtstuhl, selbstständiges Waschen.

Stufe II

Die Behandlung im Liegen wird durch eine Übungsfolge auf dem Hocker ergänzt. Jetzt überwiegen die Belastungsphasen. Abschließend geht der Patient ebene Strecken auf dem Flur. Eigenaktivitäten: Essen und Waschen außerhalb des Bettes, Gang zur Toilette, freie Bewegung im Zimmer in gesteigertem Maß, 30–60 Minuten Sitzen in einem Sessel.

Stufe III

Belastung im Liegen findet nur noch kurz statt, da das Übungsprogramm auf dem Hocker jetzt das Hauptgewicht erhält. Die Gehstrecke wird verlängert, das Tempo beschleunigt, Treppen dürfen gestiegen werden. Der Patient darf sich nun 3–4 Stunden frei in der Klinik und im Garten bewegen.

Die Behandlungsdauer sollte in jeder Stufe 30 Minuten nicht überschreiten. Isometrische Übungen

Stufe I	Min.	Stufe II	Min.	Stufe III	Min.
Unterschenkel, Fuß	3	Fuß, Bein	6	Bein	4
Ruhephase	1				
Oberschenkel, Hüfte	4	Ruhephase, Seitenlage	4	Arm	4
Ruhephase, Seitenlage	5			Ruhephase	3
		Hand, Arm	6		
Unterarm, Hand	3			Hocker	10
Ruhephase	1	Ruhephase, Seitenlage	4		
Oberarm	4				
		Sitz an der Bettkante	1		
Ruhephase, Seitenlage	5	Übungen auf dem Hocker	8	Gehen von ebenen Strecken	7
Sitz an der Bettkante	4				
		Gehen von ebenen Strecken	5	Treppe	5
30 Min.		**34 Min.**		**33 Min.**	

Abb. 2.6 Vorschlag für die Dosierung der Belastung in 3 Stufen.

enthält dieses Übungsprogramm nicht, aus folgenden Gründen:
- Es ist nicht möglich, isometrische Übungen unterschiedlich belastend zu dosieren; jeder Patient legt seinem Typ entsprechend viel oder wenig Kraft und Energie hinein.
- Die Patienten müssen fast immer auf das Anhalten der Luft aufmerksam gemacht werden und atmen dann meistens willkürlich und unnatürlich.

Belastungskontrolle

Zur Kontrolle der Belastung dienen folgende objektiven und subjektiven Kriterien:

objektiv:
- Puls,
- Monitor-EKG,
- Telemetrie,
- Blutdruck,
- veränderte Atemform.

subjektiv:
- Anstrengungsgefühl,
- Verfärbungen: Blässe, Zyanose,
- Schwitzen auf Oberlippe oder Stirn.

> *Gibt der Patient Beschwerden an, wie retrosternales Druckgefühl, Angina pectoris, Schwindel oder Übelkeit, muss die Behandlung sofort abgebrochen und der Arzt verständigt werden. Das Nitro-Spray muss immer in erreichbarer Nähe sein.*

Fallbeispiel: allgemein gehaltene Übungsfolge der Belastungsstufe II
- Ermitteln des Ruhepulses, Messen des Blutdrucks. Der Patient liegt auf dem Rücken, sein Kopf ist unterlagert.
- Belastungsphase der unteren Extremität, z. B. Innen- und Außenrotation der Hüfte bzw. Abduktion und Adduktion der Hüfte bei dorsalflektierten oder plantarflektierten Füßen.
- Pulskontrolle.
- Entspannungsphase, z. B. Streckdehnung, oder passive Maßnahmen wie Ausziehen der Interkostalräume, Hautverschiebung, Packegriffe.
- Belastungsphase der unteren Extremität, z. B. Knie- und Hüftbeugung, Bein gestreckt abheben usw.
- Pulskontrolle.
- Entspannungsphase, z. B. Dreh-Dehn-Lagerung, daraus Entwicklung zur stabilen Seitlage. In der Seitlage: einige Atemreizgriffe oder Massagegriffe für das Schulter-Nacken-Gebiet (3 Minuten). Dann wieder Rückenlage.
- Belastungsphase der oberen Extremität, z. B. Faustschluss, Innen- und Außenrotation in den Schultern, Beugung der Ellbogen, Abduktion und Adduktion in den Schultern.
- Pulskontrolle.
- Entspannungsphase, z. B. Streckdehnung.
- Belastungsphase der oberen Extremität, z. B. Flexion und Abduktion in der Schulter, kombinierte Bewegungen mit Hand, Ellbogen und Schulter.
- Pulskontrolle.
- Das Kopfteil wird nun so hoch wie möglich gestellt. Eventuell werden dem Patienten Stützstrümpfe angezogen oder die Beine gewickelt. Der Patient sitzt auf, seine Füße stellt er dabei auf den Boden (Sohlendruck).
- Pulskontrolle.
- Blutdruckkontrolle.
- Der Patient geht auf einer ebenen Strecke.
- Pulskontrolle.

Kommt nun das Übungsprogramm der Stufe II auf dem Hocker hinzu, wird die Behandlung in den einzelnen Phasen gekürzt (**Abb. 2.7a–b**). Je nach Typ des Patienten oder individuellem Behandlungsziel kann dies entweder den Belastungsteil oder die Entspannungsphasen betreffen.

Fördern der Wahrnehmung

Frühmobilisation erleichtert einerseits den Übergang von der Mobilisationsphase im Krankenhaus zur Rehabilitationsphase (Rekonvaleszenzphase) in der Kur und gibt andererseits Anregungen zur Verhaltensänderung.

Da bei der verkürzten Verweildauer im Krankenhaus messbare Trainingseffekte nicht erwartet werden können, sollte man den Schwerpunkt der Behandlung auf das Wahrnehmen des Befindens ausrichten. Wichtiger denn je ist es jetzt, dass der Patient erkennt, wann eine Belastung zu stark für sein Herz ist. Dazu ist Folgendes Voraussetzung:
- Er muss über das normale Pulsverhalten informiert werden.
- Er muss die Pulskontrollen selbstständig durchführen können.
- Er muss sein Atemverhalten bei Belastung erkennen und steuern können.
- Er muss sein Leistungsdenken (besonders der Typ A) hinterfragen.

> *Bei der Behandlung akuter koronarer Herzerkrankungen wird der Schwerpunkt der Behandlungsziele auf das Fördern der Wahrnehmung und das Verbessern der Entspannungsfähigkeit gelegt. Neben dem Erspüren der Befindlichkeit ist das Einschätzen einer Situation in Bezug*

2.3 Der Patient mit akuter koronarer Herzerkrankung

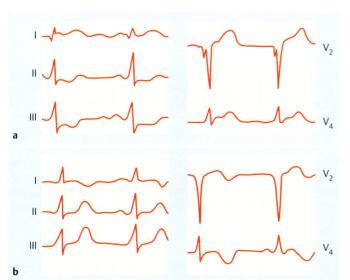

Abb. 2.7 Klassischer Ablauf eines Vorderwandinfarkts.
a Frühveränderungen.
b Spätveränderungen.

auf den eigenen Körper wichtig. Dabei hilft die Anstrengungsskala nach Borg (siehe **Abb. 2.8**).

Pulsverhalten
Eine normale Ruhefrequenz liegt bei 72 Schlägen/ min. Etwa 1 Minute nach Belastung, spätestens 3 Minuten später, sollte der Puls seine Ruhefrequenz wieder erreicht haben.

Es ist zu beachten, dass die Ruhe- und Belastungsfrequenz bei Einnahme von Betra-Blockern herabgesetzt ist, was bei Belastung unbedingt berücksichtigt werden muss.

6	
7	sehr, sehr leicht
8	
9	sehr leicht
10	
11	ziemlich leicht
12	
13	etwas anstrengend
14	
15	anstrengend
16	
17	sehr anstrengend
18	
19	sehr, sehr anstrengend
20	

Abb. 2.8 Subjektive Anstrengungsskala nach Borg.

Pulskontrollen
Die beste Stelle, um den Puls zu ertasten, ist das Handgelenk (Radialispuls). Der Puls muss auf Rhythmus, Frequenz und Qualität kontrolliert werden.

Atemverhalten bei Belastung
Der Patient soll während der Behandlung erfahren, dass der Atem sich bei Belastung verändert. Es ändern sich Atemfrequenz und Atemtiefe, und es kommt zum Pressen beim Heben und Tragen.

> Das Pressen ist die schädigendste Atemform; sie birgt in sich die Gefahren eines Anstiegs der Herzfrequenz, eines Anstieg des Blutdrucks, die Gefahr von Rhythmusstörungen und die Gefahr eines starken Venenrückstroms in der postpressorischen Phase (Erhöhung des Blutzustroms zum rechten Herzen (Vorlast)).

Leistungsdenken
Das Ereignis eines Infarktes löst beim Patienten im Allgemeinen große Ängste aus. In den Tagen danach ist es daher vielleicht möglich, seine Reflexion über grundlegende Fragen zum bisherigen Lebensstil zu unterstützen. Der Zeitraum während passiver Maßnahmen eignet sich besonders gut dafür. Es sind vor allem folgende Fragen, welche sich die Patienten stellen:
„War es richtig zu rauchen?"
„War es richtig, so unbekümmert zu essen (Fett)?"
„Habe ich zu viel gearbeitet?"
„Ist meine private Situation stressfrei?"
„Gibt es Regenerationsphasen in meinem Leben?"

Stressreaktionen

Da das Infarktgeschehen für den Patienten ein sehr einschneidendes Erlebnis ist, sollte man diese für den Patienten so wichtige Phase gesundheitspädagogisch nutzen. Die Frage, ob im bisherigen Leben alles richtig war und gut gelaufen ist, müsste über die Abklärung der üblichen Risikofaktoren hinausgehend beantwortet werden. In unserer modernen Welt ist Stress eines der meistdiskutierten Themen. Wir wissen, dass hohe Anforderungen an sich selbst die Aktivität des Hypothalamus provoziert. Nimmt die Aktivität des Hypothalamus zu, steigert man die Aktivität des sympathischen Nervensystems und somit die Ausschüttung von Nebennierenhormonen, die notfallbedingte Sekretion von Neurotransmittern und Neuropeptiden. Dies führt zu einer verstärkten Herztätigkeit, erhöhtem Blutdruck und einer Schwächung der körpereigenen Abwehr. Diese Stressreaktionen können sowohl die körperliche wie auch die geistige Gesundheit beeinträchtigen (Bokun 1991).

Fallbeispiel: Herr F., 55 Jahre, Herzinfarkt, Akutphase
Diagnose: Herzinfarkt vor 3 Tagen, Zustand nach Reanimation, Herzkatheter mit Stentimplantation.
Physiotherapeutische Untersuchung: Herr F. setzt sich sofort auf, als ich mich vorstelle, und zeigt sich hocherfreut darüber, dass nun „endlich etwas geschehe". Er sei bisher noch nie krank gewesen, und – so teilt er mir mit – er sei schon alleine über den Gang zur Toilette gegangen. Außerdem verstehe er nicht, weshalb man ihn hier so ruhig halte, er fühle sich schließlich wohl. Er gibt zu, am Tag eine halbe Schachtel Zigaretten geraucht zu haben. Sein Cholesterinspiegel ist zu hoch, er ist leicht übergewichtig.
Er wirkt sportlich, seine Haltung und seine Muskulatur sind gut. Der Tastbefund ergibt Verspannungen im Schulter-Nackengebiet.
Behandlungsziel des Patienten: möglichst schnell wieder in seinen Betrieb zurückzukehren.
Physiotherapeutische Behandlung:
- Puls 80, Blutdruck 150/90.
- Dynamische Bewegungsserien der Füße.
- Dynamische Bewegungsserien der Hüfte im Körperniveau: Innenrotation/Außenrotation, Abduktion/Adduktion.
- Dynamische Bewegungsserien von Hüfte und Knie.
- Pulsen (88), Herr F. soll schätzen, wie hoch seine Herzfrequenz ist. Er ist überrascht, dass sie angestiegen ist: „Von den paar Bewegungen?"
- Die gebeugten Beine nach rechts und nach links ablegen in gemäßigtem Tempo. Dies geht über in eine Seitlage. Er soll sich die Seite selbst aussuchen.
- Passive Maßnahmen aus Seitlage (4–5 Minuten):
  – einleitende Streichung,
  – abwärtsgerichtete, bindegewebige Striche (ohne Schneidegefühl),
  – Interkostalraum-Ausstreichungen, Hautverschiebungen,
  – weiche Knetungen im Schulter-Nackengebiet. Herr F. äußert Wohlbehagen.
  – Von ventral her versuche ich jetzt eine Abhebearbeit nach Schaarschuch mit dem Arm. Der Patient hat die größten Schwierigkeiten, sich zu lösen, und ist beschämt, dass er es nicht auf Anhieb kann. Wir unterhalten uns darüber, und er erzählt, dass er auch im Urlaub immer aktiv sei und ständig etwas unternehmen müsse.
- Er dreht sich zurück in Rückenlage und soll herausfinden, ob er einen Unterschied zur anderen Seite spürt. Nach langem Zögern entscheidet er sich für „wärmer".
- Wir wiederholen alles für die andere Seite.
- Puls 72, Blutdruck 130/90. Ich zeige ihm das als schönen Behandlungserfolg auf, und er freut sich darüber.
- Dynamische Bewegungsserien für die obere Extremität.
- Aufsitzen, aufrichten. Wir gehen bis zum Fenster und schauen hinaus.
- Herr F. äußert den Wunsch, noch etwas im Sessel zu sitzen.
- Ich bitte ihn, seine Anstrengung anhand der Anstrengungsskala nach Borg (siehe **Abb. 2.8**) einzuschätzen. Er entscheidet sich für „leicht". Das Pulsen ergibt jedoch einen Wert von 84.
- Er erlernt das selbstständige Pulsen am Radialispuls.

Beim Abschied meint er nachdenklich, es gäbe wohl noch viel zu lernen.

In den *folgenden 2 Tagen* wird die Behandlung in ähnlicher Weise wiederholt. Da der Patient nun den Ablauf kennt, kann er sich immer besser auf das Lösen konzentrieren. Beim Gehen über den Gang sprechen wir auch über seine anderen Risikofaktoren. Er hat beschlossen, mit dem Rauchen aufzuhören, und möchte seine Ernährung gesünder gestalten. Er bekommt einen Termin bei der Ernährungsberaterin.

4. Tag: Die Belastungsphasen werden intensiver, die Ruhephasen werden mit Dehnlagen (Drehdehnlage oder C-Lage) gefüllt. Herr F. nimmt die unterschiedlichen Empfindungen deutlicher wahr und kann sie auch ausdrücken. Auch kann er jetzt die Belastung besser einschätzen. Es fällt ihm jedoch schwer, zu akzeptieren, dass er „nur so wenig machen darf". Dies ist der Zeitpunkt, wo ich ihm anhand einer Zeichnung der Koronarien aufzeige, dass die Nekrose am Herzen 6 Wochen benötigt, um auszuheilen, und dass in dieser Zeit die Belastung dosiert und kontrolliert ablaufen muss. Das bessere Verständnis der Vorgänge in seinem

Körper führt zu mehr Akzeptanz der therapeutischen Maßnahmen. Aufmerksam und konzentriert folgt Herr F. dem Übungsprogramm auf dem Hocker:
- Ökonomischer Sitz, Erarbeiten einer aufrechten Haltung.
- Rotation, Hände an den Schultern, zügig nach rechts/links rotieren. Blick immer nach vorne gerichtet.
- Dehnen des verkürzten M. pectoralis.
- Dehnen des verkürzten M. sternocleidomastoideus.
- Sagittalschwung mit Nachsehen jeweils zur einen Seite.
- Umlagern: Hände zu den Füßen, langsam wieder aufrichten. Herr F. muss seine Anstrengung einschätzen, und wir zählen den Puls und messen Blutdruck.
- Die Gehstrecke wird jeden Tag erweitert, und Herr F. erkennt das als Fortschritt.

5.. Tag: Wir variieren die Übungen mit Handgeräten. Herr F. erlernt eine Chi Gong-Atemübung für sich. Bei der chinesischen Radgymnastik wird er jedoch ungeduldig, und so zwinge ich sie ihm nicht auf. Leider muss er zu Hause Treppen gehen, und so begleite ich ihn an den letzten beiden Tagen zunächst abwärts (leichter) und dann auch wieder aufwärts. Der Sozialarbeiter hat mit ihm ein Anschlussheilverfahren in einer schönen Kreislaufrehabilitationsklinik arrangiert, und Herr F. blickt wieder optimistisch in die Zukunft.

Behandlung in der Konvaleszenzphase (Rehabilitationsphase)

In der 3. – 6. Woche nach dem Infarkteintritt soll die körperliche Leistungsfähigkeit so weit verbessert werden, dass die Aufnahme des Berufs wieder möglich wird. Das Trainingsprogramm zu Hause oder in einem Anschlussheilverfahren umfasst:
- Erwärmen (5–10 Minuten),
- allgemeine Gymnastik,
- Ausdauer- oder Intervallbelastung von mindestens 15 Minuten Dauer,
- Gehen in der Ebene (Spazierengehen),
- kurzzeitiges Treppensteigen und Bergaufgehen.

Die maximale Trainingsfrequenz bei Patienten im Alter von unter 50 Jahren beträgt 120 Schläge/min, bei Patienten im Alter von über 50 Jahren und bei Betablockermedikation 100–110 Schläge/min. Die Trainingspulsfrequenz berechnet sich aus dem Ruhepuls + 60 % der Differenz zwischen maximaler Pulsfrequenz und Ruhepulsfrequenz. Setzt man den Patienten schon früher einem Belastungs-EKG aus, muss mit sehr strengen Abbruchkriterien gearbeitet werden.

Nicht trainiert wird
- nach Mahlzeiten,
- bei Auftreten von Krankheitssymptomen (Angina pectoris, Kopfschmerzen, Schwindel),
- bei besonderen Umweltbedingungen (z. B. Hitze, Föhn).

Gruppenbehandlung im Anschlussheilverfahren

An das Mobilisationsprogramm im Akutkrankenhaus sollte sich möglichst nahtlos ein Anschlussheilverfahren anschließen.

Dosierung
Für den Physiotherapeuten, der eine Rehabilitationsgruppe leitet, entsteht zunächst die Schwierigkeit, die durch hochtechnisierte Diagnostik festgestellten Belastungsmöglichkeiten in die Praxis umzusetzen. Um Belastung richtig zu dosieren, muss er beachten, dass dieselbe Übung für verschiedene Patienten unterschiedlich belastend sein kann. Dabei spielen die Faktoren Gewicht, Koordination, Intention und Ängste eine wichtige Rolle.
Beispielsweise
- hat ein übergewichtiger Patient mehr Gewicht zu bewegen und leistet damit mehr Arbeit,
- benutzt ein ungeschickter Patient mehr Muskeln und leistet bei vielen Bewegungen eine zu große Haltearbeit,
- macht ein ehrgeiziger Patient die Übungen schneller und bewegt sich übertrieben akkurat,
- weiß ein neuer Teilnehmer einer Übungsgruppe nicht, was auf ihn zukommt, und hat vielleicht Angst, weil er nicht informiert ist. Er muss daher mehr Kraft aufbringen.

Damit auch diesem Patienten ein richtiges Gefühl für die Belastung vermittelt wird, muss die Behandlung Übungen zur Körperwahrnehmung enthalten. Eine Unterstützung für den Patienten, um sich ausdrücken und einordnen zu können, ist die Anstrengungsskala nach Borg (siehe **Abb. 2.8**).

Gruppenführung
Die Gymnastik in einer Gruppe vom Herzinfarkt genesender Patienten muss für jeden Teilnehmer individuell gestaltet werden. Dazu trägt eine lockere Gruppenführung bei. Es ist wichtig, sich als Gruppenleiter in der Gruppe zu bewegen und die Teilnehmer persönlich anzusprechen. Eine technische Hilfe ist die Arbeit mit Telemetriegeräten, da hierbei erkannt werden kann, wie viele Faktoren in der Gymnastik für die Pulssteigerung eine Rolle spielen können.

Ziele und Maßnahmen der Gruppenbehandlung
- Verbessern von Flexibilität, Koordination, Ausdauer und Kraft,
- Vermitteln von Freude an der Bewegung,
- Verbessern der Entspannungsfähigkeit durch Körperwahrnehmung.

Gruppenangebot
Nachstehend beschreibt Lars Wiraeus (ehemaliger Leiter der Rehabilitationsklinik Bad Bevensen) sein Gruppenangebot im Anschlussheilverfahren:

„Wir haben für den Aufenthalt in unserer Herz-Kreislauf-Klinik eine Gruppeneinteilung konzipiert, wobei alle Gruppen untereinander koordiniert sind. Um dies zu erreichen, ist es sehr wichtig, dass der Physiotherapeut jede Belastungsstufe durch eigene Erfahrung richtig einschätzen kann. Er muss wissen, welche Fertigkeiten gebraucht werden, um einen eventuellen Gruppenwechsel sinnvoll erscheinen zu lassen.

Einteilung der Gruppen:
- Gruppe V: Gymnastik auf dem Hocker 15 Minuten,
- Gruppe IV: Gymnastik 25 Minuten – Ergometertraining 12 Minuten – Frühgymnastik 10 Minuten,
- Gruppe III: Gymnastik 50 Minuten – Ergometertraining 12 Minuten – Wasserübungen 15 Minuten,
- Gruppe II: Gymnastik 50 Minuten – Lauftraining 15 Minuten – Schwimmübungen 20 Minuten.

In der *Gruppentherapie (Gruppe V)* beginnen wir mit der Gymnastik auf dem Hocker. Diese Übungen dienen der aktiven Entspannung und trainieren die Körperwahrnehmung. Hierbei lernt der Patient auch uns und seine Mitpatienten kennen, wir bekommen unsere ersten Eindrücke vom Patienten innerhalb der Gruppe. Der Patient wird über die Behandlung und den Zweck der Übungen allgemein informiert. Information ist in jedem Gruppenangebot ein wichtiges Moment; deshalb sollte auf keinen Fall vergessen werden, zu prüfen, ob und wie Informationen angekommen sind.

Nach dem ersten Ergometertest in der Diagnostik beginnt der Patient eventuell mit *Gruppe IVa*. Hier sollten bei der Gymnastik Muskeln und Gelenke Gelegenheit bekommen, sich durch unkomplizierte Bewegungsabläufe auf Bewegung einzustellen.

Wir beginnen mit Ergometertraining. Um hier einem stupiden Bewegungskonsum entgegenzuwirken, lassen wir den Patienten selbst unter Kontrolle den Widerstand auf dem Fahrrad nach seinem subjektiven Gefühl einstellen. Es ist dabei erstaunlich, wie genau der Patient den richtigen Widerstand von einem Tag zum anderen einstellen kann. Die oben erwähnte Anstrengungsskala nach Borg wird auch hierbei täglich eingesetzt.

In der *Gruppe III* werden bei der Gymnastik größere Muskelgruppen mit einfachen Koordinationen geschult. Der Patient wird mit einem Gymnastikgerät vertraut gemacht; dabei erlernt er spielerisch den Umgang damit. Die Erinnerung an frühere Tätigkeiten im Sport ist da, aber durch jahrelange Inaktivität sind die damaligen Fähigkeiten nicht mehr vorhanden, und der Patient neigt evtl. dazu, sich zu überschätzen.

In der Gruppe III beginnen wir mit der Gymnastik im Wasser. Im Vordergrund stehen Übungen zum Gewöhnen an das Wasser und Übungen, um die Wasserkräfte zu fühlen und auszunutzen. Dies dient der Vorbereitung des ökonomischen Schwimmens in der Gruppe II. Ein schlechter Schwimmstil führt meistens zu einer zu großen Belastung.

In der *Gruppe II* beginnen wir bei der Gymnastik mit Spielen wie ‚Ball über die Schnur' und Volleyball, vorausgesetzt, der Patient hat hierfür die Grundlagen in den anderen Gruppen erworben.

Wir tauschen das Ergometertraining gegen einen sehr angenehmen, langsamen Dauerlauf ein. Für nicht so erfahrene Physiotherapeuten ist die Lauftrainingseinteilung nach Lagerström (**Abb. 2.9**) eine große Hilfe, um für die verschiedenen Patienten das richtige Tempo zu bestimmen.

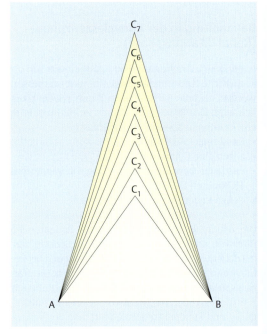

Abb. 2.9 Schematische Darstellung eines Lauftrainings zur individuellen Belastung im Gruppenverband. ABC1 = 80-m-Runde, ABC2 = 90-m-Runde usw. Die Laufzeit für alle Runden beträgt einheitlich 1 Minute (Kölner Modell, nach Lagerström).

Beispiel eines Stundenaufbaus der Gruppe III
(Vergleiche dazu **Abb. 2.10**)
- *Aufwärmung – 10 Minuten.* Die Aufwärmung ist sehr wichtig, da ein gut eingestellter Patient weniger Gefahr läuft, Beschwerden zu bekommen; er ist außerdem besser gegen Sportverletzungen geschützt.
  - Gehen in verschiedenen Tempi,
  - Rückwärtsgehen,
  - Seitwärtsgehen,
  - Gehen mit Armbewegungen: nach oben recken, nach hinten kreisen, unter den Knien klatschen, vor dem Körper klatschen, über dem Kopf klatschen, hinter dem Körper klatschen.
  - Storchengang,
  - Ausfallschritt.
- *Ausdauerübungen – 6 Minuten.* Durch kontinuierliche Übungen werden ausgeglichene, flüssige und ökonomische Bewegungen erreicht. Es kommt zu einem leichten, konstanten Pulsanstieg.
  - Wir tanzen einen Sirtaki mit leichter, spontaner Schrittfolge.
- *Entlastung – 3 Minuten*: Aktive Entspannung für die Schultergürtelmuskulatur, um eine Pulssenkung und Erholung zu erreichen.
  - Konzentration auf den Spannungszustand der Schultergürtelmuskulatur nach Jakobson.
- *Ausdauerübungen – 6 Minuten.* Das Koordinationsgefühl für das Gehen und Ansätze zum Laufen stehen auf dem Programm. Es kommt wieder zu einem leichten Pulsanstieg.
  - Gehen und Laufen nach Ansage: Ein Auto fährt im 1. Gang, 2. Gang, …, mal schneller und mal langsamer.
- *Entlastung – 3 Minuten.* Dehnungen ohne großen Kraft- oder Bewegungsaufwand. Eine Pulssenkung und Erholung wird wieder erreicht.
  - Rückenlage, Hände hinter dem Kopf, Ellbogen nach hinten drücken,
  - ein Bein gestreckt hochheben.
- *Übungen mit dem Ball – 12 Minuten.* Die Übungen sollen nicht zu lange durchgeführt werden, sondern immer wieder mit Instruktion, Korrekturen und neuen Aufgaben zur Erholung verbunden werden; der Puls kann auch schon bei leichten Ballübungen sehr hoch steigen.
  - Ball von rechter in die linke Hand spielen,
  - Bewegung vergrößern, Ball über dem Kopf in die andere Hand,
  - Sagittalschwung mit Ballwechsel,
  - Prellen: mit beiden Händen, einseitig, um den Körper herum, stark prellen und vor dem Fangen wieder in die Hände klatschen,
  - Partnerübungen: Ball zuwerfen, zuprellen, zurollen.
- *Stundenausklang – 10 Minuten.* Unterhaltung im Sitzen mit Entspannungsübungen nach Jakobson. Der Puls sinkt auf den anfänglichen Ruhewert zurück, und der Patient verlässt ausgeglichen den Übungsraum."

Ergometertraining

Das Ergometertraining ist ein *Ausdauertraining* auf dem Fahrradergometer. Es erlaubt neben einer genauen Dosierung auch eine exakte Überwachung. Zunächst wird rechnerisch die altersentsprechende *Trainingsfrequenz* ermittelt. Als Faustregel kann gelten: 170 minus Lebensalter = Trainingsherzfrequenz. Bei einer Betablockertherapie sollte man von einer Trainingsherzfrequenz von 150 minus Lebensalter ausgehen.

> In jedem Fall muss vor Beginn des Trainings eine Belastungsuntersuchung stattfinden.

Hierbei wird in kleinen Schritten von jeweils 12,5 Watt alle 3 Minuten die Belastung um eine Stufe gesteigert, während fortlaufend das EKG auf einem Oszillographen überwacht wird. So kann man überprüfen ob dem Patienten die für ein Training auf allge-

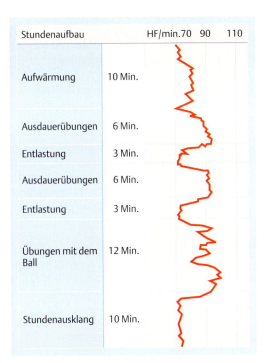

Abb. 2.10 Gymnastik 50 Minuten mit Telemetrieüberwachung. HF = Herzfrequenz.

meine aerobe Ausdauer erforderliche Herzfrequenz zugemutet werden kann. Diese Trainingsherzfrequenz ermittelt der Arzt.

Dosierung: Das Ergometertraining findet täglich statt. Jeder Patient trainiert mit seiner individuell angesetzten Wattzahl über 15 Minuten. Vor, während und 3 Minuten nach der Belastung wird die Pulsfrequenz gemessen und in ein Protokoll eingetragen, um den Trainingseffekt zu dokumentieren. Meist steigt bei gleichbleibender Trainingsherzfrequenz die Belastbarkeit an. Es wird etwa eine Woche mit der ausgetesteten Trainingswattzahl trainiert. Kommt es zu einer deutlichen Pulsfrequenzabnahme, steigert man die Trainingsbelastung für die nächste Woche um eine Belastungsstufe (12,5 Watt). Erst wenn man 50 Watt über 15 Minuten verträgt, sollen zusätzlich zum Ergometertraining noch Ausdauerbelastungen in kleinen Gruppen dazugenommen werden.

Behandlung in der Postkonvaleszenzphase

Diese Phase ist zeitlich nicht begrenzt. Sie ist als sekundäre Prävention lebensbegleitend.

An den wöchentlichen Trainingsabenden werden die Teilnehmer mit kreislaufgünstigen Bewegungsformen vertraut gemacht. Sie sollen lernen, die Belastungsintensität selbstständig ihrem Gesundheitszustand anzupassen.

Ambulante Herzgruppe

Die ambulante Herzgruppe besteht am Heimatort und soll lebensbegleitend sein. Eine Einteilung kann unter ähnlichen Gesichtspunkten erfolgen wie bei den Gruppen in der Rehabilitation.

Es werden auch hier mindestens zwei Gruppen unterschieden: die Trainingsgruppe und die Übungsgruppe.

In der *Trainingsgruppe* fasst man Patienten mit relativ guter Belastbarkeit (von 75 Watt an aufwärts) zusammen. Das Bewegungsprogramm für diese Patienten ist in Form und Ausmaß so, dass es zur Verbesserung der allgemeinen aeroben Ausdauer und somit des allgemeinen Trainingszustands führt.

Aufnahmebedingungen für die Trainingsgruppe
- Einverständnis des behandelnden Hausarztes,
- keine Zeichen von Herzinsuffizienz in Ruhe und/oder bei einer Belastung von 75 Watt bzw. 1 Watt/kg Körpergewicht, keine wesentliche Herzvergrößerung,
- kein Verdacht oder Nachweis eines Herzwandaneurysmas (Ausnahme: mittels Katheter erwiesene hämodynamische Bedeutungslosigkeit des Aneurysmas, auch unter Belastung),
- Belastbarkeit mit 75 Watt am Fahrradergometer, ggf. unter Nitropräparaten und Betablockern, ohne dass schwere stenokardische Beschwerden auftreten,
- keine Erregungsleitungsstörungen unter Belastung. Extrasystolien müssen ausreichend behandelt sein.
- Der Blutdruck soll in Ruhe nicht über 180/105 mm Hg, unter Belastung mit 75 Watt 3 Minuten nicht über 210/110 mm Hg steigen.

In der *Übungsgruppe* ist die Belastungsfähigkeit geringer. Hier strebt die Übungstherapie ein Verbessern der Koordination, der Flexibilität und der peripheren Kreislaufregulation an.

Aufnahmebedingungen für die Übungsgruppe
- Patienten mit anhaltenden Rhythmusstörungen,
- Patienten nach ausgedehnten Infarkten und mit Aneurysmen,
- Patienten mit Reinfarkten und inoperablen Zwei- und Dreigefäßerkrankungen,
- Patienten mit Belastungsinsuffizienz,
- alte oder erheblich vorgealterte Patienten mit generalisierter Sklerose, mit Vorhofflimmern, Schrittmacherträger, Patienten nach Klappenersatz,
- Patienten mit schweren orthopädischen oder angiologischen Erkrankungen und Adipöse.

Ziele und Maßnahmen der Gruppenaktivitäten
- Übung oder Training,
- Beratung,
- gruppendynamisches Erleben,
- günstiges Beeinflussen der zugrunde liegenden koronaren Herzkrankheit.

Übung und Training sind sehr wichtige Teilkomponenten der Gruppenaktivitäten. Die Belastung durch Übung oder Training muss aber sehr sorgfältig dosiert werden.

> Der Patient darf durch die Bewegungstherapie nicht in eine neuerliche Stresssituation mit Leistungszwang gebracht werden.

Siehe dazu auch **Tab. 2.2**.

Die *Beratung* der Patienten soll auch durch Sozialarbeiter und Diätberater erfolgen können.

Der *koedukative Einfluss der Gruppe* wird bewusst genutzt. Der Einzelne fühlt sich ermutigt oder darin bestärkt, Begrenzungen zu akzeptieren. Entspan-

Tabelle 2.2 Bewegungsangebot für Übungs- und Trainingsgruppen

Übungsgruppen	Trainingsgruppen
• Spaziergänge	• Dauerlauf, Jogging
• Wassergymnastik	• Schwimmen
• leichte Gymnastik im Gehen, Stehen, Sitzen, Liegen	• Lauftraining
	• Training mit dynamischer Belastung von ⅙ der Skelettmuskulatur über 3–5 min
• leichte Ballspiele und Spiele	• Spiele
• Entspannung	• verschiedene Sportarten
	• Entspannung

nungsübungen und gemeinsame Gespräche lassen aus diesen Gruppen fast Selbsthilfegruppen werden: Es werden alternative Verhaltensweisen konzipiert, im Gruppengespräch diskutiert, erprobt und möglicherweise eingeübt.

Stundenaufbau

Das Bewegungsangebot in den Gruppen ist unterschiedlich und richtet sich nach den oben genannten Gesichtspunkten. Jede Übungseinheit sollte mit dem Messen des Blutdrucks und dem Zählen des Ruhepulses beginnen.

Dosierung

Bei der Belastung im Sinne eines „70 %-Trainings" geht man vom augenblicklichen Leistungsvermögen aus, welches durch mehrfache, symptomlimitierte Ergometrien ermittelt wird. Die somit festgestellte Trainingsfrequenz errechnet man mit der Formel: Trainingsfrequenz = Ruhefrequenz + 70 % der Differenz zwischen Ruhefrequenz und Maximalfrequenz.

Stundenbeispiel

- Blutdruck messen.
- Ruhepuls bestimmen (an der A. brachialis oder A. radialis).
- Lauf- und Gehtraining mit Hüpfen, Springen und freiem Bewegen, unterbrochen durch Pulskontrollen (etwa 20 Minuten).
- Gymnastische Übungen zum Steigern von Koordination und Flexibilität mit Bällen, Stäben, Keulen, Seilen, Hockern, Stühlen, Langbänken, Matten, Pezzi-Bällen usw. (20 Minuten).
- Spiel.
- Übungen zum Lösen und Entspannen durch Konzentration auf den Körper und die Körperfunktionen (z. B. Atmung).
- Notieren des höchsten Belastungspulswertes, der während des Kreislauftrainings erreicht wurde.
- Gemeinsames Gespräch über Dinge, die für den Koronarkranken wichtig sind (z. B. Diätfragen, Antiraucherprogramm usw.).

> *Bei jeder Stunde sollte im Hintergrund ein Arzt bereit sein, mit Reanimationsbesteck, insbesondere mit Defibrillator. Zwischenfälle sind eine Realität und können immer wieder auftreten.*

Die vorangehende Darstellung bietet lediglich eine Übersicht über Möglichkeiten der Gestaltung von Koronargruppen. Übungsleiter solcher Gruppen werden in weiterführenden Lehrgängen speziell ausgebildet, da für diese Aufgabe zusätzliche Kenntnisse der Gruppenführung, Trainingslehre, Physiologie und Ersten Hilfe notwendig sind.

2.4 Der Patient nach Herzoperation

2.4.1 Überblick über Herzoperationen

Häufig werden wegen internistischen Problemen die frisch Operierten nach kurzer Zeit in die Innere Medizin zurück verlegt.

Die Implantation eines Schrittmachers (**Abb. 2.11**) und eines Defibrillators (implantable cardioverter defibrillator ICD) kann auf verschiedene Arten erfolgen (**Abb. 2.12**):

Transvenös: Transvenös heißt „durch die Vene". Mit dieser Operation können Leiter direkt ins Innere des Herzens gelegt werden. Dazu geht der Arzt über einen kleinen Einschnitt in die Nähe der Klavikula und fädelt die Leiter durch die Vene hindurch, so dass sie in das Herz führen. Unmittelbar unter der

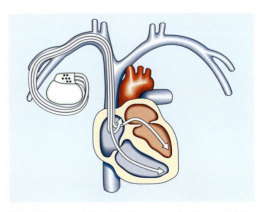

Abb. 2.11 Beispiel eines Schrittmachers, der über drei Elektroden mit dem Herz verbunden ist.

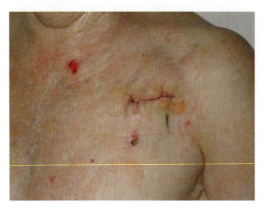

Abb. 2.12 Patient nach Implantation eines Schrittmachers.

Haut wird nun eine „Tasche" geschaffen und die Batterie eingeführt, wo sie unverrückbar eingepflanzt bleibt (**Abb. 2.13**).

Thorakotomie: Die Thorakotomie wird zum Einsetzen sogenannter „Patch"-Elektroden auf die Außenseite des Herzens durchgeführt.

Sternotomie: Der Eingriff erfolgt direkt über dem Sternum, diese Möglichkeit verwendet man in der Regel bei koronarem Bypass und Herzklappenoperationen (**Abb. 2.13**).

Subxiphoid: Der Einschnitt wird knapp links unter dem Sternum vorgenommen (**Abb. 2.13**).

Die Wahl der Operation hängt ab von der Art der Herzkrankheit, von vorangegangenen Operationen und von der Anatomie des Patienten. Heutzutage erfolgt die Implantation meist unter dem M. pectoralis major.

2.4.2 Prinzipien der Physiotherapie nach Herzoperationen

> Um die Wundheilung nicht zu stören, sind in den ersten 5–6 Tagen alle Bewegungen, welche die Narbe spreizen können, verboten. Die betroffene Schulter wird daher in die Abduktion nur bis 90° bewegt. Innenrotation/Außenrotation ebenfalls nur bei 90° Abduktion.

Die postoperative physiotherapeutische Behandlung nach Klappenersatz, Bypass, Schrittmacher- oder Defibrillatorimplantation wird in Anlehnung an das Mobilisationsprogramm nach Herzinfarkt entsprechend der Stufe II durchgeführt.

Es gelten jedoch einige *Einschränkungen* und *Regeln*, über die der Physiotherapeut Bescheid wissen muss.

Einschränkungen und Regeln

Kontraindiziert sind nach Thorakotomien:
- Rotation,
- Seitneigung und
- Seitlage.

Diese Bewegungen bzw. Stellungen können Verschiebungen des durchtrennten Sternums provozieren und somit den Heilungsprozess stören.

Ungünstig sind bei *Schrittmacher- und Defibrillator-Implantation*, entsprechend der Besonderheiten des Schrittmachers und der Elektroden, folgende Maßnahmen:
- Widerstandsübungen (Gefahr des Pressens, schwere Dosierbarkeit für den Kreislauf),
- Dehnlagerungen (um den Elektrodensitz nicht zu gefährden),
- Schüttelungen,
- Schwünge,
- Boxen, starke Zirkumduktion.

Wichtig für die Betreuung von Patienten mit Schrittmacher sind die folgenden Punkte:
- Die Funktion des Schrittmachers muss alle 3–6 Monate in der Klinik überprüft werden.
- Der Patient muss regelmäßig Pulskontrollen durchführen. Fällt die Pulsfrequenz unter den gewohnten Wert ab oder treten Pulsunregelmäßigkeiten auf, so ist dies ein Hinweis auf einen technischen Defekt oder auf eine Batterieschwäche.
- Der Patient sollte immer seinen Schrittmacherausweis mit sich führen.

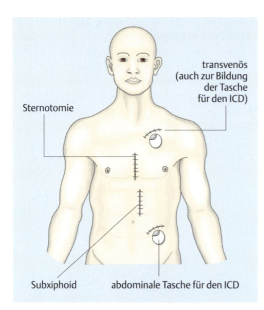

Abb. 2.13 Für die Implantation des ICD-Systems übliche Einschnitte.

- Es darf keine Diathermie- oder Elektrotherapie durchgeführt werden.
- Elektromotoren und elektromagnetische Detektoren können die Schrittmacherfunktion trotz heute besserer Technik bedrohlich beeinflussen.

Fallbeispiel: Herr H., 62 Jahre, Schrittmacherimplantation

Diagnose: Zustand nach Schrittmacherimplantation vor 3 Tagen.

Physiotherapeutische Untersuchung: Herr H. hat die Operation mit vollem Bewusstsein bei lokaler Anästhesie miterlebt. Er fühlt sich sehr gequält und klagt noch über Wundschmerzen. Er hält den Arm ganz ruhig und bewegt sich sehr langsam.

Behandlungsziel des Patienten: Er möchte seinen Alltag wieder aufnehmen, ohne Schmerzen und Bewegungseinschränkungen.

Physiotherapeutische Ziele und Maßnahmen:
- Pneumonie- und Thromboseprophylaxe: durch tiefe Atemzüge und aktive Bewegungen.
- Fortschreitende Mobilisation: durch ein Übungsprogramm der Stufe II.
- Entängstigung: durch gute Erfahrung und Information.

Physiotherapeutische Behandlung:
- Blutdruck messen (130/90) und Pulsen (80).
- Dynamische Bewegungsserien der unteren Extremität.
- Wahrnehmen der Atembewegungen im sternoklavikularen Bereich.
- Dynamische Bewegungsserien der oberen Extremität, Schulterbewegung nur bis 90° Abduktion. Die operierte Seite übt langsamer.
- Herr H. sitzt über die Seite auf und versucht, seine Schuhe selbstständig anzuziehen.
- Blutdruck messen (130/90). „Wie fühlen Sie sich jetzt?" Er freut sich, dass er weniger Schmerzen spürt, als er erwartet hatte.
- Sitz auf dem Hocker: aufrechte Körperstellung, Extension/Flexion der WS.
- Bewegen der Schulterblätter.
- Weichteiltechniken und Querdehnen des M. trapezius descendens. Der Hypertonus und der Bewegungsschmerz nehmen ab.
- Wahrnehmen der kostoabdominalen Atembewegungen.
- Wir gehen über den Gang und besprechen, welche Punkte im Umgang mit Schrittmachern beachtet werden müssen.

Herr H. hat erlebt, dass er mit seinem Schrittmacher gut belastbar ist, und konnte somit einen Teil seiner Ängste loslassen.

2.4.3 Herztransplantation (HTX)

Bei der physiotherapeutischen Behandlung von Patienten mit Herztransplantation gilt es, zusätzliche Gesichtspunkte zu beachten. Es hat sich gezeigt, dass sich die Leistungsfähigkeit des Herzens durch die Transplantation deutlich verbessert. Dennoch bleibt sie ohne zusätzliches Training auf einem niederen Leistungsniveau zurück (Carter et al. 2006).

Unmittelbar im Anschluss an die Operation muss daher mit einem kombinierten Kraft- und Ausdauertraining begonnen werden. Die Behandlung unterscheidet sich zunächst nicht von anderen Herzoperationen, bei welchen eine Sternotomie vorliegt.

Bei der Herztransplantation werden die herznahen Gefäße inklusive aller afferenten und efferenten Nervenfasern, welche sich um die Aorta herum befinden, vollständig durchtrennt. Daher können herztransplantierte Patienten keine Angina-pectoris-Beschwerden wahrnehmen, die über die afferenten Leistungsbahnen an das zentrale Nervensystem gemeldet werden. Ebenso fehlt die efferente Innervation durch Sympathikus und Parasympathikus, welche für eine schnelle Herzfrequenzregulation in Ruhe, bei Umlagerung oder unter körperlicher Belastung zuständig ist (Kamler et al. 2004).

Pulsverhalten

Das normale Pulsverhalten eines transplantierten Patienten beträgt daher etwa 100 Schläge/Minute. Es ist möglich, unter Belastung das Herzzeitvolumen im geringen Maße durch eine Steigerung des Herzschlagvolumens über den Frank-Starling-Mechanismus (Antoni 1995) zu erhöhen, nicht aber unmittelbar über eine Aktivierung sympathischer Afferenzen, die beim Gesunden zu einer schnellen Steigerung der Herzfrequenz führen. Bei herztransplantierten Menschen lässt sich die Herzfrequenz aufgrund der Denervierung des Herzens nur über eine Ausschüttung von Stresshormonen (Katecholamine) steigern. Leider verzögert sich die Freisetzung aus dem Nebennierenmark in das Blut um einige Minuten, sodass bei kurzer Belastung der Herzfrequenzanstieg erst nach Abschluss der Belastung auftreten kann. Obwohl sich das Herzzeitvolumen in Ruhe nicht vom Gesunden unterscheidet, ist das Steigerungspotenzial unter Belastung geringer (Halle et. al. 2008).

Im Langzeitverlauf besteht die Möglichkeit einer teilweisen Reinnervation des Transplantats (Kavanagh 2005).

Immunsuppression

Damit das Herz nicht abgestoßen wird, bekommen die Patienten hohe Dosen von Immunsuppressiva. Dennoch treten im ersten Jahr bei etwa einem Drittel der Patienten behandlungsbedürftige Abstoßreaktionen auf. Diese zeigen sich mit folgenden Symptomen:
- innere Unruhe,
- Luftnot,
- Gewichtsabnahme,
- Fieber,
- Herzrhythmusstörungen.

Die Immunsuppression vermindert allgemein die Infektabwehr des Körpers, sodass die Anfälligkeit des Körpers für Infektionen steigt und sich schon ein banaler Schnupfen zu einer Pneumonie ausweiten kann. Bei der physiotherapeutischen Behandlung müssen also äußerst verantwortungsvoll alle Gebote der Hygiene beachtet werden. Der Therapeut soll frei von Infekten sein und darf durch seine Kleidung die Keime von anderen Patienten nicht weiterreichen.

Veränderung des Skelettmuskelstoffwechsels bei Herzinsuffizienz

Durch die körperliche Inaktivierung kommt es zu einem Abbau der Gesamtmuskelmasse und zu einer Atrophie der Muskelfasern vom oxidativen Typ I. Nun überwiegen die schnell ermüdbaren glykolytischen Typ-II-Fasern. Die Anzahl der Mitochondrien ist reduziert, sodass insgesamt der aerobe Muskelstoffwechsel bei jedem Patienten mit Herzinsuffizienz beeinträchtigt ist, was zur schnellen Ermüdbarkeit führt. Dazu kommt noch, dass die Gefäßfunktion gestört und die Kapillardichte beeinflusst sind (Schmidt et al. 2002).

Der herztransplantierte Patient hat nun eine gute Herzleistung für körperliche Beanspruchung, ist aber durch die umgebaute Skelettmuskulatur weiterhin in der Belastung eingeschränkt (Halle et al. 2008). Hier ist nun ein aufbauendes Training der Skelettmuskulatur dringend erforderlich.

Physiotherapeutische Maßnahmen

- Dynamische Bewegungsserien im Rahmen des Stufenprogramms mit kontinuierlicher Steigerung
- Unterschiedliche Belastungsformen (Kurzzeitintervall, Langzeitintervall)
- Computerunterstütztes Ergometertraining oder Laufband
- Zugapparate mit wenig Gewichten
- Terrainkuren (Spazierengehen, Nordic Walking, Radfahren)
- Teilnahme an einer Herzsportgruppe

Es konnte nachgewiesen werden, dass ein sechswöchiges *Ausdauertraining* eine Funktionsverbesserung und eine Volumensteigerung der Mitochondrien zur Folge hat (Zoll et al. 2003). Es kann etwa vier Wochen nach der Transplantation mit ca. 60 % der anaeroben Schwelle begonnen werden.

Ein submaximales *Krafttraining* über sechs Monate ist ausreichend, um einer kortikoidinduzierten Osteoporose entgegenzuwirken oder diese zurückzubilden (Braith et al. 2006). Es kann damit etwa acht Wochen nach der Operation begonnen werden.

Als optimal hat sich ein *kombiniertes Kraft-Ausdauer-Training* erwiesen. Unterschiedliche Muskelgruppen der oberen und unteren Extremität sowie des Rumpfes werden im Wechsel in Serien mit mindestens 10–15 Wiederholungen trainiert. Zwischen den einzelnen Serien hält man eine Pause von etwa 60 Sekunden ein, um Überlastung, Luftnot und Blutdruckspitzen zu vermeiden.

Der Trainingsplan muss dem jeweiligen Gesundheitszustand des Patienten angepasst werden. Günstig ist daher eine sportmedizinische Untersuchung vor Beginn.

2.5 Der Patient mit zu hohem Blutdruck (Hypertonie)

2.5.1 Krankheitsbild

Primäre Hypertonie

Hypertonie ist eine der verbreitetsten Erkrankungen der Menschen, und ihre Ursache ist bis heute bei 90 % aller Betroffenen unbekannt (**Tab. 2.3**).

Symptome und Zeichen der primären Hypertonie sind:
- Atemnot während der Nachtstunden,
- erhöhtes Kopfteil beim Schlafen,
- Belastungsdyspnoe,
- allgemeine Nervosität,
- Kopfschmerzen,
- Schwindelgefühl.

Bei der unbehandelten essentiellen (primären) Hypertonie entwickelt sich im Laufe mehrerer Jahre aufgrund der vermehrten Druckarbeit des linken Ventrikels im großen Kreislauf eine Hypertrophie, die im Rahmen einer Dekompensation zu einer Dilatation des linken Ventrikels führen kann. Zwischen 10 % und 20 % der Patienten mit Hypertonie weisen eine absolute Arrhythmie mit Vorhofflimmern auf. Neben

Tabelle 2.3 Einteilung der Hypertonieformen nach ihrer Entstehung

Primäre Hypertonie (essentielle, idiopathische Hypertonie) betrifft etwa 90 % aller Hypertoniker

Sekundäre Hypertonie
- Renale Hypertonie
  - ausgehend vom Nierengewebe (ca. 4 %)
  - ausgehend von Nierengefäßen (unter 1 %)
- Hypertonien durch Fehlregulationen des Hormonhaushalts
  - Phäochromozytom
  - Cushing-Syndrom
  - Conn-Syndrom
  - Hyperthyreose
  - Hyperparathyreoidismus
  - Kontrazeptiva-Einnahme
- Hypertonien in der Gravidität
- Hypertonien bei Erkrankungen des Nervensystems
  - Hirntumoren
  - Enzephalitis
  - Poliomyelitis
  - Polyneuritis
  - Porphyrie
  - Schwermetallvergiftungen
- Kardiovaskuläre Hypertonie
  - Aortenisthmusstenose
  - Aorteninsuffizienz
- Arzneimittelinduzierte Hypertonie
  - Kortikosteroide
  - Karbenoxolon

Herzinsuffizienz ist bei unbehandelter essentieller Hypertonie Apoplexie die häufigste Todesursache.

Wie viele chronische Erkrankungen ist die Hypertonie in ihren Anfangsstadien symptomarm oder symptomlos und bereitet dem Patienten keine Beschwerden. Während dieses Zeitraums ist eine Therapie mit guten Resultaten durchführbar, obwohl einige Patienten wegen der Beschwerdefreiheit eine Behandlung nicht einsehen oder nicht konsequent durchführen wollen.

Prinzipielle Behandlungsgesichtspunkte

Die Behandlung zielt in erster Linie auf eine ausgeglichene Lebensweise des Patienten ab. Stressfaktoren müssen gemieden werden. Die Patienten sollten auf genügend Schlaf achten, zu hohen Anforderungen im Bereich ihrer Arbeit aus dem Wege gehen und Spannungen im familiären Bereich abbauen. Auf das Rauchen als besonderem Risikofaktor müssen sie verzichten. Alkohol- und Koffeinkonsum sind in vertretbarem Maße gestattet.

Am wichtigsten ist jedoch eine Gewichtsreduktion auf ein Normalgewicht, soweit dies erreichbar ist. Dazu sollten die Patienten eine natriumarme Kost zu sich nehmen, die tägliche Kochsalzzufuhr sollte auf 5 g eingeschränkt werden. Bei den meisten Patienten ist darüber hinaus eine medikamentöse Behandlung notwendig.

Das Senken des Blutdrucks durch eine medikamentöse Therapie muss sich dem Allgemeinzustand und Alter des Patienten anpassen. Besonders bei hohen Druckwerten und alten Patienten soll der Druck langsam und unter Beobachtung des Patienten abfallen, damit es nicht zu plötzlichen Mangeldurchblutungen des Gehirns oder einem protrahierten Kreislaufversagen kommt.

Physiotherapeutische Untersuchung bei hohem Blutdruck

Nach Empfehlung der WHO sind Blutdruckwerte von über 160 mm Hg systolisch und über 95 mm Hg diastolisch als Hypertonie anzusehen. Gemessen wird im Liegen oder im Sitzen. Blutdruckwerte unter 140/90 gelten als normoton. Bei den dazwischen liegenden Druckwerten spricht man von einer Grenzwerthypertonie (**Abb. 2.14**).

Die *Diagnose* Hypertonie erfolgt anhand einer Überwachung der Druckwerte während einiger Zeit. Eventuelle Blutdruckspitzen werden so ausgeglichen.

Blutdruckmessung nach Riva-Rocci (RR): Mit einer am Oberarm angelegten Staumanschette kann der systolische Druck vom Manometer abgelesen werden, sobald mit Hilfe eines Stethoskops der erste Arterienton während des Luftablassens aus der Manschette über der Ellenbogenarterie zu hören ist. Sobald die Töne leiser werden oder verschwinden, ist der diastolische Druckwert erreicht.

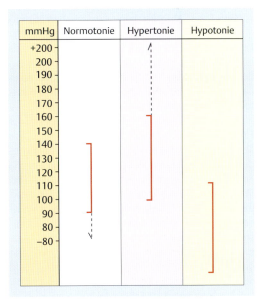

Abb. 2.14 Normale und pathologische Blutdruckwerte.

Bei hohen systolischen Werten ist zu beachten, dass es zu einer auskultatorischen Lücke kommen kann. In diesem Fall werden durch einen zu geringen Ausgangswert zu niedere Werte gemessen. Die Werte zwischen rechtem und linkem Oberarm schwanken bei 20 % der Bevölkerung um 10–20 mm Hg.

2.5.2 Physiotherapeutische Behandlung bei hohem Blutdruck

Die Patienten sollen dazu gebracht werden, einen dosierten Ausdauerbelastungssport zu betreiben, z. B.: regelmäßiges Spazierengehen (Hund), Nordic-Walking, Joggen, Langlauf, Schwimmen. Sie müssen aber auch Techniken zur Entspannung erlernen.

Ziele und Maßnahmen

- Der Patient soll in die Lage versetzt werden, sich selbst zu lockern und zu entspannen, durch Tastarbeit und Dehnlagen nach Schaarschuch. Es ist günstig, wenn er das autogene Training erlernt.
- Eine vegetative Umstimmung in Richtung einer trophotropen Reaktionslage, verbunden mit einem verminderten sympathischen Antrieb, soll erreicht werden, durch Maßnahmen wie
  – Kraniosakral-Therapie,
  – Massage und Bürstungen,
  – fernöstliche Bewegungsformen wie Chi Gong und Tai Chi.
- Der Patient soll Aufmerksamkeit für ungünstiges Atemverhalten, vor allem beim Pressen, entwickeln. Die gefährlichen hämodynamischen Auswirkungen auf den Kreislauf müssen erklärt werden.

Zu Beginn der Behandlung sollte das Atemverhalten bei Belastung verbessert werden. Besonders gefährlich ist das Anhalten der Luft oder das Pressen, da es dabei infolge arteriellen Druckanstiegs zu hohen systolischen Druckspitzen kommen kann.

Mit Pressbeginn steigt der arterielle Druck um die Höhe des Pressdrucks, fällt dann kurzfristig ab, um als Folge der peripheren Widerstandserhöhung wieder anzusteigen. Diese Widerstandserhöhung ist die Folge der gesteigerten Sympathikusaktivität. Bei Wegfallen des Pressdrucks nach dem Pressen sinkt der arterielle Blutdruck wieder, um nach ansteigendem Herzminutenvolumen bei noch bestehender Vasokonstriktion wieder anzusteigen. Durch die Steuerung der Druckrezeptoren des Aortenbogens und des Karotissinus fällt die Pulsfrequenz ab, sobald der arterielle Druck steigt. Dadurch kann es zu Kollapserscheinungen und Schwindel kommen. Muskelspannungen müssen also so dosiert sein, dass der Patient mühelos weiteratmen kann.

Während der Behandlung muss der Patient lernen, in möglichst schonender Weise die im alltäglichen Leben notwendigen Arbeiten ohne Pressen auszuführen, z. B. schweres Heben, Tragen, Bücken und Aufrichten. Hier muss die bewusste Übung einsetzen, so dass sich Atembewegungen und Körperbewegungen koppeln können.

Gefahren des Pressens sind (wie schon im Abschnitt über koronare Herzkrankheit erläutert):
- Anstieg des Blutdrucks,
- Anstieg der Herzfrequenz,
- Gefahr von Rhythmusstörungen,
- Anstieg des Venenrückstroms in der postpressorischen Phase (Rechtsherzbelastung).

Fallbeispiel: Frau H., 58 Jahre, Hypertonie
Diagnose: essentielle Hypertonie.
Physiotherapeutische Untersuchung: Die Blutdruckmessung ergibt einen Blutdruck von 160/90. Die Pulsfrequenz beträgt 84. Die Patientin berichtet von großen Problemen, die sie sehr belasten: Sie muss vor Gericht um ihren Unterhalt kämpfen. Außerdem ist ihre Arbeit in einer Großküche sehr anstrengend.
Behandlungsziel der Patientin: Sie möchte all ihren Problemen und ihrem Alltag gelassener begegnen.
Physiotherapeutische Behandlung:
Mein Behandlungskonzept sieht vor, die Patientin zunächst mit passiven Maßnahmen zu entspannen.
1. Tag:
Wir versuchen Kraniosakral-Therapie aus Rückenlage.
- Palpation des Kraniosakralrhythmus an den Füßen (**Abb. 2.15**) und Beinen (**Abb. 2.16**).
- Auflösen einer abnormen Spannung am Diaphragma pelvis.
- Auflösen einer abnormen Spannung am Diaphragma (**Abb. 2.17**).

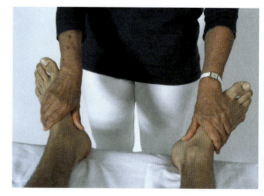

Abb. 2.15 Palpation des Kraniosakralrhythmus an den Füßen.

2.5 Der Patient mit zu hohem Blutdruck (Hypertonie)

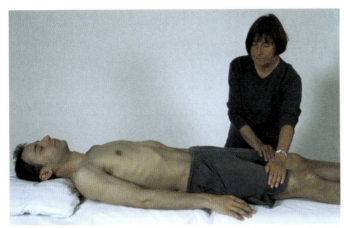

Abb. 2.16 Palpation des Kraniosakralrhythmus an den Beinen.

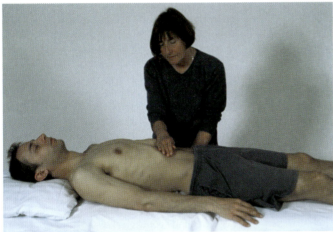

Abb. 2.17 Auflösen einer abnormen Spannung am Diaphragma.

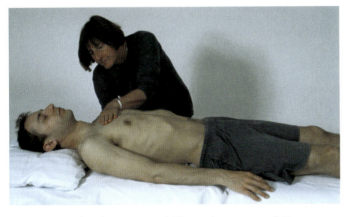

Abb. 2.18 Auflösen einer abnormen Spannung an der Thoraxapertur.

- Auflösen an der Thoraxapertur (**Abb. 2.18**).
- Auflösen an der Schädelbasis.

Die Patientin kann sich den sanften Berührungen gut hingeben und empfindet sie als Wohltat. Ihre Atembewegungen sind wie befreit und erfolgen rhythmisch ruhig und mit einer Pause. Die Messung des Blutdrucks ergibt 140/90, die Herzfrequenz 60 Schläge/min.

2. Tag:

Ich wähle eine Methode, die zum selbstständigen Entspannen führt: Wir versuchen Abhebearbeit nach Schaarschuch aus Rückenlage.

- Abheben des Beines: Willkürliches, sehr langsames Bewegen des Beines in alle Richtungen, dann sanftes Ablegen in entspannter Stellung. Mit den Händen vom Oberschenkel bis zum Fuß abstreichen, wobei

mehrmals angehalten wird und die Patientin sagen muss, wo genau die Hände augenblicklich sind.
- Den Unterschied erfragen: „Fühlt sich die abgehobene Seite genau so an wie die nicht abgehobene?" Antwortet die Patientin nicht spontan, können Wortpaare angeboten werden: „Ist die Seite wärmer oder kälter – schwerer oder leichter – länger oder kürzer ... ?" Die Antworten werden nicht gewertet, es kommt nur darauf an, dass die Patientin einen Unterschied erspürt.
- Abhebearbeit am Becken: Mit den Fingerspitzen beider Hände das Os sacrum hochstemmen und langsam wieder sinken lassen. Gewebe nach außen ziehen, bis der Tonus nachlässt. Sanft die Hände nach außen abgleiten lassen.
- Unterschied abfragen.
- Wiederholen der vorangehenden vier Punkte für die andere Seite.
- Abheben des Schultergürtels: Die Fingerspitzen beider Hände heben die BWS leicht an und lassen sie sanft wieder sinken. Nach einigen Friktionen im Bereich der Muskulatur zwischen den Schulterblättern ziehen die Fingerspitzen die Skapula am Margo medialis nach außen, bis der Tonus des Gewebes nachlässt. Jetzt mit flachen, weichen Händen nach außen gleiten.
- Unterschied abfragen.
- Abhebearbeit am Arm: Der Arm wird willkürlich in alle Richtungen langsam bewegt, und die Patientin aufgefordert, sich dem vollständig zu überlassen. Danach langsam ablegen und abwärts streichen wie am Bein.
- Unterschied abfragen. In diesem Fall führte die Patientin mit. Wir sprechen darüber und über ihre Schwierigkeiten, sich zu lösen („Ich kann mich nicht so ausliefern.").
- Wiederholen der vorangehenden vier Punkte.
- Die Blutdruckmessung ergibt 150/90, die Herzfrequenz 60/min.

3. Tag:
Die Behandlung wird aktiver, mit Dehnlagen nach Schaarschuch und einer leichten Dauerbelastung im Sitzen auf dem Hocker mit dem Ball:
- Dynamische Bewegungsserien der Füße und Hände, Arme und Beine.
- Weichteiltechniken am seitlichen Brustkorb: Ausziehen der Interkostalräume, Verschieben der Hautfalte.
- Streckdehnung der linken Seite: erst den Arm nach oben schieben, dann das Bein, danach beides zusammen gleichzeitig. Nach jeder Streckung einen Atemzug Pause, bevor die Bewegung neu angesetzt wird.
- Drehdehnlage der linken Seite: beide Hände hinter dem Kopf, beide Beine gebeugt nach rechts ablegen. Bei Spannungsgefühl hält die Patientin selbst über drei Atemzüge lang einen festen Packegriff, bis das Spannungsgefühl weg ist. Entspannt etwa 3–4 min so liegen bleiben, danach langsam zurückkommen.
- Unterschied abfragen.
- Wiederholen der vorangehenden
  - drei Punkte für die linke Seite
  - vier Punkte für die rechte Seite
- Übungen auf dem Hocker mit Ball:
  - Ball fest zum Partner prellen,
  - Ball von der rechten in die linke Hand prellen,
  - Ball mit einer Hand um den Körper herum prellen,
  - Ball unter dem Bein zum Partner prellen.
- Wir schätzen die Belastung mit Hilfe der Anstrengungsskala nach Borg ein. Die Patientin fühlt sich im mittleren Bereich belastet, glaubt aber nicht, dass ihr Blutdruck sehr hoch gegangen ist. Blutdruckmessung: 140/85, Puls 72 nach zwei Minuten Ruhe. Die heftigen, energischen Bewegungen, wie sie für das Prellen notwendig sind, wirken aggressionslösend. Die Aufforderung, die Bewegung möglichst fest auszuführen, ist dafür wichtig. Der Spaß und die Freude beim spielerischen Üben tun ihr Übriges.
- Beim Auf- und Abbauen von Hocker und Geräten muss die Patientin lernen, in möglichst schonender Weise die im täglichen Leben notwendigen Arbeiten ohne Pressen auszuführen, z. B. schweres Heben, Tragen, Bücken und Aufrichten. Hier muss die bewusste Übung einsetzen, so dass sich Atem und Körperbewegung koppeln können.

Beispiel:
- beim Heben weiteratmen,
- beim Tragen weiteratmen,
- sich kontrolliert in einem angemessenen Tempo bewegen.

> *Die Auswahl der Maßnahmen richtet sich nach der Persönlichkeitsstruktur des Patienten, seiner Anamnese, seiner augenblicklichen Verfassung, seiner Stimmung und nach der Tageszeit.*

Weitere Behandlungsvorschläge:

- Erlernen des autogenen Trainings,
- dosierter Ausdauersport: Spazierengehen, Walken, Joggen, Fahrradfahren,
- Erlernen von Tai Chi, Chi Gong.

Zusammenfassung

- Der Blutdruck des Patienten ist durch aktive und passive Maßnahmen beeinflussbar. Je nach Typ eignen sich Tastarbeit und Dehnlagen nach Schaarschuch, autogenes Training, Kraniosakral-Therapie, Massage und Bürstungen, aber auch aktive Bewegungsformen wie Tai-Chi, Qigong, oder aktive Bewegungsserien der Peripherie.

Ergebnisse des Ratschow-Umlagerungstests und des Gehtests bestimmen das Training

3 Der Patient mit peripherer arterieller Durchblutungsstörung

3.1 Überblick über das Krankheitsbild · 37
3.2 Stadium II einer peripheren arteriellen Durchblutungsstörung · 38
3.3 Stadium III einer peripheren arteriellen Durchblutungsstörung · 42

Oberflächen-durchblutung erhalten

Bindegewebsmassage – kutiviszerale Reflexe nutzen

Trainieren nach dem Intervallprinzip

3 Der Patient mit peripherer arterieller Durchblutungsstörung (PAVK)

3.1 Überblick über das Krankheitsbild

Bei den arteriellen Verschlusserkrankungen kommt es durch Einengung oder Verlegung des Arterienlumens zu Störungen der Gewebsernährung im entsprechenden Versorgungsgebiet.

Man unterscheidet zwischen chronischen und akuten Arterienverschlüssen; das entsprechende therapeutische Vorgehen ist verschieden.

Chronische arterielle Verschlusserkrankungen
Die Patienten mit chronischen arteriellen Verschlusserkrankungen klagen über Schmerzen, Kälte- und Schweregefühl und über rasche Ermüdbarkeit der minderdurchbluteten Extremität. Je nach Schweregrad der Durchblutungsstörung unterscheidet man, in Anlehnung an *Fontaine*, vier Stadien:
- Stadium I: Pulsausfall oder Pulsabschwächung ohne subjektive Beschwerden,
- Stadium II: *Claudicatio intermittens:* krampfartige Schmerzen, z. B. in der Wade, die zum Stehenbleiben zwingen. Der Patient schaut so lange in ein Schaufenster, bis die Schmerzen oder Krämpfe abgeklungen sind, weshalb dieses Stadium auch *Schaufensterkrankheit* genannt wird. Die Durchblutung reicht während der Muskelarbeit nicht mehr aus, und so treten nach einer bestimmten Gehstrecke krampfartige Schmerzen auf:
  – Stadium IIa: nach mehr als 200 m,
  – Stadium IIb: nach weniger als 200 m.
- Stadium III: Ruheschmerz: Die Durchblutung ist schon bei horizontaler Lage unzureichend.
- Stadium IV: Es ist zur Nekrose gekommen. Ist die Nekrose infiziert, spricht man von einer Gangrän.

Da hauptsächlich der Ort der Arterienverlegung die Symptomatik bestimmt, hat sich die Unterteilung nach Verschlusslokalisationen bewährt (**Abb. 3.1**).

Beim *peripheren Typ* einer Verschlusserkrankung liegen die Verschlüsse im Bereich der Unterschenkel-, Fuß- oder Digitalarterien. Dieser Verschlusstyp tritt vor allem bei Patienten mit Diabetes mellitus sowie mit Endangiitis obliterans auf, wobei über Kältegefühl und Sensibilitätsstörungen im Bereich der Füße und Hände geklagt wird.

Beim *Oberschenkeltyp* ist die A. femoralis verschlossen, was zu dem typischen Bild der Claudicatio intermittens der Wadenmuskulatur führt. Dies ist der

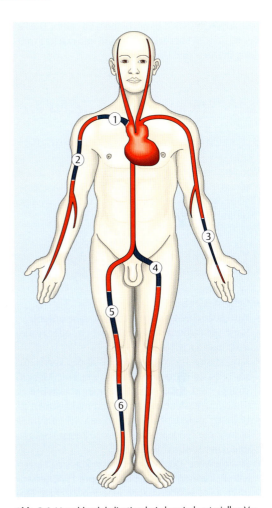

Abb. 3.1 Verschlusslokalisation bei chronisch arteriellen Verschlusserkrankungen. 1 = Schultergürteltyp, 2 und 3 = Armtyp, 4 = Beckentyp, 5 = Oberschenkeltyp, 6 = peripherer Typ.

häufigste Verschlusstyp. Der Leistenpuls ist normal tastbar, während die Kniekehlenpulse abgeschwächt sind oder fehlen.

Zum *Beckentyp* zählen Verschlüsse der Beckenarterien, einschließlich des Verschlusses der Aorta unterhalb des Abgangs der Nierenarterien. Dieser Verschlusstyp führt zu einer Claudicatio im Bereich der Oberschenkelmuskulatur und zum Pulsausfall von der Leistenbeuge an nach distal. Ist die Aorta mit betroffen, so kommt es beim Mann zur Impotenz (Leriche-Syndrom).

Beim *Schultergürteltyp* liegt der Verschluss im Bereich der A. subclavia.

Beim *Armtyp* liegen die Verschlüsse im Bereich der A. axillaris und der A. brachialis. Sowohl beim Schultergürteltyp als auch beim Armtyp ist der Radialispuls abgeschwächt oder nicht mehr zu tasten. Die Patienten klagen über Schweregefühl und rasche Ermüdung in Ober- und Unterarm.

3.2.1 Prinzipien der physiotherapeutischen Untersuchung und Behandlung bei PAVK

Die physiotherapeutische Behandlung richtet sich nach dem Schweregrad der Durchblutungsstörung, wobei die Domäne der Physiotherapie das Stadium II (nach Fontaine) ist.

Mithilfe der Untersuchung (Ratschow Umlagerungstest und Gehtest) wird die Trainingsanzahl der aktiven Bewegungsserien nach dem ⅔ Prinzip ermittelt.

3.2 Stadium II einer peripheren arteriellen Durchblutungsstörung

3.2.1 Symptome bei PAVK Stadium II

Wie oben beschrieben, leidet der Patient in diesem Stadium unter Claudicatio intermittens, bei einer Gehstrecke von mehr (Stadium IIa) oder weniger (Stadium IIb) als 200 m.

3.2.2 Physiotherapeutische Untersuchung bei PAVK Stadium II

- Gehtest (siehe unten).
- Ratschowscher Umlagerungstest (siehe unten).
- Haut: Die Färbung der Haut kann blass oder zyanotisch marmoriert sein.
- Muskulatur: Die Muskulatur distal des Verschlusses neigt zu Atrophien. Oft sind einzelne Muskelstränge mit quälendem Hartspann durchsetzt. Kraft und Ausdauer sind reduziert und nehmen ab.
- Haltung: Aufgrund einer gewissen Schonhaltung besteht die Tendenz, dass Muskeln zuerst verkürzt und dann kontrakt werden.
- Bindegewebe: Der Bindegewebsbefund zeigt arterielle Beinzonen von L2 bis S3. Beim Leriche-Syndrom zeigt sich zusätzlich eine großflächige Einziehung oder Quellung über dem Os sacrum (**Abb. 3.2**).

3.2.3 Physiotherapeutische Behandlung bei PAVK Stadium II

Physiotherapeutische Ziele und Maßnahmen

- Verbessern der Durchblutung, vor allem der Hautdurchblutung: durch Bindegewebsmassage, heiße Rolle, Bürstungen und Vibrationsliege.

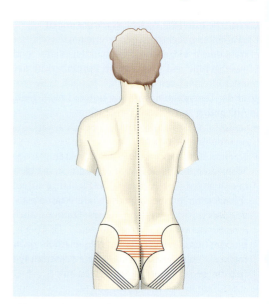

Abb. 3.2 Schematische Darstellung der arteriellen Beinzonen und der großen Genitalzone mit Quellung und Einziehung über dem Os sacrum, wie sie beim Leriche-Syndrom auftreten können.

- Detonisieren der Muskelverspannungen z. B. durch weiche Knetungen und Vibrationen.
- Verbessern der Koordination z. B. durch Gangschulung.
- Verbessern der O_2-Utilisation der Muskulatur z. B. durch Training im submaximalen Bereich.
- Anregen zur Bildung eines Kollateralkreislaufs z. B. durch Ratschow Umlagerungsübungen.

Verbessern der Durchblutung

Das Regulieren der Durchblutung geschieht in erster Linie über das vegetative Nervensystem. Es ist daher

Aktive Übungen

Aktive Übungen finden in einem Wechsel von Übung und Pause statt, daher spricht man von einer *Übungsform nach dem Intervallprinzip*.

Verbessern der Koordination in der Gangschule

Der Gang wird erleichtert, indem der Körperschwerpunkt leicht nach vorne gebracht wird. Hilfreich ist auch ein ökonomisches Tempo: im Stadium IIa haben sich 120 Schritte/min und im Stadium IIb 90 Schritte/min bewährt. In diesem Zusammenhang ist der Armpendel eine weitere Erleichterung.

Verbessern der O_2-Utilisation der Muskulatur

Um einen Trainingseffekt zu erzielen, soll die distal des Strombahnhindernisses liegende Muskulatur systematisch belastet werden. Grundsätzlich dürfen keine passiven durchblutungsfördernden Maßnahmen distal des Verschlusses angewendet werden, da durch die Weitstellung der Gefäße der Sauerstoffverbrauch ansteigt, dem jedoch aufgrund des Gefäßverschlusses nicht ausreichend nachgekommen werden kann. Die durch den erhöhten Muskelstoffwechsel freiwerdenden sauren Metabolite, wie z. B. Milchsäure, lösen Schmerzen aus, die der Patient als Krampf spürt. Jedes Auftreten von Schmerzen während aktiver Bewegung bedeutet Übersäuerung, die je nach Ausmaß das Gewebe mehr oder weniger schädigen kann. Es ist daher ungünstig und kontraproduktiv, bis zur Schmerzgrenze zu üben.

Vor Beginn einer systematischen Übungsbehandlung wird daher die maximale Belastbarkeit des Kranken ausgetestet. Als Grenze hierfür wird der Beginn krampfartiger Schmerzen angesehen. Bei allen aktiven Übungen wird die Anzahl der durchgeführten Übungen bis zum Eintritt des Vorstadiums eines Krampfes gezählt; ⅔ davon werden dann als Dosierung bei einer Behandlung festgelegt (⅔-Prinzip).

Beim Gehtraining kommt es, wie eigene Untersuchungen der Autorin gezeigt haben, weniger aufgrund der Bildung eines Kollateralkreislaufs zu einer Verlängerung der Gehstrecke als vielmehr durch die Verbesserung der Koordination und der Sauerstoffutilisation der Muskulatur. Es hat sich bewährt, die Patienten zweimal wöchentlich zu behandeln. Eine häufigere Trainingsfrequenz zeigt nicht so günstige Ergebnisse. Die Zunahme der Gehstrecke erfolgt bei Patienten mit Verschlüssen vom Oberschenkeltyp in charakteristischen Abständen von etwa drei Monaten (**Abb. 3.4**). In dieser Zeit kommt es zu einer Zunahme

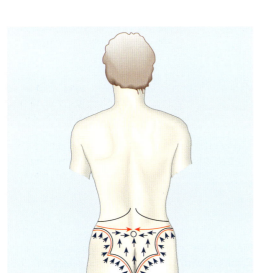

Abb. 3.3 Kleiner Aufbau.

günstig, über kutiviszerale Reflexe im Stamm zu arbeiten. *Distal des Verschlusses darf keine ruborisierende Maßnahme angewendet werden.* Auch bei der Bindegewebsmassage wird nur bis in Höhe des Verschlusses gearbeitet, meist genügt der kleine Aufbau (**Abb. 3.3**).

Alternativ zur Bindegewebsmassage hat sich die heiße Rolle als Kreuzbeinrolle bewährt.

Die Bürstungen über den Zonen sind Bestandteil der Eigenbehandlung des Patienten und müssen ihm sorgfältig beigebracht und kontrolliert werden. Er soll sie jeden Morgen während seiner Toilette ausführen.

Der Vibrationstisch bzw. das Rüttelbett arbeitet mit horizontalen und vertikalen Vibrationen die eine starke Ausschüttung von Histamin im Gewebe provozieren. Der Effekt ist derselbe wie bei den oben genannten Maßnahmen.

Detonisierende Maßnahmen

Die detonisierenden Maßnahmen können in der Einzelbehandlung während der Pausen zwischen den aktiven Übungsphasen eingesetzt werden. Sie sind der Vollständigkeit halber hier aufgeführt, jedoch haben sie gegenüber den aktiven Maßnahmen untergeordnete Bedeutung. Sie umfassen:
- Schüttelungen,
- Vibrationen,
- Walkungen,
- weiche Knetungen.

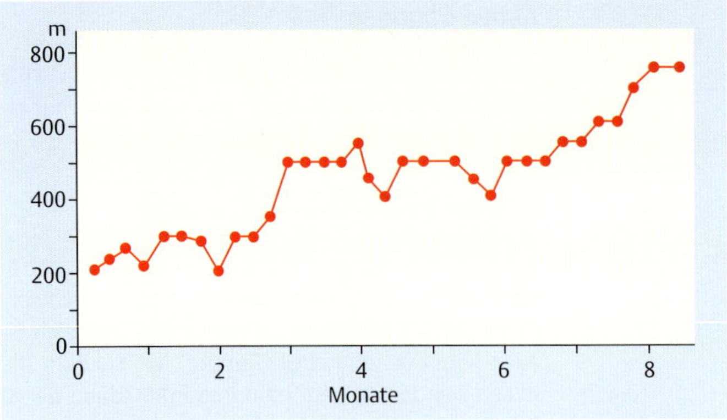

Abb. 3.4 Zunahme der Gehstrecke bei einer Schrittfrequenz von 120/min.

von Glykogen, Myoglobin und energiereichen Phosphaten, außerdem zu einer mitochondrialen Hypertrophie und Hyperplasie, zur Aktivitätssteigerung aerob wirksamer Enzyme, zu besserer Verwertung von Glukose und Fettsäuren und zu einer verminderten Laktatbildung.

Lagerungstest und Umlagerungsübung der Beine nach Ratschow

Aus der Rückenlage werden die Beine rechtwinklig angehoben und die Füße dorsal- und plantarflektiert oder in den Sprunggelenken gerollt (**Abb. 3.5a–c**).

Die Zeit bis zum Eintritt des Vorstadiums eines Krampfes wird mit der Stoppuhr gemessen. Zwei Drittel dieser Zeitspanne werden als Übungsdauer einer Behandlung festgelegt (⅔-Wert).

Fordert man nun den Patienten auf, sich hinzusetzen und die Beine hängen zu lassen, dann tritt beim Gefäßgesunden im Ablauf von 5 Sekunden eine diffuse Rötung der Haut, eine arterielle Füllung (AF) und nach 15-20 Sekunden eine Füllung der Fußrückenvenen (VF) auf. Bei dekompensierten Verschlüssen erfolgen Rötung und Venenfüllung verspätet.

Zu berücksichtigen ist allerdings, dass eine retrograde Auffüllung der Unterschenkelvenen infolge In-

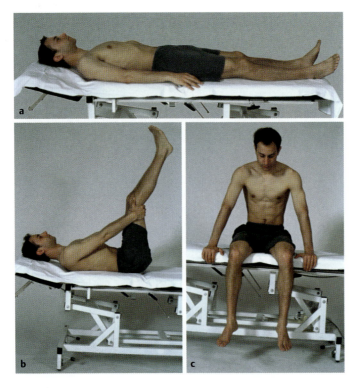

Abb. 3.5 Phasen des Umlagerungstests nach Ratschow.
a Rückenlage.
b Beine rechtwinklig angehoben.
c Beine im Sitzen hängen lassen.

suffizienz des Klappenapparates die Beurteilung des Lagerungstests sehr erschweren kann.

An der oberen Extremität ist eine ähnliche Untersuchung möglich. Statt Rollbewegungen werden hier am erhobenen Arm Faustschlussbewegungen ausgeführt. Die Beurteilung erfolgt nach den gleichen Kriterien wie an der unteren Extremität.

Die Umlagerungsübungen müssen mindestens dreimal hintereinander ausgeführt werden. Nach einer Umlagerungsphase erfolgt jeweils etwa eine Minute Pause. Umlagerungsübungen sollen als Hausaufgabe täglich ausgeführt werden.

Wirkungsweise der Ratschow Umlagerungsübungen
Der Übungsablauf gliedert sich in 3 Phasen:
- In der Hochhalte wird, auch durch Unterstützung der Pumpbewegungen, ein O_2-Defizit geschaffen. Sauerstoffmangel ist der adäquate Reiz für den Körper zur Ausbildung von Kollateralkreisläufen.
- Beim Umlagern nach unten schießt der arterielle Strom mit Druck in die Peripherie und führt zum Eröffnen der präformierten arteriellen Gefäßbahnen. Somit wird die Strömung in distaler Richtung wieder in Gang gebracht. Der durch die Umlagerung erhöhte Blutstrom stellt nicht nur in funktioneller, sondern auch in struktureller Hinsicht einen Anreiz für die Ausweitung der Gefäße dar.
- In der Pause kommt es durch die verbesserte Durchblutung zu einer ökonomischeren intramuskulären Blutverteilung und somit zu einer Verbesserung der Stoffwechsellage.

Ein trainierter Muskel verbraucht weniger Sauerstoff.

Fallbeispiel: Herr H., 65 Jahre, PAVK Stadium II
Diagnose: PAVK IIb, Oberschenkeltyp rechts, Unterschenkeltyp links.
Physiotherapeutische Untersuchung: Herr H. ist Jäger und muss längere Strecken durch den Wald gehen. Er ist mit Kniebundhosen und Kniestrümpfen bekleidet, welche stark unterhalb der Kondylen einschneiden. Er riecht nach Rauch.
Die Muskulatur der Waden wirkt atrophiert. Herr H. klagt über Kreuzschmerzen. Die Gehstrecke beträgt 60 m. Der Ratschow Umlagerungstest ergibt eine arterielle Füllungszeit (AF) nach 12 sec und eine venöse Füllungszeit (VF) nach 8 sec.
Beurteilung: Die AF ist verzögert, die VF kommt zu schnell. Dies ist ein Hinweis auf nicht intakte Venenklappen, die zur Folge haben, dass der Venenrückstrom nach dem Umlagern in die Peripherie zurückfällt.
Behandlungsziel des Patienten: Er möchte wieder ohne Beschwerden längere Strecken gehen können.

Physiotherapeutische Behandlung:
- Wir besprechen, dass die beengende Kleidung sowohl den arteriellen, als auch den venösen Blutstrom behindert.
- Wir treffen eine mündliche Abmachung: Wer raucht, wird nicht weiter behandelt!
- Bindegewebsmassage am Stamm: die Strichfolge des kleinen Aufbaus (im Wechsel mit heißer Rolle oder Vibrationsbett).
- Ratschowsche Umlagerungsübungen 3x mit ⅔-Wert. Beim Umlagern nach unten dürfen die Beine nicht hängen, sondern müssen, wegen der venösen Insuffizienz, sofort Sohlendruck bekommen. Der Venenrückstrom wird unterstützt mit Hilfe der Muskelpumpe, indem die Fersen rhythmisch angehoben werden.
- Wahrnehmen der diaphragmalen Atembewegungen in den Pausen (rückstromfördernd).
- Dynamische Bewegungsserien sämtlicher Muskelgruppen am Bein nach ⅔-Prinzip.
- Weiche Knetungen und Vibrationen über dem M. gastrocnemius.
- Noch einmal Ratschow Umlagerungsübungen 3x.
- Gehtraining:
  – Ermitteln der Gehstrecke bei Tempo 90 Schritte/min (Metronom),
  – Gehen des ⅔-Wertes, 2 min Pause, nochmals Gehen des ⅔-Wertes,
  – Der Körperschwerpunkt wird leicht nach vorne korrigiert und der Armpendel bewusst eingesetzt.
- Wir besprechen die Hausaufgabe:
  – Ratschow Umlagerungsübungen so oft wie möglich, mindestens jedoch 2x am Tag,
  – jeden Morgen Bürstungen über den Bindegewebszonen am Stamm.

Herr H. erhält 2 Termine pro Woche, und ich lege einen Protokollbogen an (**Abb. 3.6**). Schon nach wenigen Wochen zeigt sich bei der Gehstrecke eine Verbesserung in charakteristischer Weise. Die kontinuierliche Zunahme der Gehstrecke wirkt äußerst motivierend. Der Patient unterstützt die Behandlung zuverlässig durch regelmäßiges tägliches Üben zu Hause. Das hilft ihm auch, dem Wunsch nach einer Zigarette zu widerstehen.

Nach 3 Monaten haben wir eine Gehstrecke von 200 m erreicht. Die PT-Behandlung kann hier eingestellt werden. Um dieses Ergebnis zu erhalten, muss der Patient jedoch sein Übungsprogramm gewissenhaft beibehalten.

Durch die Bindegewebsmassage und die Wärmemaßnahmen am Kreuzbein sowie durch die verbesserte Bewegungsökonomie haben sich die Kreuzschmerzen verflüchtigt.

Abb. 3.6 Protokollbogen für Patienten mit arteriellen Verschlusserkrankungen.

Name:
Alter:
Beruf:
Diagnose:
Behandlungsbeginn:

Datum						
Gehstrecke (m)						
Ratschow (s)						
AF (s)						
VF (s)						

Weitere therapeutische Maßnahmen: Ich empfehle Herrn H. die Teilnahme an einer *Koronargruppe*. Es hat sich gezeigt, dass sich durch allgemein gehaltenes, leichtes Training, wie etwa in einer Koronargruppe, die Gehstrecke ebenfalls verbessert, da hierbei auch die Fließgeschwindigkeit des Blutes zunimmt (Diehm 1985). Allerdings ist die Wirkung nicht so intensiv wie eine gezielte PT-Behandlung.

3.3 Stadium III einer peripheren arteriellen Durchblutungsstörung

3.3.1 Symptome bei PAVK Stadium III

Im Stadium III reicht die Durchblutung schon in horizontaler Lage nicht mehr aus. Der Patient empfindet starke Schmerzen. In dieser Phase darf nicht mehr aktiv geübt werden. Umlagerungsübungen verstärken die Pein.

3.3.2 Prinzipien der Behandlung bei PAVK Stadium III

Ziele und Maßnahmen

- Erhalten der Oberflächendurchblutung: durch Bindegewebsmassage im Segment, heiße Rolle im Segment.
- Unterstützen des arteriellen Blutstroms: durch Tieflagerung.
- Erhalten der Körperwärme: durch Watteverbände (Eskimowickel).
- Erhalten größtmöglicher Selbstständigkeit.

Bindegewebsmassage im Segment

Mit der Bindegewebsmassage im Segment kann versucht werden, die Durchblutung über den kutoviszeralen Reflex zu verbessern. Sollten sich die Schmerzen verstärken, muss sie sofort abgesetzt werden, ebenso die heiße Rolle.

Unterstützen des arteriellen Blutstroms

Einige Autoren empfehlen *Tieflagerung* des Beines. Dagegen spricht jedoch, dass bei gleichzeitig bestehender Venenklappeninsuffizienz eine Tieflagerung die Bildung von Ödemen begünstigt, welche ihrerseits die periphere arterielle Durchblutung drosseln können. Aus diesem Grund muss dann häufig doch horizontal gelagert werden.

Erhalten der Körperwärme

Lose um den Unterschenkel geschlungene Wattewickel werden wegen ihrer Ähnlichkeit mit den Stiefeln der Eskimos auch oft als *Eskimoverband* bezeichnet. Sie sollen das Bein konstant warm halten und somit die Weitstellung der oberflächlichen Gefäße begünstigen.

Erhalten größtmöglicher Selbstständigkeit

Die durch Schmerzen und Infusionen häufig sehr eingeschränkten Patienten müssen ermutigt werden, *so selbstständig wie möglich* zu bleiben. Günstig sind:
- aktive Übungen der Arme,
- Wahrnehmen der Atembewegungen,
- Aufstehen und Gehen mit Gewichtsverlagerung, mithilfe eines Stockes oder eines Gehwagens. Das betroffene Bein nur ganz platt aufstellen, damit so wenig Muskelarbeit wie möglich gefordert wird.

Bei einer Reihe von Krankheitsbildern wird in gleicher oder ähnlicher Weise physiotherapeutisch behandelt. Es sind dies:
- akuter Arterienverschluss,
- Morbus Raynaud,
- Endangiitis obliterans,
- Periarteriitis nodosa.

Fallbeispiel: Herr M. 73 Jahre, PAVK Stadium III

Diagnose PAVK II-IV, Oberschenkeltyp beidseits, nekrotisierende Zehen IV und V. Es wird versucht, durch intraarterielle Infusionen die Zehen vor der Amputation zu bewahren.

Physiotherapeutische Untersuchung Der Patient liegt erschöpft und müde in seinem Bett, da er vor allem nachts starke Schmerzen hat. Der IV. und V. Zeh sind livide verfärbt und nekrotisch. Er klagt über die schwere Bettdecke. Der Toilettenstuhl neben seinem Bett weist darauf hin, dass der Patient bettlägerig ist.

Behandlungsziel des Patienten: Er möchte endlich diese Schmerzen los sein.

Physiotherapeutische Behandlung

1. Tag

Da der Patient von sich aus das Bein manchmal aus dem Bett hängen lässt, versuchen wir es mit einem leichten Tieferstellen des Fußteils des Bettes um den arteriellen Strom zu unterstützen.

Dynamische Bewegungsserien der Hände und Arme zur allgemeinen Aktivierung.

Das verstärkte Atembedürfnis wird ausgenützt mit Wahrnehmen der Atembewegungen.

Umlagerung in Seitlage: BGM, die Strichfolge des kleinen Aufbaus.

Lagern in Rückenlage, Kopfteil leicht erhöht.

Anlegen eins „Eskimoverbandes": Endloswatte wird lose um den Unterschenkel geschlagen und mit Pflaster fixiert.

Es wird ein Drahtgestell (Karton) über die Unterschenkel gelegt, um den Druck der Bettdecke abzunehmen.

2. Tag

Herr M. berichtet, dass sich nach der Behandlung die Schmerzen verstärkt hätten. Er schreibt dies der BGM zu. Wir beschließen gemeinsam, die BGM weg zu lassen, verfahren aber sonst wie am Vortag. Der Patient ist sogar bereit, mit dem achselgestützten Gehwagen aufzustehen und bis zur Toilette zu gehen. Er geht langsam mit Gewichtsverlagerung und ohne abzurollen um möglichst wenig Muskeln zu aktivieren.

3.–4. Tag

Herr M. empfindet die Behandlung als hilfreich, wir verfahren so wie bisher, versuchen aber, dem Patienten mehr Aktivität zu geben durch zusätzliches Sitzen im Sessel. Die Schmerzen verschwinden nicht.

Am 5. Tag mussten die Zehen amputiert werden, weil sie nicht mehr zu retten waren.

Der dramatische Verlauf dieser Behandlung zeigt, dass wir nicht immer erfolgreich sein können und uns häufig auf die übliche Prophylaxe (Pneumonie- und Thromboseprophylaxe) beschränken müssen. Darüber hinaus war jedoch für den Patienten die intensive Zuwendung ein nicht zu unterschätzender Faktor bei der Bewältigung seines Krankheitsgeschehens.

Zusammenfassung

- Die ärztliche Untersuchung bestimmt das Stadium der Durchblutungsstörungen und damit auch die Auswahl der physiotherapeutischen Maßnahmen. So wird im Stadium I und II immer aktives Muskeltraining nach dem ⅔ Prinzip bzw. Training im submaximalen Bereich betrieben. Im Stadium III wird nichts mehr unternommen, was einen O_2 – Verbrauch erfordert. Der Schwerpunkt der Behandlung liegt dann auf der weitgehenden Erhaltung der Selbstständigkeit und dem Versuch, Beschwerden zu lindern.

*Kompression erfolgt wirkungsvoll
durch längselastische Maßstrümpfe*

*Entstauen:
Hochlagerung
um 20° bis 30°
und Kompression*

4 Der Patient mit akuter Venenerkrankung

4.1 Überblick über das Krankheitsbild · *47*
4.2 Oberflächliche Thrombophlebitis · *47*
4.3 Tiefe Phlebothrombose · *48*

5 Der Patient mit chronischer Venenerkrankung

5.1 Überblick über das Krankheitsbild · *52*
5.2 Primäre Varizen · *52*
5.3 Sekundäre Varizen · *52*

*Gehen ist besser als Stehen,
Liegen ist besser als Sitzen!*

*Varizen:
Frauen sind häufiger betroffen
als Männer*

4 Der Patient mit akuter Venenerkrankung

4.1 Überblick über das Krankheitsbild

Bei der Entwicklung von intravasalen Blutgerinnseln (Thrombose) spielen drei Faktoren (die sogenannte Virchow-Trias) eine Rolle:
- Gefäßwandschädigung,
- verlangsamte Strömungsgeschwindigkeit des Blutes,
- erhöhte Gerinnungsneigung des Blutes.

Den Befall der oberflächlichen Venen nennt man *Thrombophlebitis*. Den Befall der tiefen Venen nennt man *Phlebothrombose*.

4.1.1 Prinzipien der physiotherapeutischen Untersuchung und Behandlung bei akuter Venenerkrankung

Der Schwerpunkt der Behandlung von Erkrankungen der Venen liegt auf der dosierten Unterstützung des Venenrückstroms. Durch physiotherapeutische Maßnahmen kann der Verlangsamung der Strömungsgeschwindigkeit des Blutes mit aktiven und passiven Maßnahmen entgegengewirkt werden. Je dauerhafter der Venenrückstrom unterstützt werden kann, desto wirksamer ist das Ergebnis. Passive Maßnahmen unterstützen den Venenrückstrom dauerhafter als aktive. Aktive Maßnahmen verstärken den Rückstrom zwar stärker, jedoch in erster Linie nur während der Zeit ihrer Ausübung.

4.2 Oberflächliche Thrombophlebitis

4.2.1 Krankheitsbild

Die oberflächliche Thrombophlebitis äußert sich in einer charakteristischen Rötung und Druckschmerzhaftigkeit entlang der betroffenen Venen. Die Kranken klagen über lokale Schmerzen, eine wesentliche Beeinträchtigung des Allgemeinzustandes besteht jedoch nicht. Die oberflächlichen Thrombophlebitiden klingen meist nach 1-2 Wochen ab.

4.2.2 Physiotherapie bei oberflächlicher Thrombophlebitis

▌ *Keine Bettruhe!*

Der Patient soll mit gut sitzender Kompression herumlaufen. Außer Kompressionsverbänden sind keine spezifischen physiotherapeutischen Maßnahmen notwendig. Es können jedoch sämtliche Maßnahmen angewendet werden, die im Kapitel über den Patienten mit chronischer Venenerkrankung dargestellt sind.

▌ *Gehen ist besser als stehen, liegen ist besser als sitzen!*

Ziele und Maßnahmen

- Fördern des Venenrückstroms durch Kompression.
- Beschleunigen des Venenrückstroms: durch die Muskelpumpe und tiefe Atemzüge.
- Hochlagern als dauerhaft wirksame Maßnahme.

Fallbeispiel: Frau G., 37 Jahre, oberflächliche Thrombophlebitis am Unterschenkel rechts.

Diagnose Thrombophlebitis am Unterschenkel (nach Flug im engen Flugzeug).

Physiotherapeutische Untersuchung: Der rechte Unterschenkel ist deutlich dicker. Man erkennt eine Rötung an der Innenseite der Wade. Diese Stelle ist deutlich wärmer und äußerst schmerzhaft.

Physiotherapeutische Behandlung: Eine physiotherapeutische Übungsbehandlung findet nicht satt. Nach dem Auftragen einer Salbe mit Blutegelextrakten wird der Patientin gezeigt, wie man einen zirkulären Druckverband (Kompression) anlegt: Beginn am Zehengrundgelenk, kleiner Bindenabstand, stärkster Druck an den Malleolen, Ferse mit einwickeln, Druck nach obern hin weniger werden lassen. In den nächsten Tagen soll sie nach der Regel leben: lieber gehen als stehen (Muskelpumpe), lieber liegen als sitzen (Hochlagerung). Im Liegen ist eine Hochlagerung durch Kissen unter dem gesamten Bein (30° Hüftwinkel) zusätzlich rückstrombeschleunigend.

Gleichzeitig bekommt sie Antiphlogistika, so dass die Entzündung in einigen Tagen abklingt.

4.3 Tiefe Phlebothrombose

4.3.1 Krankheitsbild

Nach Operationen, Frakturen, Geburten, Lähmungen, Einnahme von Ovulationshemmern sowie bei Herzinsuffizienz und Tumorleiden kann es zu einer Thrombose der tiefen Beinvenen kommen. Darum sind bei gefährdeten Kranken prophylaktische Maßnahmen wie das Wickeln der Beine mit elastischen Binden, frühzeitige Mobilisation sowie Antikoagulanzientherapie erforderlich, um eine Phlebothrombose zu verhuten. Am häufigsten sind Phlebothrombosen im Waden- und Oberschenkelbereich, weniger häufig sind die Beckenvenen befallen. Zunächst kommt es zu einem Schwere- und Spannungsgefühl in der betroffenen Extremität.

Die Haut verfärbt sich livide, und es tritt ein Stauungsödem auf, wobei Ödeme und Schwellungen in der Leistengegend auf eine Beckenvenenthrombose hinweisen. Häufig können jedoch die beschriebenen Veränderungen so diskret sein, dass eine frisch aufgetretene Lungenembolie – die wichtigste und gefährlichste Komplikation – das „erste Zeichen" einer noch unbemerkten Phlebothrombose ist. An die Möglichkeit einer ablaufenden Thrombose sollte man bei klinisch nicht zu erklärender Herzfrequenzbeschleunigung und rezidivierenden Fieberschüben sowie bei Wadendruckschmerz und Druckschmerz im Bereich der Fußsohleninnenseite denken.

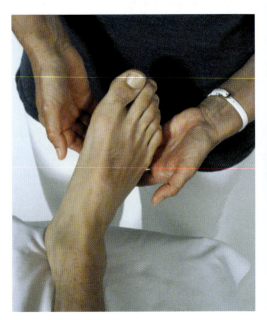

Abb. 4.1 Druck an der Fußsohle.

4.3.2 Physiotherapeutische Untersuchung bei tiefer Phlebothrombose

In der Frühphase einer akuten Thrombose sind die Venendruckpunkte oft besonders schmerzhaft. Beim Prüfen dieser Druckpunkte durch vorsichtigen Druck der Fingerspitzen muss die Gesichtsmimik des Patienten genau im Auge behalten werden.
- Druck an der Fußsohle (**Abb. 4.1**),
- Druck hinter den Malleolen (**Abb. 4.2**),
- mit Daumen und Zeigefinger entlang der Tibiakante fahren (Meyer-Druckpunkt) (**Abb. 4.3**),
- Druck zwischen die Gastrocnemiusköpfe (Payr-Zeichen) (**Abb. 4.4**),
- Wadendehnschmerz bei Dorsalflexion des Fußes (Homans-Zeichen) (**Abb. 4.5**),
- Druck in die Kniekehle (**Abb. 4.6**),

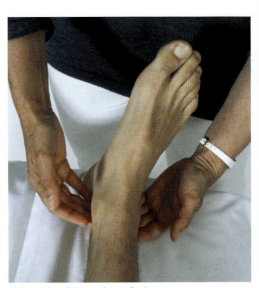

Abb. 4.2 Druck hinter den Malleolen.

- Druck in den Adduktorenschlitz (**Abb. 4.7**),
- Druck in die Leistenbeuge (**Abb. 4.8**).

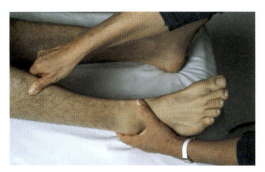

Abb. 4.3 Mit Daumen und Zeigefinger entlang der Tibiakante fahren (Meyer-Druckpunkt).

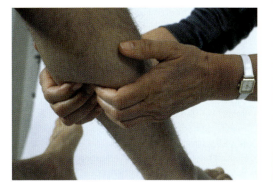

Abb. 4.4 Druck zwischen die Gastrocnemiusköpfe (Payr-Zeichen).

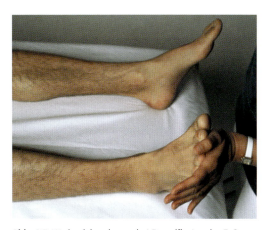

Abb. 4.5 Wadendehnschmerz bei Dorsalflexion des Fußes (Homans-Zeichen).

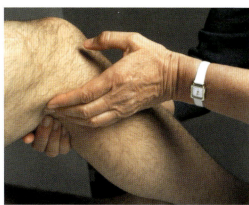

Abb. 4.6 Druck in die Kniekehle.

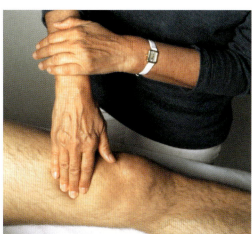

Abb. 4.7 Druck in den Adduktorenschlitz.

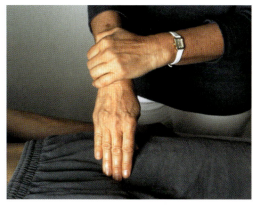

Abb. 4.8 Druck in die Leistenbeuge.

4.3.3 Physiotherapeutische Behandlung bei tiefer Phlebothrombose

Frische Venenthrombosen lassen sich durch eine fibrinolytische Therapie mit Streptokinase innerhalb der ersten 24 Stunden auflösen. Bei dieser Therapie ist strengste Bettruhe erforderlich, und es wird *nicht* aktiv geübt. Die Beine müssen um 30° hochgelagert werden. Nach Rückgang der Schwellung wird ein fester Kompressionsverband angelegt, da er durch Einengung der Venen die Gefahr einer Lungenembolie verringert. Der Kompressionsverband sollte auch nach Abklingen der akuten Erscheinungen getragen werden, um die Ausbildung eines postthrombotischen Syndroms zu verhindern.

Ziele und Maßnahmen

- Pneumonieprophylaxe: durch vertiefte Atemzüge.
- Erhalten der Muskelkraft des gesunden Beines: durch dynamische Bewegungsserien.
- Entstauen der betroffenen Extremität: durch Hochlagerung um 20°-30° und Kompression.
- Aufrechterhalten der Muskelpumpe des betroffenen Beines: durch langsame aktive Bewegungsserien ohne starke Hüftflexion.

Gefahren bei der Behandlung

Da dem Patienten ständig durch das Abreißen von Thrombenteilen oder das Loslösen eines Thrombus eine Lungenembolie droht, sind sämtliche Maßnahmen, welche den Rückstrom plötzlich ansteigen lassen, untersagt:
- plötzliche große Gelenkbewegungen,
- starkes Pressen, Husten, Niesen und tiefe Atemzüge, z. B. beim Lachen. Die Gefahr steigt vor allem in der postpressorischen Phase, da hierbei der Rückstrom kurzfristig zunimmt.
- plötzliches Umlagern in Richtung des Venenstromes, z. B. vom Sitzen zum Liegen.

Fallbeispiel: Frau H., 36 Jahre, akute tiefe Phlebothrombose
Diagnose: Oberschenkelthrombose, Zustand nach Thrombolyse.
Physiotherapeutische Untersuchung: Frau H. raucht und nimmt Ovulationshemmer. Nach einer langen Autofahrt traten die ersten Beschwerden auf. Das betroffene Bein ist deutlich dicker und wärmer, und die Hautoberfläche wirkt stark gespannt und glänzend. Es wurde am ersten Tag eine Thrombolyse durchgeführt, die jedoch den Thrombus nicht vollständig auflösen konnte. Die Patientin hat noch strenge Bettruhe.
Behandlungsziel der Patientin: Sie möchte die Schmerzen und die Angst vor einer Lungenembolie loswerden.
Physiotherapeutische Behandlung:
   Es ist der erste Tag nach der Lyse.
- Hochlagern der betroffenen Extremität zur Entstauung durch Hochstellen des Fußendes des Bettes um mindestens 20 Grad.
- Durch eine elastische Rolle wird für beide Füße ein ausreichender Sohlendruck zum Anregen der Muskelpumpe geschaffen.
- Das Bein wird langsam gewickelt, damit der Venenrückstrom nicht zu abrupt ansteigt.
- „Wenn die Physiotherapie beginnt, geht es aufwärts!" Die Patientin lässt sich durch meinen Optimismus ermuntern.
- Puls ablesen (80).
- Dynamische Bewegungsserien der Hände und Unterarme.
- Die strenge Bettruhe macht eine Pneumonieprophylaxe notwendig. Es soll keine Tiefatmung geübt werden, sondern nur *vertiefte Atemzüge* zum Belüften der gefährdeten Lungenabschnitte. Am besten eignet sich hierfür die Technik des Wahrnehmens der Atembewegungen.
- Aktive Bewegungsserie mit dem nicht betroffenen Bein. Es können sofort alle Bewegungen ausgeführt werden.
- Das betroffene Bein darf zunächst nur langsam und vorsichtig üben. Vor allem mit der Hüftflexion ist man in den ersten Tagen vorsichtig wegen des starken Rückstromes.
- Wahrnehmen der Atembewegungen.
- Puls ablesen (84). Die Patientin ist nicht mehr so ängstlich und hat erlebt, dass sie sich ohne Komplikationen schon wieder bewegen kann.

Nach 3 Tagen:
- Den Zeitpunkt zum Aufsitzen und Aufstehen muss der Arzt bestimmen. Sobald er den Zeitpunkt für gekommen hält, wird nach vorsichtigem Anregen des Kreislaufs und der Atmung durch freies Bewegen der nicht betroffenen Extremitäten die Patientin an die Bettkante gesetzt, wobei ein Fußbänkchen für den notwendigen Sohlendruck zur Erhaltung der Muskelpumpe sorgen muss. Im Allgemeinen ist das Aufsetzen kein Problem, wenn die Patientin dabei ruhig weiteratmet. Mehr Vorsicht ist schon beim Umlagern vom Sitzen zum Liegen geboten, weil hierbei der Venenrückstrom stark zunimmt. Richtig ist es, zunächst das Kopfteil ganz hoch zu stellen. Die Patientin lehnt sich an und zieht nun ein Bein nach dem anderen wieder ins Bett.

Im weiteren Verlauf ähnelt die Behandlung jetzt der Stufe II des Mobilisationsprogramms nach Herzinfarkt. So bald wie möglich wird nun ein Kompressionsstrumpf oder eine halbe Kompressionsstrumpfhose angepasst.

Zusammenfassung

- Die akute Thrombophlebitis sowie die periphere Phlebothrombose von kleinen und oberflächlichen Gefäßen wird mit Kompression, aktiver Muskelpumpe und nächtlicher Hochlagerung (30°) behandelt. Der Patient ist dabei mobil.
- Die Phlebothrombose ist lebensbedrohlich, da es zum Abriss von Thromben kommen kann, und muss daher entsprechend vorsichtig behandelt werden. Gefährlich sind neben großen Gelenkbewegungen, Umlagerungen in Richtung des Venenrückstroms, Anhalten der Luft, Pressen und alle anderen, den Venenrückstrom plötzlich beschleunigenden Maßnahmen. Deshalb entscheidet der Arzt drüber, ob eine Kompression angelegt werden kann oder nicht. Ist die Bettruhe aufgehoben, erfolgt die Mobilisation wie nach Herzinfarkt.

5 Der Patient mit chronischer Venenerkrankung

5.1 Überblick über das Krankheitsbild

Primäre und sekundäre Varizen sind Venenerweiterungen. Aufgrund der entstehenden Stauung kommt es zur Schwellung mit Ödemen.

5.1.1 Prinzipien der physiotherapeutischen Untersuchung und Behandlung bei chronischer Venenerkrankung

Es gelten die selben Prinzipien wie im Kapitel 4.1.1 beschrieben. Bei der Behandlung wird jedoch der Schwerpunkt auf die Entstauung und die Unterstützung der Muskelpumpe gelegt.

5.2 Primäre Varizen (primäre Varikose)

Bei den primären Varizen handelt es sich um örtliche Venenerweiterungen der oberflächlichen Beinvenen. Frauen sind häufiger befallen als Männer.

5.2.1 Krankheitsbild

Ursachen bzw. Auslöser sind:
- konstitutionelle Bindegewebsschwäche der Venenwand und der Venenklappen,
- Gravidität,
- Adipositas,
- langes Stehen.

Die primären Varizen (auch: primäre Varikose) sind zunächst ein rein kosmetisches Problem. Nimmt jedoch die Klappeninsuffizienz der varikösen Venen zu, so resultiert daraus ein Blutrückstau mit Gewebeödem. Dieser Zustand wird auch als *variköser Symptomenkomplex* bezeichnet und umfasst
- Ödem,
- Atrophie der Haut,
- Hyperpigmentation,
- Ulcus cruris.

Die Patienten klagen über Schwere- und Spannungsgefühl der Beine nach längerem Stehen, wobei die Beschwerden in der warmen Jahreszeit, bei Witterungswechsel und prämenstruell zunehmen.

5.2.2 Physiotherapie bei primärer Varikose

Varizen sind nach ihrem Auftreten irreversibel (mit Ausnahme der Schwangerschaftsvarizen). Das sollte den Patienten mitgeteilt werden, damit sie sich keine falschen Hoffnungen machen. Mit einer physiotherapeutischen Behandlung kann jedoch versucht werden, gegen die Beschwerden der Stauung anzugehen. Die Behandlung wird in der Folge detailliert beschrieben. Die Einzelbehandlung unterscheidet sich nicht wesentlich von der Behandlung in der Gruppe (s. Fallbeispiel dort).

5.3 Sekundäre Varizen (postthrombotisches Syndrom)

5.3.1 Krankheitsbild

Bei unsachgemäßer Behandlung eines thrombotischen Verschlusses der tiefen Bein- und Beckenvenen kann sich ein postthrombotisches Syndrom entwickeln. Bei unvollständiger Rekanalisation der tiefen Venen wird das zurückströmende Blut aus den tiefen Venen in die oberflächlichen Venen gedrückt. Die oberflächlichen Venen können diesem vermehrten Blutstrom und damit der vermehrten Druckbelastung nicht standhalten und dilatieren (**Abb. 5.1 a–c**). Es bilden sich die sogenannten sekundären Varizen aus. Aufgrund der entstehenden Stauung kommt es zu Schwellung, Ödemen, und es kann sich ein Unterschenkelgeschwür (Ulcus cruris) entwickeln.

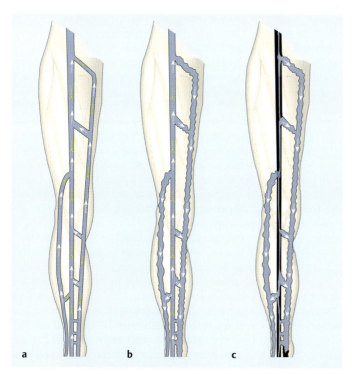

Abb. 5.1 Venenklappen.
a Normalverhältnisse.
b Insuffiziente Venenklappen der Vv. communicantes und der oberflächlichen Venen (V. saphena). Hierbei ist die Operation angezeigt.
c Oberflächliche Venen sind wegen der Thrombose der tiefen Venen als Kollateralen erweitert. Operative Behandlung nicht möglich.

5.3.2 Physiotherapeutische Untersuchung bei postthrombotischem Syndrom

Bei der physiotherapeutischen Untersuchung werden beide nackten Beine miteinander verglichen. Wir suchen nach Ödemen und Störungen der Trophik der Haut, wie z. B. glänzender Haut, fehlendem Haarwuchs, Pigmentstörungen wie Athrophiae blanches (kleine weiße Flecken), Hämosiderose (braune Verfärbung am Unterschenkel durch Anlagerung von alten Erytrozyten unter der Haut nach starken Stauungen).

Wir messen die Umfangmaße über dem Fußrücken, über der Mitte der Wade und 10 cm oberhalb Patellarand am Oberschenkel. Die Ergebnisse werden auf einem Dokumentationsbogen mit Datum festgehalten.

5.3.3 Physiotherapie bei postthrombotischem Syndrom

Zur Prophylaxe gegen das postthrombotische Syndrom ist eine sachgemäße Behandlung der Phlebothrombose wichtig. Hat sich dennoch ein postthrombotisches Syndrom entwickelt, müssen Kompressionsverbände und Kompressionsstrümpfe getragen werden. In diesem Zusammenhang ist die Lymphdrainage sehr wirksam und hilfreich. Medikamentös ist zum Vermeiden weiterer Thrombosen eine Antikoagulanzientherapie angezeigt.

Auch beim postthrombotischen Syndrom empfehlen sich, wie bei der primären Varikose, konstante Bewegungstherapie (Spazierengehen, Schwimmen) sowie häufiges Hochlagern der Beine.

> Auch hier gilt, wie bei der Behandlung akuter Venenerkrankungen: gehen ist besser als stehen, liegen ist besser als sitzen.

Die physiotherapeutische Behandlung kann beim postthrombotischen Syndrom Wesentliches zur Beschwerdefreiheit beitragen.

Ziele und Maßnahmen bei primärer Varikose und postthrombotischem Syndrom

- Verbessern des Venenrückstroms: durch Hochlagern, Kompression, vertiefte Atmung, aktive Muskelpumpe und große Gelenkbewegungen.
- Verbessern der Hautdurchblutung: durch Wechselduschen, Bürstungen im Stamm.
- Beschleunigen des Lymphflusses: durch manuelle Lymphdrainage und pneumatische Wechseldruckbehandlung.

Leider können schon bestehende Varizen durch physiotherapeutische Behandlungen nicht gebessert werden. Durch entsprechende Maßnahmen kann man jedoch die Beschwerden lindern und die Bildung neuer Varizen verzögern. Für Personen mit sitzenden und stehenden Berufen lohnt sich die Teilnahme an Präventivgruppen mit diesem Schwerpunkt.

Verbessern des Venenrückstroms

Hochlagerung
Hochlagerung sollte ein Gefälle von 20-30 Grad anbieten. So wird der Venenhügel in der Leistenbeuge leichter überwunden. Es darf dabei kein Hüftknick entstehen. Das Becken kann mit Hilfe eines Kissens in eine extendierte Stellung gebracht werden.

Kompression

> Kompression erfolgt am wirkungsvollsten durch längselastische Maßstrümpfe. Günstiger als Strümpfe sind Strumpfhosen, da diese den Druck kontinuierlich nach oben leiten.

Der Kompressionsverband ist in seiner Wirkung den Strümpfen überlegen. Die Ansichten über seine Ausführung variieren von Klinik zu Klinik, immer wird jedoch den gleichen Grundsätzen gefolgt:
- Begonnen wird immer an den Zehengrund-Gelenken.
- Die Ferse muss mit eingewickelt werden.
- Die Binden müssen elastisch sein.
- Der Verband soll fest sein und gut halten.
- Der Druck muss von distal nach proximal abfallen.
- Der Druck an der Malleolengabel muss am stärksten sein.

Bei Verbänden, die nur am Tag getragen werden sollen, muss so fest gewickelt werden, dass bei horizontaler Lage die Zehen nach einiger Zeit leicht zyanotisch werden. Die Verfärbung sowie das starke Druckgefühl verschwinden sofort mit dem Herumgehen. Werden am Abend beim Abwickeln keine Ödeme um die Malleolen sichtbar, war der Verband richtig.

Verbände bei Bettlägerigen können weniger fest gewickelt werden.

Die **Abb. 5.2** zeigt die Zirkuläre Verbandstechnik.

Der Vorfuß wird seiner physiologischen Verwringung folgend in die Pronation, der Rückfuß in die Supination gewickelt. Dabei wird über den Außenrand begonnen und nach einer Tour um die Ferse über den Innenrand weitergewickelt. Nach einer Achtertour um die Fußgelenke wird zirkulär und mit kleinem Abstand übereinander weitergegangen.

Vorteil des Verbandes: Er ist einfach und kann vom Patienten selbst angelegt werden.

Ziel der Kompressionstherapie
- insuffizient gewordene Muskulatur zu unterstützen bzw. zu ersetzen,

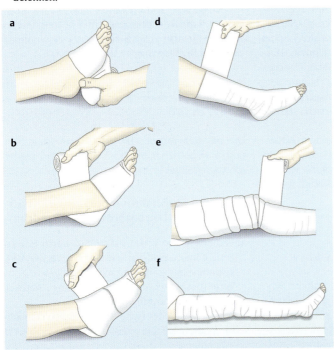

Abb. 5.2 Technik des Kompressionsverbandes.

- Ödeme auszupressen oder ihre Bildung zu verhindern,
- eine Überfüllung des oberflächlichen Venensystems zu verhindern,
- insuffiziente Vv. communicantes mit defekten Klappen abzudichten,
- den venösen Blutstrom nach proximal durch linearen Druckabfall von der Peripherie her zu unterstützen,
- bei Verödungstherapie: das fibröse Verwachsen der thrombosierten Varizenstränge durch Zusammenpressen der Venenwände zu erleichtern.

Aktive Muskelpumpe

Die aktive Muskelpumpe wird in Gang gesetzt durch dynamische Bewegungsserien der Füße und Beine (der Arme), durch große Gelenkbewegungen, tiefe Atemzüge, durch federndes Gehen und durch manche Sportarten.
- *Dynamische Bewegungsserien der Füße und Beine* (Entsprechendes gilt für die Arme) werden – sowohl ohne als auch gegen Widerstand – im Liegen oder Sitzen durchgeführt, am günstigsten bei Hochlagerung. Sie sollten alle Muskelgruppen am Bein ansprechen:
   - die kleine Fußmuskulatur (Zehen einkrallen),
   - die Unterschenkelmuskulatur (Fußbewegungen),
   - die Oberschenkel- und Hüftmuskulatur (Knie- und Hüftbewegungen).
- *Große Gelenkbewegungen*, sowohl aktiv als auch passiv, haben erhebliche Auswirkungen auf den Venenrückstrom, ebenso wie die
- *tiefen Atemzüge.* Durch die Steigerung des Herzminutenvolumens und durch den Sog des rechten Herzens bei aktiver Muskelarbeit sowie durch die Stempelwirkung des Zwerchfells während der Ausatemphase kommt es zu einem starken Anstieg des Venenrückstroms.
- Die Gangschulung soll vor allem auf *federndes Gehen* ausgerichtet werden. Dabei wird bei normaler Schrittweite eine intensive Fußarbeit und Streckfähigkeit in den Beinen gefordert. Die Hoch-tief-Bewegung wird dabei stärker betont als die Vorwärtsbewegung. Der Fuß drückt sich kraftvoll von der Ferse zum Ballen ab, wobei sich gleichzeitig Knie- und Hüftgelenke strecken und die Bewegung bis zum Kopf spürbar wird. Die Fußspitzen bleiben immer in Berührung mit dem Boden. Daraus wird schließlich das Federn entwickelt. Hierbei liegt der Krafteinsatz in der Aufwärtsbewegung, um die Körperschwere zu überwinden. Die Betonung dieser Phase ist kennzeichnend für die Leichtigkeit der Bewegung. Das Federn ist sehr anstrengend, da die Fuß- und Beinmuskulatur Schnellkraftarbeit leisten muss. Damit keine Überbeanspruchung entsteht, sind in die Arbeit Entspannungs- und Lockerungsübungen oder ruhiges Gehen einzufügen. Alle Tanzformen – in bequemen Schuhen – sind dazu hervorragend geeignet.
- *Sport*: Wasser ist der beste „Gummistrumpf" zur Kompression der schlaffen Venenwand. Beim Stehen im Wasser bis in Herzhöhe ist der hydrostatische Druck in allen Venen aufgehoben. Daher kann Schwimmen zur idealen Sportart erklärt werden. Nicht alle Sportarten sind geeignet. Alle Bewegungsarten, welche die Muskelpumpe in natürlicher Weise in Gang setzen und Bein- und Fußmuskulatur vorsichtig trainieren, sind von besonderem Wert: Spazierengehen auf naturgewachsenem Boden (Wald, Wiese usw.), Waten, Schwimmen oder Radspazierfahrten. Übermäßig oder einseitig beanspruchende Sportarten wie Tennis auf dem Hartplatz oder in der Halle, Fußball, Volleyball, Basketball oder Reiten sind nicht zu empfehlen. Sie können die Manifestation einer primären Varikose eher fördern. Durch die Bauchpresse wird der schon physiologischerweise vorhandene Reflux aus der V. iliaca communis in die V. iliaca interna verstärkt. Durch forciertes Pressen, wiederholte druckauslösende Stöße, und wenn das Bein in der Hüfte angebeugt ist, nimmt das Volumen von Ober- und Unterschenkel messbar zu. Die Bauchpresse ist hier besonders schädlich, wenn die Kontraktion der Bauchmuskeln ruckartig erfolgt. Sportarten, bei welchen dieser Mechanismus in Verbindung mit der starken Beugung der Beine im Hüftgelenk ausgelöst wird, sind Rudern, Gewichtheben.

Verbessern der Hautdurchblutung

Bürstungen und Bindegewebsmassage können in den zu den Beinen gehörenden Segmenten im Bereich Th10 – Th12, L1 – L4 ausgeführt werden. Man verspricht sich davon eine Anregung der Aktivität der sympathischen Gefäßnerven, die weitestgehend den Tonus der Gefäßmuskulatur bestimmen.

Aus der Hydrotherapie kommen Wassertreten *(Kneippkuren)*, kalte Duschen und kalte oder wechselwarme Unterschenkelgüsse in Frage. Verboten sind warme Bäder und Unterwassermassage, da durch die Wärme die Blutgefäße erweitert werden und der Einstrom in die ohnehin überfüllten und gestauten oberflächlichen Beinvenen noch zusätzlich verstärkt wird.

Gehen in einem Wassergraben mit Unebenheiten führt durch die verstärkte Koordinationsleistung zu einer Tonisierung der Venenwand. Da der Kältereiz auch die kleineren Arterien und Arteriolen verengt, wird gleichzeitig die Ödembildung vermieden.

Beschleunigen des Lymphflusses
Bei der pneumatischen Wechseldruckbehandlung wird ein ringförmiger Luftstrahl von distal nach proximal auf die Extremität gerichtet. Das Regulieren des Drucks richtet sich nach der Toleranz des Patienten. Der Beindruck beträgt 60-100 mm Hg, der Armdruck 40-75 mm Hg. Der Druckzyklus lässt in 60 Sekunden anschwellen und in 20 Sekunden abschwellen. Die Behandlung kann 1-2 Stunden täglich dauern.

Ulcus cruris

Bei bestehendem Ulcus cruris sind folgende Maßnahmen wirksam:
- Bindegewebsmassage,
- Lymphdrainage,
- Kompressionsverband,
- Einlagen.

Die *Bindegewebsmassage* umfasst neben dem kleinen Aufbau die Striche am Bein bis in Höhe des Geschwürs, welches noch sternförmig umhakt werden kann. Um das ungünstige Sitzen und die damit verbundenen Stauungen zu vermeiden, wird die Massage aus Seitlage ausgeführt.

Im Allgemeinen genügt ein fester *Kompressionsverband* bei entsprechender medikamentöser Versorgung. Das Ulkus muss steril abgedeckt werden und manchmal wird zusätzlich eine Schaumgummipelotte über dem Geschwür eingelegt.

Ein durch *Einlagen* gestützter Fuß gewährleistet u. U. einen besseren Einsatz der Muskulatur. Bei bestehender Fußschwäche sollte deshalb der Patient zur Verordnung von Einlagen an den Orthopäden überwiesen werden.

Schädliches Verhalten bei primärer Varikose und postthrombotischem Syndrom

- Sitzen mit übereinandergeschlagenen Beinen: Der Rückstrom im unteren Bein wird durch das Gewicht des oberen Beines über dem Adduktorenschlitz abgedrückt. Das obere Bein hängt herab ohne Sohlendruck, so dass der Rückstrom nicht mehr durch die Muskelpumpe unterstützt werden kann.
- Baumeln mit den Beinen: fehlende Muskelpumpe am Unterschenkel.
- Tragen ungeeigneter Schuhe: Schuhe können zu hoch oder zu flach sein und erlauben dann kein Abrollen der Füße. Günstig sind Schuhe mit kleinen Absätzen, damit der Tonus der Wadenmuskulatur erhöht wird. Es ist gut, die Schuhe mehrmals am Tag zu wechseln.
- Tragen ungeeigneter Strümpfe: Socken und Kniestrümpfe können einschneiden und damit den Venenrückstrom und den Lymphfluss behindern.
- Tragen von Miederhosen: Durch den starken Druck steigt der intraabdominale Druck, und der Venenrückstrom wird verlangsamt. Außerdem werden die diaphragmalen Atembewegungen behindert.
- Tragen von Jeans: Die beim Sitzen entstehenden Falten an der Hüfte können stark einschneiden.
- Baden: Nur kurz baden, anschließend wechselwarm abduschen.
- Sonnenbäder: sind ungünstig, Beine in den Schatten legen, am Strand viel im knietiefen Wasser waten.

Im folgenden wird die physiotherapeutische Behandlung von Patienten mit chronischer Venenerkrankung in Form einer Gruppenbehandlung dargestellt.

Fallbeispiel: Gruppenbehandlung, Patienten mit primärer oder sekundärer Varikose

Die Teilnehmer kommen aus sitzenden und stehenden Berufen oder haben ein postthrombotisches Syndrom.

Physiotherapeutische Untersuchung: Die Patienten klagen über gestaute und müde Beine.

Behandlungsziel der Patienten: Sie wollen wieder schlankere und leichtere Beine haben.

Kompressionsstrümpfe sollen anbehalten werden. Keine beengende Kleidung.

Die Erwärmungsphase findet in Rückenlage mit Hochlagern der Beine statt.

Thema: Pezziball.

Rückenlage:
- Die Beine liegen auf einem Pezziball: dynamische Bewegungsserien der Hände, Unterarme und Oberarme nach Musik.
- Wahrnehmen der diaphragmalen Atembewegungen.
- Zehen spielen lassen.
- Füße nach dorsal und plantarflektieren.
- Füße kreisen.
- Mit den Fersen den Ball vor und zurück rollen.
- Vorangehende Übung mit den Atemphasen koppeln.
- Mit dem großen Zeh entlang der Tibiakante nach oben fahren und zurück.
- Bein gestreckt abheben, bei dorsalflektiertem Fuß.
- Wie vorangehende Übung, und dabei die Ferse gegen die Decke schieben, *Cave: nicht pressen!*
- Großes Fahrrad fahren.
- Vorangehende Übung mit den Atemphasen koppeln.

- Mit dem Bein einen Tannenbaum malen.
- Mit dem Bein die Zahlen 1 bis 5 schreiben, Namen schreiben etc.
- Mit den Unterschenkeln fest auf den Ball drücken, das Becken heben und wieder senken; Übung unbedingt mit den Atemphasen koppeln.
- Bein gestreckt hochnehmen, mit der Ferse neben dem Ball auf den Boden tippen und zurück.
- Ball mit den Füßen hochheben, Knie beugen und strecken.
- Kombination der bisherigen Übungen nach Musik.

Sitz auf dem Ball:
- Federn.
- Fersen heben, Vorfuß heben.
- Fersen nach außen/innen setzen und dabei federn.
- Beine im Wechsel im Knie ausstrecken.
- Beine übereinanderschlagen in rhythmischer Folge.
- Hulabewegung auf dem Ball.

Schlussteil mit Turnschuhen:
- Einstudieren einer kleinen, federnden Schrittfolge nach Musik.

Behandlungsziele dieser Stunde:
- Sämtliche Muskelgruppen am Bein werden trainiert.
- Mm. ischiocrurales und M. triceps surae werden gedehnt.
- Das Herzminutenvolumen wird gesteigert.
- Die Muskel- und Atempumpe wird mit jeder Übung unterstützt.

Zusammenfassung

- Der Patient mit chronischer Venenerkrankung leidet vor allem an den Folgen des Rückstaus des venösen Blutes in die Peripherie. Die Physiotherapie der Ödeme ruht auf drei Säulen: Kompression, Anregen der Muskelpumpe und Hochlagerung. Darüber hinaus muss der Venenrückstrom noch zusätzlich angeregt werden durch große Gelenkbewegungen, tiefe Atemzüge und durch die Erhöhung des Herzminutenvolumens (HMV). Wird mit der Behandlung rechtzeitig begonnen, wirkt sie auch präventiv. Die Therapie kann sowohl in der Einzel- wie auch als Gruppenbehandlung durchgeführt werden. Als ergänzende Maßnahmen haben sich in diesem Zusammenhang die Lymphdrainage und Wasseranwendungen nach Kneipp erwiesen. Bei Ulcus cruris ist es vor allem die sachgerechte Kompression, welche das schnelle Zuheilen begünstigt.

Restriktion = Verminderung des blähungsfähigen Lungenvolumens

6 Der Patient mit Atemwegs- oder Lungenerkrankung

- 6.1 Überblick über den Symptomenkomplex · *61*
- 6.2 Diagnostik · *61*
- 6.3 Spezifische physiotherapeutische Untersuchung · *74*
- 6.4 Techniken der Physiotherapie · *78*
- 6.5 Atemtherapie auf der Intensivstation · *97*
- 6.6 Haltung und Atembewegungen · *98*
- 6.7 Atmung und Bewegung · *99*
- 6.8 Der Patient mit akuter restriktiver Ventilationsstörung · *106*
- 6.9 Der Patient mit chronischer restriktiver Ventilationsstörung · *109*
- 6.10 Der Patient mit akuter obstruktiver Ventilationsstörung · *110*
- 6.11 Der Patient mit chronischer obstruktiver Ventilationsstörung · *113*
- 6.12 Bronchiektasen · *117*
- 6.13 Mukovizidose · *120*
- 6.14 Lungenemphysem · *120*

Obstruktive Ventilationsstörungen: die Atemwege sind verengt

In atemerleichternden Stellungen können die Atemhilfsmuskeln besser eingesetzt werden

zähen Schleim lösen: Medikamente, Inhalation, heiße Rolle

6 Der Patient mit Atemwegs- oder Lungenerkrankung

6.1 Überblick über den Symptomenkomplex

Der Austausch der Atemgase an der Alveolarmembran hängt ab von der
- Ventilation (Belüftung),
- Perfusion (Durchblutung),
- Diffusion (Ausbreiten der Atemgase zur Herstellung gleichmäßiger Konzentration).

Um eine ungehinderte Ein- und Ausatmung zu gewährleisten, müssen die Atemwege frei, die Atempumpe intakt und die Lunge selbst belüftet und elastisch dehnbar sein.

Leitsymptom von Störungen der Ventilation und des Gasaustausches ist die Dyspnoe (Atemnot), die sowohl unter Belastung als auch in Ruhe auftreten kann.

Die Einteilung der Atemwegs- und Lungenerkrankungen in obstruktive und restriktive Ventilationsstörungen erleichtert die Systematisierung der Atemtherapie.

Bei den obstruktiven Ventilationsstörungen ist vor allem der Ausatemstrom behindert durch Schleim oder zu enge oder unelastische Atemwege. Die Physiotherapie zielt darauf ab, das Sekret zu beseitigen und durch antiobstruktives Verhalten den Gasaustausch zu verbessern. Der Schwerpunkt liegt auf der Förderung der Ausatmung.

Bei den restriktiven Ventilationsstörungen ist die Atemoberfläche verringert, sodass vor allem auf ein verbessertes Belüftungs- und Durchblutungsverhältnis geachtet werden muss. Der Schwerpunkt der Behandlung liegt auf der Verstärkung der Einatmung.

6.2 Diagnostik

F. Joachim Meyer

6.2.1 Bedeutung der Diagnostik für die Physiotherapie

Die diagnostische Abklärung eines Patienten mit einer möglichen pneumologischen Erkrankung ist komplex. Sie beginnt mit einer gründlichen Anamnese. Die körperliche Untersuchung liefert wichtige Hinweise, die den gezielten Einsatz der weiteren technischen Untersuchungsverfahren ermöglichen (Kosten-Nutzen-Verhältnis). Da die Lunge durch jeden Atemzug mit der Umwelt in direktem Kontakt steht, spielen Infektionen eine wichtige Rolle in der Pneumologie. Statistisch nehmen in der Gesamtbevölkerung chronische Infektionen zu (z. B. Lungenabszess, nicht erblich bedingte Bronchiektasen). Ebenso steigt die Zahl der Patienten mit unterschiedlichen Formen der Immunsuppression (z. B. Diabetes mellitus, HIV, Transplantation) und damit opportunistische Infektionen durch Erreger, die in der Vergangenheit selten relevant waren. Entscheidend ist die mikrobiologische Untersuchung von Material aus der Lunge, das oftmals erst durch physiotherapeutische Maßnahmen mobilisiert werden kann (z. B. Sputum).

6.2.2 Anamnese

Bei Patienten mit pneumologischen Erkrankungen bilden Dyspnoe (Atemnot) und Husten ohne oder mit Sputum (Auswurf) die Hauptsymptome. Weitere wichtige Symptome sind Hämoptysis (Abhusten von Blut) und Thoraxschmerz (oft atemabhängig).

Die Anamnese sollte Fragen nach unspezifischen Symptomen, wie z. B. Appetitlosigkeit, Gewichtsverlust, Leistungsminderung, Fieber und Nachtschweiß einschließen, die anamnestische Hinweise auf schwerwiegende Erkrankungen wie z. B. Tbc oder Krebs geben.

Dyspnoe

Bei der Dyspnoe handelt es sich um ein subjektiv unangenehmes Gefühl der vermehrten Atemanstrengung. Neben Erkrankungen der Lunge und Atemwege kann die Kurzatmigkeit auch auf Anämie oder einer Herzerkrankung beruhen.

Die Diagnose einer Dyspnoe aufgrund einer psychogenen Störung ist erst nach Ausschluss aller organischen Ursachen gerechtfertigt. Der *Zeitverlauf* der

Dyspnoe gibt bei pneumologischen Patienten wichtige Hinweise auf die zugrunde liegende Erkrankung:
- Plötzlicher Beginn von Kurzatmigkeit (innerhalb von Minuten oder Stunden)
  - akuter Asthmaanfall,
  - Lungenödem (oft erwacht der Patient nachts mit Husten und blutig tingiertem Sputum),
  - Pneumothorax,
  - Lungenarterienembolie,
  - Pneumonie (mit Fieber und Auswurf),
  - Reizgasexposition (z. B. Tränengas), Fremdkörperinhalation, Larynxödem.
- Subakuter Beginn (innerhalb von Tagen, Wochen oder Monaten)
  - Pleuraerguss
  - langsam fortschreitende Infektion (z. B. Lungentuberkulose, Pneumocystis carinii, Pneumonie) oder Entzündung (Wegener-Granulomatose) der Lunge,
  - Anämie (Belastungsdyspnoe meist bei Hb <10 mg/dl),
  - chronische Herzinsuffizienz,
  - Bronchialkarzinom (poststenotische Atelektase, **Abb. 6.1a u. b**),
  - neuromuskuläre Erkrankung (Guillain-Barré-Syndrom, Myasthenia gravis),
  - fortgeschrittene Schwangerschaft.
- Sich über Jahre entwickelnde Dyspnoe
  - Adipositas,
  - Lungenemphysem,
  - Pneumokoniosen (z. B. Silikose),
  - pulmonale Hypertonie.

Orthopnoe

> *Bei der Orthopnoe handelt es sich um höchste Atemnot, die nur in aufrechter Haltung und unter Einsatz der Atemhilfsmuskulatur kompensiert werden kann.*

Durch das Hochlagern des Oberkörpers, Sitzen oder Aufstützen der Arme wird die Einatmung verstärkt, da für die Mm. latissimus dorsi und pectoralis major das Punktum fixum mit dem Punktum mobile vertauscht wird. Dadurch tragen die Muskeln zusätzlich zu den anderen Atemhilfsmuskeln dazu bei, den Thorax „weit zu ziehen". Diese Atemform ist bei obstruktiven Atemwegserkrankungen, Lungenödem und anderen Zuständen mit schwerer Atemnot zu finden.

Husten und Auswurf

> *Husten ist ein komplexer Schutzreflex. Der Hustenstoß entsteht beim kräftigen Ausatmen gegen den zunächst geschlossenen Kehldeckel, der nach plötzlichem Öffnen die Luft orkanartig (160 km/h) aus der Lunge freigibt. Ein Hustenstoß wird durch Reizung der Rezeptoren auf der Tracheal- oder Bronchialschleimhaut ausgelöst. Dadurch können Schleim oder Fremdkörper aus dem Bronchialsystem entfernt werden.*

Das Abhusten von Auswurf ist nicht normal. Die Schleimdrüsen der Atemwege produzieren täglich etwa 100 ml Sekret, das überwiegend geschluckt wird. Im Krankheitsfall kommt es zu einer vermehrten Bildung (Hyperkrinie), einer veränderten Zusammensetzung (Dyskrinie) oder Haftung im Bronchialsystem (Mukostase) des Sekrets.

In seltenen Fällen kann heftigster Husten Rippenfrakturen oder Synkopen verursachen.

Produktiver Husten

Die Untersuchung des Auswurfs kann wichtige diagnostische Informationen ergeben. Die gelbe (mitunter grüne Farbe) des eitrigen Auswurfs (purulentes Sputum) zeigt die Aktivität der Peroxidase der neutrophilen Granulozyten an. Die größten Mengen an eitrigem Auswurf werden von Patienten mit Bronchiektasen (z. B. zystische Fibrose) expektoriert.

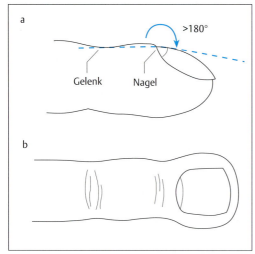

Abb. 6.1 Die pulmonale Osteoarthropathie kann Zeichen einer schweren pulmonalen Erkrankung (z. B. Bronchialkarzinom, Lungenfibrose, Bronchiektasen) sein.
a Uhrglasnagel mit vergrößertem Winkel zwischen Nagel und Nagelbett.
b Trommelschlegelfinger mit aufgetriebenem Fingerendglied.

> *Beachte: Gelblicher Auswurf ist nicht immer Ausdruck einer Infektion, sondern kann auch durch reichlich eosinophile Granulozyten beim allergischen Asthma bron-*

chiale verursacht werden. Beim Lungenödem dagegen ist das Sekret wässrig und teilweise blutig tingiert.

Pathologischer Husten

Dauerhafter Husten ist immer pathologisch! Hierzu zählt auch der morgendliche Raucherhusten, der typischerweise anhält, bis Auswurf produziert wurde. Löst die Veränderung der Körperposition (z. B. Bücken) den Husten aus, können ein pendelnder Tumor in den Atemwegen, ein Lungenabszess, eine tuberkulöse Kaverne oder Bronchiektasen die Ursache sein. Husten bei der Nahrungsaufnahme deutet auf eine Schluckstörung, eine tracheoösophageale Fistel oder ein Ösophagusdivertikel hin.

Unproduktiver Husten

Ein *trockener Reizhusten* kann durch Unverträglichkeit von ACE-Hemmern, Fremdkörperaspiration, Entzündung oder Tumor der zentralen Atemwege, Lungenfibrose oder Sarkoidose bedingt sein.

Hämoptoe (Hämaptyse)

Es handelt sich um Bluthusten infolge venöser (nur selten arterieller) Blutung. Das Abhusten von blutigem Auswurf oder reinem Blut muss stets weiter abgeklärt werden, da dies möglicherweise ein lebensbedrohlicher Notfall sein kann.

Hämoptoe kann bei unterschiedlichen Erkrankungen auftreten, z. B. akute oder chronische Bronchitis, Bronchialkarzinom, Pilzpneumonie durch Aspergillus fumigatus, Tuberkulose, Lungenarterienembolie mit Lungeninfarkt.

Thoraxschmerz

Der Schmerz im Bereich des Thorax ist ein häufiges Symptom. Es ist wichtig, thorakale Schmerzen aufgrund pneumologischer Erkrankungen von denen anderer Organsysteme zu trennen. Daher sind neben der körperlichen Untersuchung unter anderem ein Elektrokardiogramm, Röntgen-Thorax, Echokardiogramm, Ösophagoskopie erforderlich, um eine Angina pectoris, einen Myokardinfarkt, eine Perikarditis (Herzbeutelentzündung), eine Aortenaneurysmadissektion oder eine ösophageale Refluxkrankheit auszuschließen.

Die meisten Lungenerkrankungen ohne Beteiligung des Rippenfells (parietale Pleura) sind schmerzfrei. Typischerweise ist der pleuritische Schmerz beim tiefen Einatmen oder beim Husten verstärkt und lässt bei Ruhigstellung der betroffenen Thoraxhälfte nach. Bei Ergussbildung verschwindet der pleuritische Schmerz, da sich die entzündeten Pleurablätter (Lungenfell und Rippenfell) voneinander entfernen.

Das Spektrum der Ursachen pleuritischer Thoraxschmerzen reicht von Pneumonie und Lungeninfarkt mit Reizung des Rippenfells über primäre oder metastatische Pleuratumoren bis hin zur Rippenfraktur.

6.2.3 Zusätzliche anamnestische Informationen

Die Risikofaktoren für pneumologische Erkrankungen sind möglichst genau zu ermitteln. Aktive und passive Raucher sollten nach der Anzahl der Zigaretten pro Tag und der Dauer des Rauchens (Pack years = Schachteln pro Tag multipliziert mit den Jahren des Konsums) befragt werden. Obwohl die chronisch obstruktive Bronchitis und das Bronchialkarzinom die häufigsten Komplikationen bei Rauchern sind, lassen sich auch andere Lungenerkrankungen (Spontanpneumothorax, Histiocytosis X, Goodpasture-Syndrom) eindeutig mit dem Rauchen assoziieren.

Andere Stoffe können nach Inhalation entweder direkt toxisch oder durch Immunmechanismen Lungenerkrankungen auslösen. Eine derartige Exposition kann im Beruf (Berufskrankheit!) oder in der Freizeit stattfinden. Zu den pathogenen Inhalationsstoffen zählen anorganische Stäube (Asbest und Quarzstäube) und organische Antigene (Pilzsporen, Tierproteine).

Ein Asthmaanfall wird häufig durch Inhalation von Umweltallergenen (Hausstaubmilbe, Tierhaare, Pollen, etc.) ausgelöst. Möglicherweise war der Patient im beruflichen oder häuslichen Umfeld Krankheitserregern (z. B. Bakterien, Pilzen, Viren) ausgesetzt.

Begleiterkrankung

Die Anamnese sollte Begleiterkrankungen und deren Therapie einschließen, da diese sowohl für infektiöse als auch nichtinfektiöse Lungenerkrankungen prädisponieren können. So kann sich eine maligne oder rheumatologische Erkrankung direkt im Lungenparenchym manifestieren (Lungenmetastase bzw. Lungenfibrose) oder ihre Therapie (Zytostatika, Kortikosteroide) eine Immunsuppression hervorrufen und zu einer sekundären Pneumonie führen. Weitere Arzneimittelnebenwirkungen sind bronchiale Obstruktion durch Therapie mit Betablockern oder eine interstitielle Lungenerkrankung durch das Antiarrhythmikum Amiodaron.

Die Familienanamnese kann Hinweise auf die genetische Komponente einer Lungenerkrankung geben, z. B. bei zystischer Fibrose (Mukoviszidose) oder Lungenemphysem durch Mangel an Alpha-1-Proteinaseninhibitor.

6.2.4 Körperliche Untersuchung

Am besten erfolgt die Untersuchung der Lunge beim aufrecht sitzenden oder stehenden Patienten und umfasst:
- Inspektion,
- Palpation,
- Perkussion,
- Auskultation.

Inspektion

Zyanose

Bei einer zentralen Zyanose erscheint die Zunge bei Tageslicht bläulich und deutet auf eine arterielle Hypoxämie hin (Sauerstoffsättigung < 85 %). Die Zyanose zeigt sich bei polyzythämischen Patienten deutlicher als bei einer Anämie, selten liegt die Ursache in einer Methämoglobinämie.

Regelmäßig findet sich bei der zentralen Zyanose auch eine symmetrische periphere Zyanose. Bei zyanotischen Zehen und unauffälligen Fingern besteht der Verdacht auf einen offenen Ductus arteriosus botalli, der sauerstoffarmes Blut an den Lungen vorbei in die Aorta descendens führt.

Hände

Bei Patienten mit Asthma bronchiale kann ein Ekzem auf dem Handrücken, in den Ellenbeugen oder den Kniegelenken im Sinne einer Neurodermitis auf eine allergische Disposition (Atopie) hinweisen.

Raucher können eine Gelbfärbung einzelner Finger aufweisen.

Atmungstypen

Eine Tachypnoe (> 20–25 Atemzüge/min) tritt bei Fieber oder Hypoxämie, z. B. bei Herzinsuffizienz oder Anämie auf. Die schnelle flache Atmung ist auch eine Form der Schonatmung, z. B. bei pleuritischen Schmerzen, die durch Pleurareiben bei Atemexkursionen des Thorax hervorgerufen werden (**Tab. 6.1**).

Tabelle 6.1 Atmungstypen

Normal	14–18 Atemzüge/min, symmetrisch
Paradox	Pendeln rechts/links (instabiler Thorax bei Rippenfraktur)
Invers	Pendeln Thorax/Abdomen (Verlegung der Atemwege)
Vertieft	Kussmaul-Atmung (Azidose)
Unregelmäßig	Biot-Atmung, Cheyne-Stokes-Atmung (zentral)

Thorax

Es wird nach Thorax- (z. B. Fassthorax) oder Wirbelsäulendeformitäten (z. B. Kyphosen, Kyphoskoliosen), Operationsnarben und Seitendifferenz der Atemexkursionen gesucht.

Palpation

Obligatorisch sind das Abtasten der Lymphknotenstationen (mögliche Metastasen), die Untersuchung schmerzhafter Thoraxareale und das Erfassen von Beinödemen (Rechtsherzinsuffizienz).

Zur Prüfung seitengleicher Atemexkursionen umfassen die Hände des Untersuchers den Thorax von hinten. Die Daumenspitzen entfernen sich beim Gesunden beiderseits bis zu 8 cm von den Wirbelkörperdornfortsätzen bei der Inspiration. Dagegen kommt es beim Fassthorax lediglich zur einer Auf- und Abbewegung ohne eine deutliche Seitwärtsbewegung der basalen Thoraxanteile während der Inspiration.

Die generalisierte Schwellung einer Thoraxhälfte mit Krepitationen („Knistern" wie beim Zusammendrücken von Pergamentpapier) der thorakalen Hautstrukturen ist charakteristisch für ein Hautemphysem.

Der Stimmfremitus prüft die Fortleitung der Schwingungen beim Sprechen. Die schwingende Luftsäule aus den großen Luftwegen wird durch die bei pneumonischer Infiltration gefüllten Alveolen verstärkt auf die Thoraxwand übertragen.

Ausführung
- Zur Prüfung des Stimmfremitus sagt der Patient mit tiefer Stimme „99".
- Die auf den Thorax gelegten Handinnenflächen nehmen über einem Pleuraerguss abgeschwächte und über einer pneumonischen Infiltration verstärkte Vibrationen wahr.

Perkussion

Diese Technik wurde erstmals 1761 von Auenbrugger folgendermaßen beschrieben: „Anschlagen an den menschlichen Brustkorb, aus dessen Widerhall der Töne sich ein Urteil über den inneren Zustand dieser Höhle gewinnen lässt."

Tatsächlich entstehen durch Beklopfen eines auf den Thorax gelegten Fingers drei typische Schallqualitäten (**Abb. 6.2**). Die Perkussion dient dem seitenvergleichenden Beurteilen der darunter liegenden Strukturen. Durch das abgrenzende Perkutieren lässt sich eine Luft-Gewebe-Grenze (Zwerchfellposition, Herzgröße) oder eine Luft-Flüssigkeits-Grenze (Ausdehnung eines Pleuraergusses) erfassen.

> **Beachte:** Der Perkussionsschall dringt nur wenige Zentimeter (2–6 cm) tief in das darunter liegende Gewebe ein, sodass dieser Untersuchungsmethode zentrale Prozesse entgehen.

Auskultation

> Das Stethoskop ist kein Statussymbol des Arztes! Vielmehr ist das Auskultieren für den gezielten und effektiven Einsatz der physiotherapeutischen Maßnahmen und deren Erfolgskontrolle unerlässlich.

Es werden *physiologische Atemgeräusche* an typischen Auskultationspunkten und *pathologische Nebengeräusche* unterschieden.

Zu den Atemgeräuschen zählen das *Bronchialatmen*, typischerweise über der Trachea und den großen Atemwegen (parasternal und -vertebral) als „raues Fauchen" auskultierbar, und das *Vesikuläratmen*. Letzteres wird über der Lungenperipherie (z. B. infraklavikulär, in der Axillarlinie) mit längerer Inspirations- und deutlich kürzerer Exspirationsphase auskultiert.

Ein verlängertes Exspirium weist auf eine bronchiale Obstruktion hin. Bei einem schweren Asthmaanfall kann das Vesikuläratmen fehlen (*silent chest*). Auch bei einem Pneumothorax, einer Atelektase und einem Pleuraerguss ist das vesikuläre Atemgeräusch abgeschwächt oder aufgehoben.

Die pathologischen Nebengeräusche können pleuraler (Pleurareiben), bronchialer (fein-, mittel-, großblasige Rasselgeräusche oder Giemen/Brummen) und parenchymatöser (Knistern – wie beim Öffnen eines Klettverschlusses – bei Lungengerüsterkrankungen, **Abb. 6.3**) Ursache sein.

Typische Befundkonstellationen bei der körperlichen Untersuchung

Pneumothorax

- eingeschränkte Atemexkursion der betroffenen Thoraxhälfte,
- normaler bis hypersonorer Klopfschall,
- aufgehobenes Atemgeräusch,
- Mediastinalverlagerung auf die Gegenseite bei Spannungspneumothorax.

Pneumonische Infiltration

- eingeschränkte Atemexkursion der betroffenen Thoraxhälfte,
- Klopfschalldämpfung,
- fortgeleitetes Bronchialatmen in die Peripherie mit Bronchophonie (Bronchialstimme = geflüsterte „66" wird deutlich über die Brustwand fortgeleitet) und feinblasigen inspiratorischen Rasselgeräuschen.

Pleuraerguss

- eingeschränkte Atemexkursion der Thoraxhälfte,
- absolut gedämpfter Klopfschall,
- aufgehobenes Atemgeräusch ohne Mediastinalverlagerung,

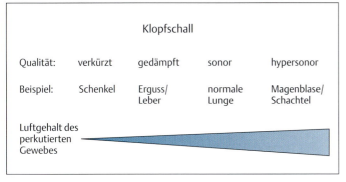

Abb. 6.2 Perkussion – Klopfschallqualitäten

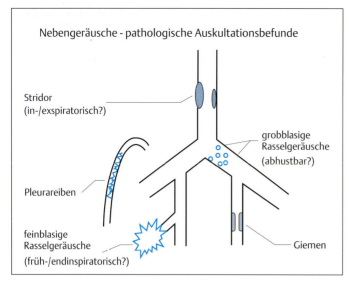

Abb. 6.3 Auskultation – Pathologische Nebengeräusche. Pleurareiben durch entzündliche oder infektiöse Reizung der Pleurablätter. Giemen durch Atemwegsobstruktion (z. B. Asthma bronchiale) ist meist in Exspiration am deutlichsten. Inspiratorische Rasselgeräusche sind typischerweise feinblasig bei Lungenödem oder Lungenfibrose. Abhustbare mittel- bis grobblasige Rasselgeräusche entstehen durch zähes Sekret in größeren Atemwegen (z. B. bei Bronchitis, Mukoviszidose).

- eventuell kranial vom Erguss auftretendes Entfaltungsknistern bei Kompressionsatelektase.

Diffuse Lungenfibrose und Lungenödem

- beidseits eingeschränkte Atemexkursionen,
- Tachypnoe und unter Umständen Orthopnoe,
- beidseits basal feinblasige Rasselgeräusche (frühinspiratorisch bei Fibrose, spätinspiratorisch bei Lungenödem).

Lungenüberblähung bei chronischer Bronchitis mit Emphysem

- Glocken- oder Fassthorax,
- beidseits Einziehung der Interkostalräume,
- verkürzter Abstand zwischen Schildknorpel und Sternum,
- kaum verschiebliche, tief stehende Zwerchfelle.

6.2.5 Technische Untersuchungen

Der nachfolgende Überblick ist eine Auswahl der möglichen apparativen Untersuchungstechniken der Pneumologie. Dabei wurde bewusst auf spezialisierte Methoden verzichtet, die für die physiotherapeutische Tätigkeit von geringer Bedeutung sind (z. B. Thoraxsonographie, Kernspintomographie, Pulmonalisangiographie und Bronchographie).

Bildgebende Verfahren

Röntgen-Thorax

Die Standardaufnahme der Thoraxorgane erfolgt als Hartstrahlaufnahme mit 2 m Abstand zwischen Röntgenröhre und Film (Lungenfernaufnahme) im Stand bei maximaler Inspiration im sagittalen, posterioranterioren (Röntgenröhre im Rücken und Film vor der Brust des Patienten) und im lateralen Strahlengang. Der Vorteil der Hartstrahltechnik besteht in der detaillierten Darstellbarkeit des Lungengewebes, wobei die Überlagerung der Skelettanteile ohne entscheidenden Informationsverlust reduziert wird (**Abb. 6.4a u. b**).

Aufnahmen in Exspiration lassen einen Pneumothorax und ein lokalisiertes Emphysem/eine Ventilstenose mit *Air trapping* (gefangene Luft) besonders gut erkennen.

Auf der Intensivstation wird meist im Liegen oder Halbsitz mit 1 m Fokus-Film-Abstand im anteriorposterioren Strahlengang geröntgt. Dadurch erscheinen Strukturen nahe der ventralen Thoraxwand (z. B. Herzschatten) vergrößert. Der standardisierte Strahlengang ist oft nicht einzuhalten und lässt daher nur bedingt einen Vergleich mit Voraufnahmen zu. Im Liegen verlagert das Abdomen das Zwerchfell in den Thorax, was zu einer Verbreiterung der Herzsilhouette und des gesamten Mediastinums führen kann (**Abb. 6.5 a u. b**).

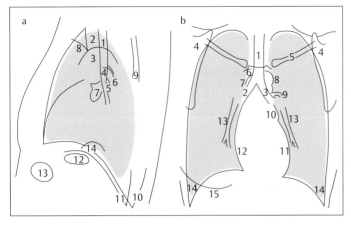

Abb. 6.4 Normalbefund der Röntgen-Thorax- Aufnahme mit Bezeichnung typischer Strukturen (aus: Lange S. Radiologische Diagnostik der Lungenerkrankungen. Stuttgart: Thieme; 1986).
a Laterale Projektion (1: Trachea; 2: prätracheales Gefäßband; 3: Aortenbogen; 4: rechter Oberlappenbronchus; 5: linker Oberlappenbronchus; 6: linke Pulmonalarterie; 7: rechte Pulmonalarterie im prätrachealen Oval; 8: Axillarfalte; 9: Skapula; 10: Sinus phrenicocostalis dorsalis, rechts [weil das dazugehörige Zwerchfell bis zum Sternum sichtbar ist]; 11: Sinus phrenicocostalis dorsalis, links [weil das dazugehörige Zwerchfell zum Herzschatten zieht]; 12: Magenblase; 13: Colon transversum; 14: V. cava inferior).
b Posterior-anteriore (p.-a.) Prokjektion (1: Trachea; 2: rechter Hauptbronchus; 3: linker Hauptbronchus; 4: Skapula; 5: Klavikula; 6: Manubrium sterni; 7: V. azygos; 8: Aortenbogen; 9: linke Pulmonalarterie; 10: Vorhofbogen d. linken Herzes; 11: Ventrikelbogen d. linken Herzes; 12: rechter Vorhof; 13: Unterlappenarterien; 14: Sinus phrenicocostalis lateralis; 15: Mamma).

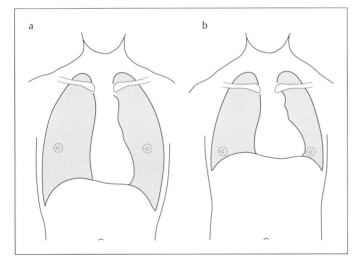

Abb. 6.5 Röntgen-Thorax (aus: Wenz W, Laubenberger J. Checkliste Bildgebende Verfahren, Bd. 2. Stuttgart: Thieme 1992).
a In tiefer Inspiration.
b In Expiration mit deutlicher Verbreiterung der Strukturen im Mediastinum (z. B. Herzschatten) durch höher stehendes Zwerchfell.

Durchleuchtung

Die Röntgendurchleuchtung liefert genaue Informationen über die Beweglichkeit von Zwerchfell und Thoraxwand. Auch Mediastinalverlagerungen und Pulsationen sind gut zu erkennen.

Im Allgemeinen ist eine Durchleuchtung nur in Verbindung mit konventioneller Röntgendiagnostik (Röntgen-Thorax) zulässig, da bei der Durchleuchtung feinfleckige Veränderungen nicht erkannt werden. Diese Technik erleichtert Punktionen der Lunge, die entweder transthorakal oder mittels Bronchoskop erfolgen können.

Computertomographie

Bei der Computertomographie (CT) wird die Minderung der Strahlentransparenz eines nahezu punktförmigen Röntgenstrahls dargestellt. Dabei fährt die Röntgenröhre um den liegenden Patienten, sodass 2–13 mm dicke Querschnitte des Körpers entstehen. Die Aufnahmen werden in Inspiration angefertigt und von kaudal (von den Füßen des Patienten aus) betrachtet, d. h., die linke Seite auf dem Querschnitt entspricht der rechten Körperhälfte des Patienten.

Für spezielle Fragestellungen stehen Spiral-CT (die Röntgenröhre fährt spiralförmig um den Patienten) und High-Resolution-CT (sehr dünne Querschnitte mit besonderer Qualität der Röntgenstrahlen) zur Verfügung.

Indikationen für ein CT
- unklare Prozesse im Mediastinum,
- fragliche Tumoren und Metastasen (durch Spiral-CT Unterscheidung zwischen Rundherd und Gefäß möglich),
- diffuse oder zentrale Kalkherde unklarer Genese,
- Lungengerüsterkrankungen (High-Resolution-CT zur besseren Auflösung der Lungenparenchymstrukturen),
- Lungenemphysem,
- Prozesse der Pleura oder Thoraxwand,
- Lungenarterienembolie (Spiral-CT ersetzt zunehmend die Pulmonalisangiographie).

Perfusions-Ventilations-Szintigraphie

Die intravenöse Injektion von radioaktiven Partikeln setzt in der Lunge multiple kleinste Embolien, deren Radioaktivitätsverteilung in zeitlichem Verlauf und räumlicher Verteilung durch eine Gammakamera erfasst wird.

Dabei entsteht ein funktionelles Bild der durchbluteten Lunge, was nicht unbedingt der anatomischen Ausdehnung entspricht. Ausfallareole über 2 cm werden erkannt, wobei die Unterscheidung zwischen primärem Ausfall bei Durchblutungsstörung (Lungenembolie) und sekundärem Ausfall bei Ventilationsstörung (z. B. Lungenemphysem) nicht möglich ist. Die gleichzeitige Inhalation eines radioaktiven Gases markiert die belüfteten Lungenbezirke. Durch den Vergleich von Perfusions- und Ventilationsmuster lassen sich Lungenareale mit fehlender Perfusion bei erhaltener Ventilation abgrenzen und so der klinische Verdacht auf eine Lungenembolie bestätigen.

Indikationen für eine Perfusionsszintigraphie
- Lungenembolie,
- vor einer geplanten Lungenresektion zur Vorhersage der postoperativen Lungenfunktion; die Entfernung von perfundierten Bezirken beeinflusst die postoperative Funktion der Lungen,
- Einschätzung radiologischer Veränderungen.

Lungenfunktion

Früher sollte der Patient zur „Lungenfunktionsmessung" eine Kerze in der Hand seines ausgestreckten Armes ausblasen. Bei einer obstruktiven Ventilationsstörung wird der Betroffene bei diesem forcierten Manöver keine hohe Luftgeschwindigkeit bei der Ausatmung aufbringen. Das bedeutet, der exspiratorische Spitzenfluss (PEF = peak expiratory flow) ist vermindert.

Heute gibt es preiswerte Peak-Flow-Meter zur häuslichen Patientenselbstkontrolle oder aufwendige Präzisionsgeräte in der Klinik.

Peak-Flow-Meter

Dabei bläst der Patient in eine offene Röhre gegen eine Membran, die von einer Feder gestützt zurückweicht und so durch ihre Position den exspiratorischen Spitzenflusswert anzeigt. Der Patient trägt täglich die Werte vor und nach bronchospasmolytischer Therapie in ein Tagebuch ein. Die Verschlechterung der Werte weist frühzeitig auf eine drohende Exazerbation eines Asthma bronchiale hin.

Spirometrie

Die Spirometrie bestimmt die statischen und dynamischen Lungenvolumina (**Abb. 6.6**) und kann somit folgende Fragen beantworten:
- Wie viel Luft kann ein Patient ein- und ausatmen?
- Wie schnell kann er diesen Vorgang durchführen?
- Handelt es sich bei einer Ventilationsstörung (pathologische Lungenvolumina) um eine restriktive oder obstruktive Störung (**Abb. 6.7**)?
- Ist die Obstruktion durch Medikamente reversibel (**Abb. 6.8**)?

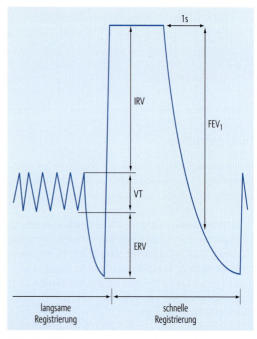

Abb. 6.6 Statische und dynamische Lungenvolumina (Abkürzungen s.**Tab. 6.2**).

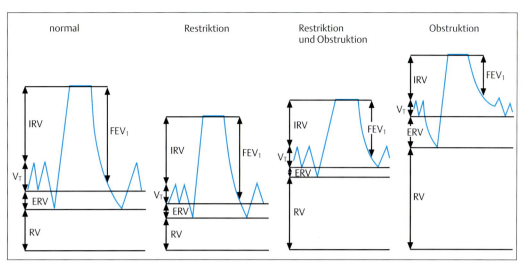

Abb. 6.7 Schematische Abbildung typischer Spirometriebefunde. Während bei der Restriktion *alle* Lungenvolumina verkleinert sind, stehen bei der Obstruktion die geringe Einsekundenkapazität und das vergrößerte Residualvolumen (Überblähung) im Vordergrund (Abkürzungen s. **Tab. 6.2**; aus: Ferlinz R. Diagnostik in der Pneumologie. Stuttgart: Thieme; 1992).

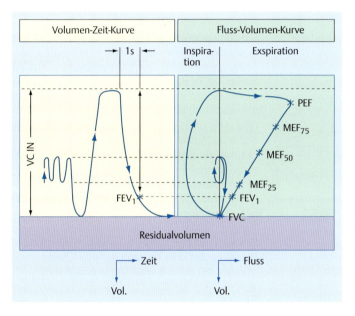

Abb. 6.8 Flussvolumenkurven bei einem Patienten mit exspiratorischer Flusslimitierung infolge bronchialer Obstruktion und vollständiger Reversibilität durch inhalatives Sympathikomimetikum (innere Kurve vor Inhalation mit typischerweise vermindertem MEF_{50}; äußere Kurve nach Inhalation mit normalen exspiratorischen Flußraten (Abkürzungen s. **Tab. 6.2**).

Die Aussagekraft der Spirometrie (**Tab. 6.2**) hängt von der Aufklärung des Patienten und seiner Mitarbeit ab. Grundsätzlich wird die Messung mit den besten Ergebnissen bewertet.

Heute wird mit einem Pneumotachographen oder einer Turbine der Luftstrom erfasst und elektronisch zum Volumen integriert. Die gemessenen Volumina lassen sich in statische Volumina (langsames Atmen) und dynamische Volumina (schnelles, forciertes Atmen) differenzieren (**Abb. 6.6**).

Die Einsekundenkapazität (FEV_1) wird mit dem *Tiffeneau-Test* durch heftiges Ausatmen nach maximalem Einatmen) überprüft. Beträgt sie weniger als 75 % der inspiratorischen Vitalkapazität, spricht dies für eine Flusslimitierung durch bronchiale Obstruktion. Die exspiratorischen Flüsse werden von den kleinen Atemwegen bestimmt, insbesondere wenn die Flüsse auf das jeweilige Ausatemvolumen bezogen werden (**Abb. 6.8**).

Tabelle 6.2 Bei der Spirometrie messbare Werte

Messwerte	Deutsche (englische) Abkürzung
Atemzugvolumen (Tidalvolumen)	AZV (V_T)
Exspiratorisches Reservevolumen	ERV
Einsekundenkapazität	ESK (FEV_1)
Funktionelle Residualkapazität	FRK (FRC)
Forcierte exspiratorische Vitalkapazität	FVK (FVC)
Inspiratorisches Reservevolumen	IRV
Inspiratorische Vitalkapazität	IVK (IVC)
Maximaler Spitzenfluss bei 75% ausgeatmeter Vitalkapazität	MEF_{25} (PEF_{25})
Maximaler Spitzenfluss bei 50% ausgeatmeter Vitalkapazität	MEF_{50} (PEF_{50})
Maximaler Spitzenfluss bei 25% ausgeatmeter Vitalkapazität	MEF_{75} (PEF_{75})
Maximaler exspiratorischer Fluss	PEF
Atemwegswiderstand	R_{aw}
Residualvolumen	RV
Spezifische Leitfähigkeit, d.h. $1/(FRC \cdot R_{aw})$	sG_{aw}
Thorakales Gasvolumen zu einem definierten Zeitpunkt	TGV
Totalkapazität	TK (TLC)

Tabelle 6.3 Mögliche Ursachen einer obstruktiven Ventilationsstörung

Obere Atemwege	Untere Atemwege
- Glottisödem - Stimmbandparese - Trachealtumoren - Trachealstenose nach Beatmung	- Chronische Bronchitis - Asthma bronchiale - Mukoviszidose (zystische Fibrose)

Tabelle 6.4 Mögliche Ursachen einer restriktiven Ventilationsstörung

Brustwand	Pleura	Lunge
- Skoliose - Myasthenie	- Pleuraerguss - Pneumothorax - Pleuratumor	- Pneumonie - Tumor - Atelektase - Fibrose - Lungenödem

Das wenig aufwendige Verfahren der Spirometrie ermöglicht bereits die diagnostische Unterscheidung zwischen einer obstruktiven (**Abb. 6.7**, **Abb. 6.8**) und restriktiven (**Abb. 6.7**) Ventilationsstörung und grenzt die Differentialdiagnose **Tab. 6.3** und **Tab. 6.4** ein.

Die Kombination von restriktiver und obstruktiver Ventilationsstörung ist ebenso möglich, z.B. bei Asthma bronchiale durch Aspergillus-Pilze mit Atelektase distal eines den Bronchus verschließenden Sekretpfropfes.

Body-Plethysmographie

Mithilfe der Body-Plethysmographie (Ganzkörperplethysmographie) werden der Atemwegswiderstand und das intrathorakale Gasvolumen bestimmt.

Der Patient sitzt in einer luftdichten Kammer (Vorsicht bei Patienten mit Platzangst!) und atmet Luft mit definierter Temperatur, Feuchtigkeit und Druck über ein Mundstück mit einem Pneumotachographen in der Kammerwand. Die Messungen erfolgen bei normaler bzw. beschleunigter Atmung (Frequenz 30 Atemzüge/min).

Bei der Messung der *Verschlussdruckkurve* (α-Kurve) wird der Luftdruck am Ende einer normalen Exspiration unterbrochen, während der Patient versucht, gegen diesen Verschluss (Shutter) weiter zu atmen. Die strenge Beziehung zwischen dem Kammerdruck und dem Munddruck (entsprechend dem Alveolardruck) bedingt die Schleife bei der Registrierung (**Abb. 6.9** a). Aus dem Quotienten von Kammerdruck- zu Munddruckänderung wird das intrathorakale Gasvolumen errechnet und somit auch das Residualvolumen bestimmbar.

In die *Resistanceschleife* (β-Kurve) gehen die Kammerdruckänderungen und der Fluss ein (**Abb. 6.9** b). Bei erhöhtem Atemwegswiderstand wird die Schleife flacher. Eine Keulenform bedeutet eine Druckdifferenz zwischen Inspiration und Exspiration. Die Weite der Öffnung weist auf eine Überblähung (*Trapped air*) hin, z.B. beim Lungenemphysem.

Diffusion

Die Diffusionsmessung erfolgt heute fast ausschließlich mittels CO-Single-Breath-Verfahren. Dabei wird aus dem Konzentrationsunterschied zwischen ein- und ausgeatmetem Kohlenmonoxid in einem speziellen Luftgemisch auf den Gasaustausch geschlossen (Transferfaktor, T_{LCO}).

Kohlenmonoxid (CO) wird verwendet, da es eine besonders starke Affinität zum Hämoglobin hat und der Gasaustausch von Kohlenmonoxid nur durch die alveolokapilläre Membran und die Diffusionsstrecke behindert wird. Der Transferfaktor wird auf die Ober-

Abb. 6.9 a-b Schematisches Messprinzip der Body-Plethysmographie.
a Verschlussdruckkurve (α-Kurve) zur Bestimmung des intrathorakalen Gasvolumens.
b Resistanceschleife (β-Kurve) zur Bestimmung des Atemwegswiderstands.

Tabelle 6.5 Diffusion (Transferfaktor, T_{LCO})

Normal	Vermindert	Erhöht
- Lokalisierter Rundherd (außer Shunt) - Pleuraerkrankungen - Thoraxdeformität	- Diffuse interstitielle Lungenerkrankungen (z. B. Fibrose, Asbestose, Sarkoidose) - Emphysem - Pulmonale Hypertonie – Rauchen - Anämie	- Polyzythämie - Links-rechts-Shunt - Frischer Lungeninfarkt

fläche der zum Gasaustausch zur Verfügung stehenden Alveolen bezogen (T_{LCO}/V_A) und für das tatsächliche Hämoglobin des Patienten korrigiert. Verschiedene Faktoren beeinflussen die Diffusionskapazität (**Tab. 6.5**).

Blutgasanalyse

Die Blutgase des arteriellen Blutes sind abhängig von Ventilation, Diffusion und Perfusion und deren Verteilung. Da die Blutgasanalyse in der Anfangsphase eines Krankheitsverlaufs normal sein kann, ist sie vor allem bei der Therapie fortgeschrittener Krankheitsstadien von größtem Nutzen.

Die Blutprobe wird entweder durch direkte Arterienpunktion (z. B. A. radialis) in einer heparinisierten Spritze oder als arterialisiertes Blut aus dem hyperämisierten Ohrläppchen in einer Mikrokapillare gewonnen. Vollautomatisierte Geräte bestimmen den Partialdruck im arteriellen Blut für Sauerstoff (PaO_2), Kohlendioxid ($PaCO_2$), die Sauerstoffsättigung, den Säure-Basen-Haushalt einschließlich pH-Wert, Standardbikarbonat und Basenüberschuss.

Eine Hypoxämie (8–9,3 kPa bzw. 60–70 mmHg, altersabhängig) in Ruhe mit Normokapnie ($PaCO_2$ normal) ist eine manifeste respiratorische Partialinsuffizienz. Ist zusätzlich der $PaCO_2$ erhöht (> 6 kPa bzw. 45 mmHg), besteht eine manifeste respiratorische Globalinsuffizienz. Zeigen sich die vorgenannten Veränderungen der Blutgasanalyse nur unter Belastung, handelt es sich um eine latente respiratorische Partial- oder Globalinsuffizienz. Ein verminderter $PaCO_2$ (< 4,7 kPa bzw. 35 mmHg) ist Ausdruck einer Hyperventilation.

> Die Gesamtschau der Werte der Blutgasanalyse in Ruhe, unter Belastung und auch unter Sauerstoffatmung zeigen charakteristische diagnostische Muster (**Tab. 6.6**).

Während durch den PO_2 der Partialdruck von Sauerstoff im Blut bestimmt wird, gibt die O_2-Sättigung den Anteil des oxygenierten Hämoglobins (max. 10 %) im Blut an. Die O_2-Sättigung wird entweder blutig in einem Oxymeter bestimmt oder einfacher durch transkutane Messung an der Fingerkuppe oder dem Ohrläppchen mittels eines Pulsoxymeters.

> Eine O_2-Sättigung von weniger als 93 % gilt als pathologisch.

Tabelle 6.6 Blutgasanalyse

	Ruhe		Belastung		O_2-Atmung	
	PaO_2	$PaCO_2$	PaO_2	$PaCO_2$	PaO_2	$PaCO_2$
Ventilationsstörung	↓	= / ↑	↓	= / ↑	↑	= / ↑
Diffusionsstörung	↓	=	↓↓	=	↑	=
Verteilungsstörung	↓	= / ↓	↑	=	↑	=
Rechts-Links-Shunt	↓	=	↓	=	↓	=

Belastungsuntersuchungen

Die pneumologische Belastungsuntersuchung wird üblicherweise auf einem Fahrradergometer oder auf dem Laufband am halb liegenden oder sitzenden Patienten durchgeführt. Durch Treten der Pedale gegen definierten Widerstand ist die erbrachte Leistung (in Watt angegeben) dosierbar und kann kontinuierlich (Rampenprotokoll) oder stufenweise gesteigert werden. Während der Belastung müssen durchgehend Sauerstoffsättigung, Blutdruck und Herzfrequenz überwacht werden.

Zur *Blutgasanalyse unter Belastung* (**Tab. 6.6**) tritt der Patient etwa 6 Minuten auf submaximaler Belastungsstufe. Die Blutprobe wird während der 5. Belastungsminute entnommen.

Der komplexen Analyse der kardiopulmonalen Funktion dient die *Spiroergometrie* (Ergospirometrie). Dabei wird ein Mehrkanal-EKG abgeleitet. Über eine Nasen-Mund-Maske wird das Atemzugvolumen erfasst und die Konzentration von Sauerstoff und Kohlendioxid in der Ein- und Ausatemluft (O_2-Aufnahme bzw. CO_2-Abgabe) gemessen. Die Spiroergometrie beschreibt nicht nur die körperliche Leistungsfähigkeit, sondern erlaubt darüber hinaus z. B. die Beurteilung der Atemeffizienz (Totraumventilation) und des Trainingszustands des Patienten (anaerobe Schwelle).

Tabelle 6.7 Allergologische Diagnostik

Hauttests	In-vitro-Tests	Provokationstests
– Prick-Test – Intrakutantest – Epikutantest – Reibetest	– Gesamt-IgE (PRIST) – Spezifisches IgE (RAST)	– Unspezifisch: Inhalation von Kälte, Metacholin – Spezifisch: konjunktival, nasal, bronchial

Allergiediagnostik

Die kausale Therapie einer allergisch bedingten Erkrankung der Lunge oder der Atemwege besteht in der Allergenkarenz, sodass die Identifizierung des Allergens von größter Bedeutung ist. Die Vielzahl der diagnostischen Tests in der Allergologie ist erst nach einer gründlichen Anamnese gezielt einzusetzen. Dazu zählen die Hauttests, immunologische In-vitro-Tests des Serums und diverse Provokationstests (**Tab. 6.8**).

Die scheinbar unkomplizierten Hauttests sind in ihrer Aussage kritisch zu bewerten. Die Hautreaktion beschreibt die aktuelle Sensibilisierung und die „immunologische Vergangenheit" eines Patienten. Das bedeutet, es zeigt sich auch dann ein positiver Hauttest (Quaddelbildung), wenn aus einer Rhinitis allergica (Heuschnupfen) im Kindesalter ein intrinsisches Asthma bronchiale mit vorwiegender Infekttriggerung geworden ist.

Die einfachste Form des Hauttests am Unterarm oder Rücken ist der Prick-Test, bei dem die Haut mit einer Nadel eingeritzt wird und Allergenextrakte als Tropfen aufgetragen werden. Dagegen wird beim Intrakutantest eine genau festgelegte größere Menge von Allergenextrakt verabreicht. Durch den Reibetest lassen sich spezielle Antigene testen, die nicht als Industrieextrakt zur Verfügung stehen. Für die Testung von Kontaktallergien ist die Epikutantestung die meisteingesetzte Methode.

In-vitro-Diagnostik ist immer dann sinnvoll, wenn ein Hauttest nicht zumutbar ist (Kleinkinder) oder die Haut als Testorgan nicht infrage kommt (Neurodermitis). Die Bestimmung des Gesamt-IgE ist nur ein grober Hinweis auf das Vorliegen einer allergischen Ursache der Erkrankung.

Tabelle 6.8 Kriterien positiver Provokation (bronchiale Hyperreagibilität)

Atemwegswiderstand (R_{aw})	▪ Zunahme vom Normbereich über 6 mbar/l · s ▪ Zunahme um > 100 % (Ausgangswert 3–5 mbar/l · s)
▪ Spezifische Leitfähigkeit (sG_{aw})	▪ Abfall um > 50 %
▪ Einsekundenkapazität (FEV_1)	▪ Abfall > 20 %

Die Bestimmung seines erhöhten spezifischen IgE mittels Radio-Allergo-Sorbent-Test (RAST) zeigt sicher eine Sensibilisierung an. Das Ergebnis in *RAST-Klassen* ist – im Gegensatz zu den Hauttests – unabhängig von einer laufenden Steroidtherapie verwertbar.

Provokationstests sind für die Abklärung einer Atemwegsobstruktion von großer Bedeutung. Relativ einfach lässt sich eine bronchiale Hyperreaktivität durch Verschlechterung der Lungenmechanik (**Tab. 6.8**) nach Inhalation einer definierten Menge von Vagusüberträgerstoffen oder Histamin zur unspezifischen Testung oder Inhalation von spezifischen Allergenen (z. B. Mehlstaub beim Verdacht auf Bäckerasthma) erfassen.

> *Bei allen dargestellten Allergietests sind heftige allergische Reaktionen (anaphylaktischer Schock) des Patienten möglich. Daher muss die adäquate medizinische Versorgung für eine Notfallsituation sichergestellt sein.*

Endoskopische Untersuchungen

Bronchoskopie

Die direkte Inspektion des Bronchialbaums ist ein wesentlicher Schritt in der Abklärung eines Bronchialkarzinoms. Daher sollte eine Bronchoskopie bei jedem Patienten mit unklaren Hämoptysen, Tumorverdacht und pneumonischen Infiltraten, die nach 1–2 Wochen Antibiotikatherapie anhalten, durchgeführt werden. Die starre Bronchoskopie setzt eine intensive lokale oder allgemeine Anästhesie und einen überstreckbaren Hals voraus. Bei den meisten bronchoskopischen Untersuchungen wird nach lokaler Anästhesie ein flexibles Instrument durch die Nase eines nüchternen Patienten eingeführt (**Abb. 6.10**).

Mit dem flexiblen Bronchoskop lassen sich alle 19 Segmentbronchien beurteilen. Zur Materialgewinnung werden z. B. Absaugkatheter, Zangen oder Bürsten durch den Arbeitskanal im Bronchoskop eingeführt. Je nach Fragestellung werden hier Biopsien entweder aus der Schleimhaut, den zentralen Lymphknoten oder gezielte Biopsien aus dem peripheren Lungengewebe unter Durchleuchtung entnommen.

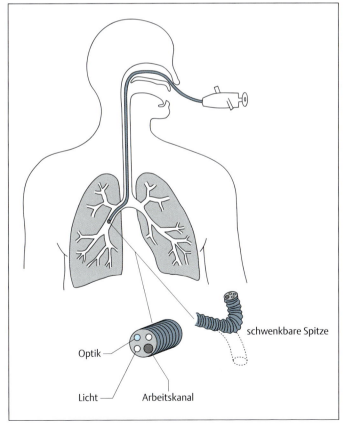

Abb. 6.10 Flexible fiberoptische Bronchoskopie. Das Instrument wird durch Nase oder Mund eingeführt, die Spitze lässt sich in einer Ebene schwenken. Absaugen bzw. Einführen von Biopsiezangen ist durch den Arbeitskanal möglich.

Von besonderer diagnostischer Bedeutung ist die bronchoalveoläre Lavage (BAL), mit der sich z. B. Zellen, Proteine und Bakterien aus den Alveolen gewinnen lassen. Das gewonnene Material muss innerhalb von 1–2 Stunden beurteilt werden.

Indikationen für eine Bronchoskopie
- Diagnostisch (meist flexibles Instrument):
  - peripherer Rundherd und zentrale Raumforderung,
  - multiple Rundherde mit oder ohne Höhlenbildung,
  - diffuse Lungengerüsterkrankung,
  - schwerwiegende bronchiale Symptome mit unauffälligem Röntgen-Thorax (Hämoptysen, säurefeste Stäbchen im Auswurf, ungeklärte Husten- oder Luftnotattacken),
  - anderweitig nicht zu klärende Verschattungen im Röntgen-Thorax.
- Therapeutisch (günstigenfalls mit starrem Instrument)
  - Fremdkörperentfernung (Aspiration),
  - Sekretentfernung (z. B. Bronchienverschluss mit Atelektase),
  - Hämoptoe (Blutstillung),
  - Abtragen von Tumorgewebe (z. B. mithilfe von Zange, Laser, Stent, endobronchialer Strahlentherapie).

Thorakoskopie

In lokaler Anästhesie oder in Intubationsnarkose wird in Seitenlage und unter Durchleuchtung oder videoassistiert ein Pneumothorax angelegt, ein starres Thorakoskop durch einen Interkostalraum eingeführt und die Thoraxhöhle inspiziert. Dabei können Biopsien von Pleura und Lunge gewonnen werden. Anschließend ist oft die Anlage einer Bülau-Drainage zur Entfaltung der kollabierten Lunge erforderlich.

Mediastinoskopie

Dabei handelt es sich um eine überwiegend von Chirurgen durchgeführte Inspektion des oberen Mediastinums hinter den großen Gefäßen durch einen Hautschnitt oberhalb des Brustbeins. Lymphknoten entlang der Trachea und Hauptbronchien werden zur Biopsieentnahme erreicht. Mittels Mediastinoskopie lässt sich die Operabilität bei Bronchialkarzinom ermitteln (Lymphknotenbefall der Gegenseite bedingt oft Inoperabilität).

6.3 Spezifische physiotherapeutische Untersuchung

Hannelore Göhring

Eine pauschale Behandlung aufgrund einer Diagnose ist niemals individuell und schon gar nicht als ganzheitlich anzusehen. Daher ist es zur Dokumentation von Erfolg oder Misserfolg von elementarer Bedeutung, dass neben den ärztlichen Untersuchungen auch ein physiotherapeutischer Befund erhoben wird.

6.3.1 Beobachten

Veränderungen des Atemmusters

Grundsätzlich gibt es keine „Fehlatmung" oder „falsche Atmung". Vielmehr atmen die Patienten entsprechend typisch für ihre Krankheit und Person (Ehrenberg 1998), weshalb dies auch *Erfordernisatmung* genannt wird. Es lassen sich mehrere krankheitsbedingte Atemmuster unterscheiden (Kap. ■).

Beobachtet wird, wie die Atmung abläuft, d. h. ob mit sternalen, kostalen oder diaphragmalen (abdominellen) Atembewegungen, unter Einsatz der Atem- oder Oberkörpermuskeln, mit welcher Atemfrequenz sowie der individuelle Rhythmus.

Atemarbeit

Die Atemarbeit beschreibt die Muskelaktivität, die für die Atembewegungen erforderlich ist (Atemarbeit = Druck × Volumen). Schlechte Verschieblichkeit des Gewebes am Thorax erhöht die Atemarbeit und den O_2-Verbrauch.

Atemmuskulatur

Die Atemmuskulatur ist sowohl in Ruhe als auch unter angemessenen Belastungsbedingungen zu beobachten, zu tasten und in ihrer Funktion zu beurteilen.

Verfärbungen

Eine *Zyanose* (blaurote Verfärbung der Haut und Schleimhäute) weist auf eine Abnahme des Sauerstoffgehalts im Blut hin.

Es werden 3 Arten der Zyanose unterschieden:
- *Zentrale Zyanose:*
  - kardial bedingt (z. B. bei Herzfehlern),

- pulmonal bedingt (z. B. Behinderung des alveolaren Gasaustauschs oder Hypoventilation bei zentralnervöser Schädigung).
- *Periphere Zyanose:* Die O_2-Sättigung ist zwar normal, weist jedoch eine vergrößerte arteriell-venöse Sauerstoffdifferenz auf (z. B. bei erhöhtem peripherem Sauerstoffverbrauch oder verlangsamter Zirkulation, Herzklappenstenosen mit verringertem Schlagvolumen, Herzinsuffizienz, Schock, Kälte).
- *Zyanose* als Folge von Hämoglobinveränderungen.

Beschwerden

- *Atemnot:* in Ruhe, als Anfall, bei leichter (An- und Ausziehen), normaler (zügiges Gehen) und schwerer Belastung (Treppensteigen), bei Sprechen und Lachen, Aufregung, Kälte, Nebel und Rauch.
- *Husten:* produktiv mit viel oder wenig Schleim, unproduktiv als Reizhusten. begleitet von Schwindel oder vorübergehendem Bewusstseinsverlust (Hustensynkopen).
- *Sputum:* Farbe, Menge, Konsistenz
  - weißlich-glasig: Bronchitis und Asthma,
  - gelb bis grün: bakterielle Bronchitis, Mukoviszidose, Bronchiektasen, Tbc,
  - blutig tingiert: Virusinfektionen, Lungeninfarkt, Tbc, Bronchialkarzinom,
  - bräunlich: starke Raucher und Kohlearbeiter (Rieben 1985).
- *Schmerzen:* atemabhängig, im thorakalen oder abdominellen Bereich, morgendliche Kopfschmerzen bei Schlafapnoe.
- *Angst:* Gefühl, bei Atemnot nicht genug Luft zu bekommen (Lufthunger), Hyperventilation, Gefühl der Hilflosigkeit.

Atemrhythmus

Ein gesunder Atemrhythmus besteht aus den 3 Komponenten Einatmung, Ausatmung und Pause. Es können aber auch häufige Seufzer, Wechsel zwischen flachen und tiefen Atemzügen sowie eine verlängerte oder verkürzte Atemphase beobachtet werden.

Thoraxform und -beweglichkeit

Es werden die Oberkörperform (z. B. Fassthorax, Rundrücken, Skoliose, Trichter- oder Kielbrust), die Beweglichkeit im Zusammenspiel mit der Wirbelsäule (z. B. Blockierungen der Kostovertebralgelenke, eingeschränkte Beweglichkeit der Wirbelsäule) beurteilt.

> **Beachte:** Bei geringer oder fehlender Beteiligung einer Thoraxseite bei der Atmung kann das Defizit durch Palpation sichtbar gemacht werden, indem beim sitzenden Patienten die Hände unter den Schulterblättern so aufgelegt werden, dass sich die Daumen unter den Dornfortsätzen berühren (**Abb. 6.11**). Sind die Seiten ungleich beteiligt, rückt der Daumen auf der beatmeten Seite von der Mittellinie ab und nur auf dieser Seite nimmt die Spreizung der Finger zu.

Atemmaße

Die Atemmaße geben die Beweglichkeit der einzelnen Thoraxabschnitte an. Dazu werden mit dem Maßband die Thoraxumfänge in Atemmittellage und nach der maximalen Ein- und Ausatmung gemessen. Die Differenz bezeichnet die Beweglichkeit. Die Atemmaße können anhand einer Tabelle, eines Diagramms oder einer Raute (**Abb. 6.12**) dokumentiert werden, wobei Diagramm und Raute den Vorteil haben, dass sich auf einen Blick die gesamte Differenz und ebenso erkennen lässt, ob der Thorax sich mehr in die Einatmung oder in die Ausatmung bewegt. Aufgrund der Atemmaße können sehr differenzierte Behandlungsziele hergeleitet werden. Ist die Thoraxbeweglichkeit in bestimmten Abschnitten eingeschränkt, kann nach folgenden weiteren Zusammenhängen gesucht werden:

- reflektorische Einschränkung durch hypertones Gewebe, z. B. Herzzone bei koronarer Herzkrankheit,

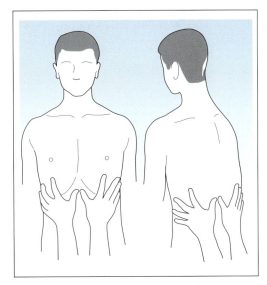

Abb. 6.11 Prüfung der Atemexkursionen des Thorax von ventral und dorsal.

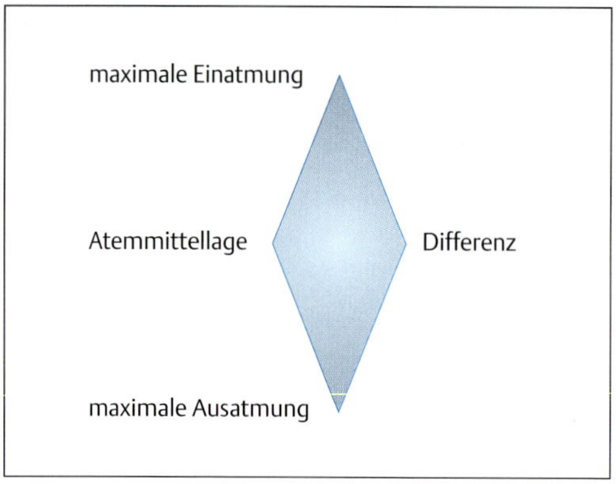

Atemfrequenz

Zur Bestimmung der Atemfrequenz werden die Atemzüge 1 Minute lang gezählt. Eine normale Atemfrequenz in Ruhe liegt bei 12–15 Atemzügen/Minute. Eine niedrige Atemfrequenz spricht für einen guten Trainingszustand. Je höher die Atemfrequenz liegt, desto schlechter ist der Verbrauch und/oder das Angebot an Sauerstoff.

Puls und Blutdruck

Puls- und Blutdruckmessungen sind in der Atemtherapie unerlässliche Kontrollen für das Wohlbefinden des Patienten. Befindet sich in seinem Blut nur wenig Sauerstoff, wird über das Atem- und Kreislaufzentrum die Herzfrequenz erhöht.

Vitalkapazität

Die Messung ist Bestandteil der Untersuchungen im Lungenfunktionslabor, deren Ergebnisse im Laborbefund nachzulesen sind. Sie kann aber auch vor und nach der Behandlung mit einem kleinen Spirometer abgenommen werden, wenn die Vitalkapazität durch die Behandlung vergrößert werden soll.

Peak flow

Der Peak flow misst die Höhe des Strömungswiderstandes der aktuellen Bronchialweite. Auf dem Peak-flow-Meter ist die maximale Strömungsgeschwindigkeit (Spitzenfluss) während einer forcierten Exspiration abzulesen. Daran lassen sich der Schweregrad der Atemwegsobstruktion sowie die Wirkung der Medikamente und Maßnahmen ablesen. Dies ist vor allem bei Patienten mit Asthma wichtig.

Abb. 6.12 Dokumentation der Atemmaße. Die Summe der Differenzen erscheint rechts. Der Schenkel mit der größeren Differenz wird verstärkt.

- haltungsbedingte Bewegungsbehinderung, z. B. bei Kyphosen und Skoliosen,
- allgemeine Bewegungseinschränkung, z. B. bei M. Bechterew (**Abb. 6.13**),
- Blockierung der Kostovertebralgelenke.

Anlagestellen für das Maßband
- Sternale Atembewegungen: unter der Achselhöhle.
- Kostale Atembewegungen: über dem Schwertfortsatz.
- Diaphragmale Atembewegungen: am unteren Thoraxrand.

6.3.2 Erfragen

Anamnese

Der Patient wird zu Krankheitsbeginn und -verlauf, weitere Erkrankungen, Beschwerden, Operationen, Risikofaktoren (z. B. Rauchen) befragt.

Medikamentöse Therapie

Der ärztliche Therapieplan muss mit den physiotherapeutischen Zielen in Einklang gebracht werden. Dazu ist es wichtig, die Wirkung der einzelnen Medikamente zu kennen. Bestimmte Substanzen wirken

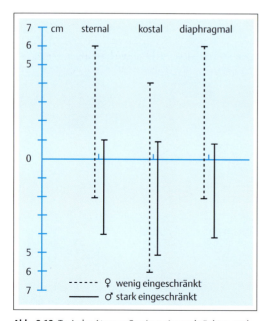

Abb. 6.13 Typische Atemmaße einer eingeschränkten und einer weniger eingeschränkten Thoraxbeweglichkeit bei M. Bechterew.

atemsuppressiv. So stellt z. B. Valium die Atemwege eng und dämpft das Atemzentrum.

Alltagsbelastung

Hierzu müssen die häuslichen Gegebenheiten, die berufliche Belastung und die Selbstständigkeit festgestellt werden. Die Ergebnisse bestimmen den Grad der Belastung bei der Behandlung, da der Patient seinen Alltag wieder bewältigen können soll.

Selbsthilfetechniken

Es werden die Techniken erfragt, die zur besseren Bewältigung des Alltags eingesetzt werden, wie z. B. Atemtechniken, die Atmung erleichternde Körperstellungen und Entspannungstechniken.

Motivation

Dabei sollen die augenblickliche psychische Situation und die Fähigkeit des Patienten beschrieben werden, Strategien gegen seine Beschwerden zu entwickeln, Hilfe anzunehmen und diese auch sinnvoll einzusetzen.

6.4.3 Tasten

Atemmuskulatur

Zur Einschätzung der Kraft von Atemmuskulatur und Zwerchfell wird beobachtet, getastet und beurteilt. Dies hat in verschiedenen Ausgangsstellungen zu erfolgen, da die Schwerkraft unterschiedliche Bewegungsmuster entstehen lässt.
- Synchronisation von Diaphragma und Interkostalmuskulatur;
- Einsatz der Atemhilfsmuskeln;
- Kompensatorische Mehrbewegungen;
- Geringes Bewegungsausmaß und Ausfall ganzer Bereiche;
- Muskulärer Hypertonus;
- Verkürzungen im Bereich der Atemhilfsmuskulatur.

Bindegewebe und Haut

Die Verschieblichkeit von Haut und Bindegewebe wird im Hinblick auf die Thoraxelastizität und die Atembewegungen ermittelt. Ist die Körperoberfläche gespannt und schlecht verschieblich, muss die Atemhilfsmuskulatur bei der Einatmung etwas mehr Kraft aufwenden, um die Rippen in Einatemstellung zu ziehen. Durch diese Mehrarbeit hat die Muskulatur einen höheren Sauerstoffverbrauch. Eine gut verschiebliche Körperoberfläche bedeutet daher eine Erleichterung der Atemarbeit.

6.4.4 Beurteilen

Leistungsfähigkeit

- Angabe des Patienten,
- Ergebnisse von Belastungsuntersuchungen,
- Beobachtung, ob die Luft bei leichter (Anziehen) und schwerer Belastung (Treppensteigen) ausreicht und wie lange eine Dyspnoe anhält.

Allgemeinzustand

Dabei werden unterschieden:
- AEZ: allgemeiner Ernährungszustand,
- AKZ: allgemeiner Kräftezustand.

6.4.5 Hören

Sprechen

Es gilt festzustellen, ob die Luft zum Sprechen ausreicht, die Sprache gepresst wirkt und die Stimme laut oder leise ist. Bei einer lauten Stimme steht ein großes Atemvolumen zur Verfügung.

Im Falle einer gepressten Sprache erfolgt ein zu starker Einsatz der Atemhilfsmuskulatur, da entweder das Atemvolumen nicht ausreicht oder die Atemwege zu eng sind. Daher wird häufiger und hastig mitten in den Sätzen nach Luft geschnappt.

Eine leise Stimme – sofern es sich nicht um ein beabsichtigtes Ausdrucksmittel handelt – signalisiert eine Schwäche der Ausatemmuskulatur bzw. eine allgemeine Schwäche und Müdigkeit.

Atemgeräusche bzw. -nebengeräusche

Ihre zuverlässigste Beschreibung wird durch Auskultation erreicht. Äußerlich wahrnehmbar sind beispielsweise Schnarchen, Rasseln, Giemen, Brummen, Pfeifen und exspiratorischer Stridor.

Die Ergebnisse der Untersuchungen bilden die Grundlage für das Behandlungskonzept und sind somit von elementarer Bedeutung. Erst dadurch lässt sich die Behandlung individuell auf die jeweiligen Bedürfnisse des Patienten abstimmen. Eine wirklich qualifizierte Behandlung kann niemals nach einem schematischen Behandlungsplan ablaufen, sondern muss für jeden Einzelfall neu erstellt werden.

6.4 Techniken der Physiotherapie

6.4.1 Manuelle Techniken

Manuelle Techniken werden vom Therapeuten oder vom Patienten selbst an Thorax und Rumpf ausgeführt.

Ausziehen der Interkostalräume

Ausgangsstellungen: Rücken-, Seiten-, Bauchlage oder Sitz.
Ausführung: Jeder Finger wird in einen Interkostalraum gestellt und zügig nach ventral oder dorsal durchgezogen (**Abb. 6.14**). Dies ist auch mit einem Finger möglich.
Wirkungen:
- Die kräftige Streichung bewirkt eine Hyperämie an der Körperoberfläche. Dies ermöglicht eine segmentale Beeinflussung der Bindegewebszonen im Sinne eines kutiviszeralen Reflexes.
- Bei ruhiger Hand-über-Hand-Technik werden hypertone Interkostalmuskeln detonisiert.
- Der Griff demonstriert eine starke Zuwendung seitens des Therapeuten und hat damit einen nicht zu unterschätzenden Einfluss auf das psychosomatische Geschehen in der Therapie.

Verschieben der Hautfalte

Ausgangsstellungen: Rücken-, Seiten-, Bauchlage oder Sitz.
Ausführung:
- Eine Hautfalte zwischen die Finger nehmen und nach vorne verschieben. Dabei sollen die Daumennägel aneinanderliegen (**Abb. 6.15**).
- Die Daumenkuppen hinterlassen eine dünne hyperämische Spur.

> **Beachte:** Der Griff darf nicht ritzen, schneiden oder kneifen, sondern soll als angenehm empfunden werden. Bei platt gestellten Daumen ist er in seiner Wirkung reduziert, da hierbei nur die Haut gegen die Körperfaszie verschoben wird.

Wirkungen:
- Neben der Hyperämie wird zusätzlich noch mechanisch eine Verbesserung der Verschieblichkeit des Gewebes erreicht.
- Das Verschieben der Hautfalte dient vor allem als Vorbereitung auf den Packegriff.

Packegriff

Ausgangsstellungen: Rücken-, Seiten-, Bauchlage, Sitz oder Stand.
Ausführung:
- Mit einer oder beiden Händen das Gewebe flächig festhalten und über 2–3 Atemzüge ruhig halten (**Abb. 6.16**).
- Diesen Griff kann der Patient auch selbstständig durchführen.

Wirkungen:
- Sowohl die Gewebeverschieblichkeit als auch die -spannung werden abgebaut.
- Gleichzeitig wird ein starker Dehnreiz als Anregung an das Atemzentrum für einen Einatemimpuls gegeben.
- Der Körper reagiert mit einer sichtbaren Vergrößerung der Atembewegungen in diesem Bereich.

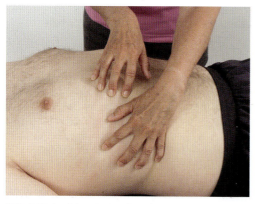

Abb. 6.14 Ausziehen der Interkostalräume.

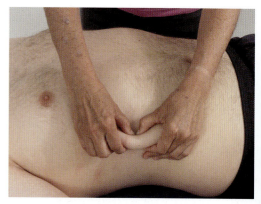

Abb. 6.15 Verschieben der Hautfalte.

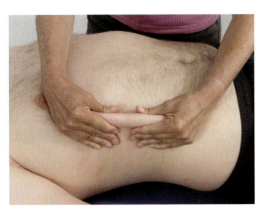

Abb. 6.16 Packegriff.

Wegatmen der Hautfalte

Ausgangsstellungen: Rücken-, Seiten-, Bauchlage, Sitz oder Stand.
Ausführung: Der Packegriff kann in 2 Varianten durchgeführt werden:
- Wegatmen der Hautfalte mit der Einatmung
  - Der Patient wird aufgefordert, die Hautfalte mit der nächsten Einatmung wegzuatmen.
  - Danach ist wenigstens ein Atemzug abzuwarten, bevor erneut zugegriffen wird.
  - Erhält der Patient ein indirektes Kommando, wie z. B.: „Riechen Sie an einer Rose!", geschieht die Einatmung meist etwas natürlicher und nicht so forciert wie beim direkten Kommando.
  - Es ist auch möglich, stoßweise (sakkadierend) einzuatmen. Hier könnte das Kommando lauten: „Schnuppern Sie an einem Parfüm!"
- Wegatmen der Hautfalte mit der Ausatmung
  - Hier empfiehlt sich als Aufforderung: „Sagen Sie sch!"
  - Werden beim Kommando die Begriffe *Einatmung* und *Ausatmung* vermieden, kommt es meist zu einem natürlichen Atemfluss und das Nachpressen wird vermieden.

Wirkungen: Packegriffe und Wegatmen der Hautfalte sind Bestandteil der Lösungstherapie nach Schaarschuch und Haase (Haase et al. 1985). Neben einer intensiven Lösung des Gewebes wird die Ventilation verbessert und kurzfristig das Atemzugvolumen gesteigert.

Perkussionen

Bei den verschiedenen Arten der Perkussion sind jeweils alle Ausgangsstellungen möglich, vor allem im Zusammenhang mit der autogenen Drainage.

> Für alle Perkussionen gilt, dass sie sanft angewendet werden, am besten in Verbindung mit Brummen und Summen, um die inneren Vibrationen des Bronchialsystems zu verstärken.

Hohlhandklatschung
Ausführung:
- Die schüsselförmig gebogenen Hände schlagen rhythmisch mit der in dieser Weise gefangenen Luft auf die Körperoberfläche (*tapotement à l'air comprimé*, **Abb. 6.17**).
- Die Klatschung wird meist zusammen mit Alkoholabreibungen durchgeführt.

> Obwohl die Maßnahme Klatschung heißt, darf es dabei nicht wirklich klatschen. Vielmehr soll ein Geräusch wie beim Festklopfen von Sand entstehen.

Wirkungen:
- Verbesserung der Oberflächendurchblutung,
- Setzen eines starken sympathischen Reizes, wodurch der Patient tief atmet,
- Verbesserung der Ventilation,
- Verstärkung der Schwankung der Bronchialkaliberlumen und damit Sekretmobilisation.

Klopfungen
Ausführung: Eine Hand flächig auf den Thorax legen, während die andere mit der weichen Faust darauf schlägt (**Abb. 6.18**).
Wirkungen: Sie unterstützen den Sekrettransport und können durch Summen und Brummen in ihrer Wirkung noch gesteigert werden.

Hackungen
Ausführung: Die gestreckten Hände im schnellen Wechsel locker auf die Kleinfingerseite fallen lassen (**Abb. 6.19**).

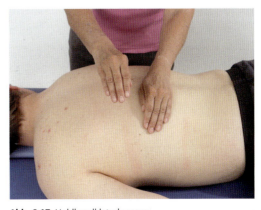

Abb. 6.17 Hohlhandklatschungen.

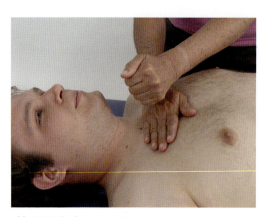

Abb. 6.18 Klopfungen im Liegen.

Wirkungen: Diese Maßnahme ist eine zusätzliche Variante der Thoraxerschütterung und hat nur eine untergeordnete Bedeutung.

Fingerperkussionen
Ausführung: Mit den Fingerspitzen sanft im Wechsel trommeln.
Wirkungen: Die Technik wird vor allem bei Säuglingen und Kleinkindern angewandt. Sie soll den Sekretfluss verbessern und die Atmung anregen.

Vibrationen
Ausführung: Die Hände an die Brustwand legen und während der Exspiration in Richtung der normalen Rippenbewegungen vibrieren.
Wirkungen: Die manuellen Vibrationen sind langsamer und nicht so hochfrequent wie beim Vibrax, weshalb dieser auf der langsamsten Stufe einzustellen ist.

> Bei Kindern gegebenenfalls nur mit den Fingern arbeiten! Zur Sekretmobilisation stets auf dem Sternum beginnen. Die Vibrationen können auch maschinell mithilfe eines Vibrax, einer Vibrationsweste oder eines Vibrationstisches durchgeführt werden.

Summen und Brummen
Ausführung:
- Die Technik wird meist in Verbindung mit Vibrationen angewendet.
- Der Patient bildet dabei die tiefen stimmhaften Laute *mmm* oder *sssss*.

Wirkungen: Die Frequenz der Stimme bewirkt innere Vibrationen, die der Sekretmobilisation dienen.

Manuelle Thoraxkompression

Ausführung:
- Die Hände flächig an den Thorax legen (**Abb. 6.20**).
- Die *Ausatmung* in Verbindung mit Vibrationen und leichtem Druck verfolgen.
- Für eine tiefere *Einatmung* wird ein Richtungswiderstand gegeben.

Wirkungen:

> Bei zahlreichen Zuständen ist die Technik kontraindiziert, da sie dazu beiträgt, einen hohen intrathorakalen Druck aufzubauen.
> Bei der Behandlung von hohen Lähmungen ist sie jedoch unverzichtbar, da in diesem Fall die fehlenden Funktionen der Ausatemmuskulatur übernommen werden müssen.
> Am besten wird die Kompression von 2 Therapeuten durchgeführt, die sich gegenüber stehen und die Hände versetzt anlegen.
> Als Alternative kann dies auch durch ein Handtuch oder ein Atemgurt geschehen.

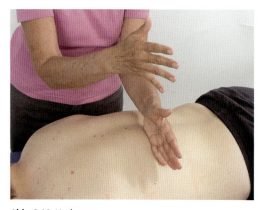

Abb. 6.19 Hackungen.

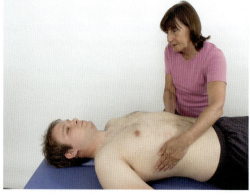

Abb. 6.20 Manuelle Thoraxkompressionen.

Kurze Kompression (Stretch)

Ausführung: Ein kurzer ruckhafter Druck bewirkt eine Bewegung in die Gegenrichtung.
  Wirkungen:
- Auf den Stretch am Ende der Ausatmung antwortet der Patient reflexartig mit einer vertieften Einatmung.
- Auch die Ausübung eines punktförmigen Drucks nach Vojta (z. B. an der 6. Rippe) bewirkt diese Reaktion, da der Körper auf jeden Druck über das Atemzentrum mit einer verstärkten Einatmung reagiert.
- Das Wirkungsprinzip beruht auf folgenden 2 physiologischen Funktionen:
  - Auf eine kurze Dehnung erfolgt eine verstärkte Muskelkontraktion.
  - Der Druck – gleichgültig, in welcher Form er am Körper ausgeführt wird – hat über das Atemzentrum immer eine Vertiefung der Atmung zur Folge.
- Daher eignet sich die Technik auch für die Behandlung bewusstseinsgetrübter Patienten.

Arm- und Beinzüge

Hierbei handelt es sich um die passive Form der *Streckdehnung*. Bei beiden Techniken können durch geringfügige Änderungen der Zugrichtung unterschiedliche Thoraxabschnitte angesprochen werden. Während der Ausatemphase ist es auch möglich, mit sanften Stauchungen auf den Atemrhythmus einzuwirken. Je mehr es dem Therapeuten gelingt, sich in den Atemrhythmus des Patienten einzufühlen, umso intensiver ist das Ergebnis.
Wirkungen: Die Techniken beruhen auf der Erkenntnis, dass Dehnungen am Körper immer reflektorisch mit einer Einatmung beantwortet werden:
- kurzfristige Vergrößerung des inspiratorischen Reservevolumens,
- Verbesserung der Ventilation,
- Beeinflussung des Atemrhythmus und des Atemablaufs.

> **Beachte:** Da sich der Patient bei den Zügen passiv verhält, eignet sich die Maßnahme auch für die Atemtherapie bei Bewusstlosen.

Armzüge
Ausgangsstellungen: Rücken- oder Seitenlage.
Ausführung: Den nach oben flektierten Arm des Patienten mit der Einatmung nach kranial ziehen (**Abb. 6.21a-b**).

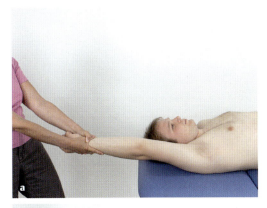

Abb. 6.21 Armzüge.
a Armzüge aus der Rückenlage.
b Armzüge aus der Seitenlage.

> **Beachte:** Es ist günstig, immer einen Atemzug dazwischen abzuwarten, bevor der nächste Zug mit dem Beginn der Einatmung angesetzt wird.

Beinzüge
Ausgangsstellungen: Rücken- oder Seitenlage.
Ausführung: Das gestreckte Bein von der Ferse aus nach kaudal ziehen (**Abb. 6.22**).

> **Beachte:** Auch hier vor dem nächsten Zug ein Atemholen abzuwarten.

Passives Bewegen des Beckens gegen den Schultergürtel

Ausgangsstellungen: Seitenlage, wobei das untere Bein gebeugt und das obere gestreckt ist.
Ausführung: Mit der Fixation am Schultergürtel und am Becken werden diese Körperteile kreisförmig gegeneinander bewegt.
Wirkungen: Mobilisation von BWS und Thorax.

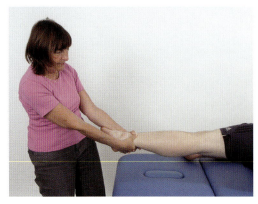

Abb. 6.22 Beinzüge aus der Seitenlage.

Ziehharmonikagriff

Ausgangsstellungen: Seitenlage.
Ausführung:
- Nach dem passiven Bewegen des Beckens gegen den Schultergürtel den Thorax ähnlich einer Ziehharmonika im Atemrhythmus auseinanderziehen (**Abb. 6.23**a).
- Nun den Thorax so ziehen, dass sich jeweils mehr die ventralen(**Abb. 6.23**b) bzw. die dorsalen Abschnitte öffnen (**Abb. 6.23**c).
- Beim Zusammendrücken des Thorax während der Ausatemphase kann auch stoßweise in kleinen Schüben oder in Kombination mit der Lippenbremse (**Abb. 6.23**d) gearbeitet werden.

Wirkungen: Durch die beiden unterschiedlichen Phasen kann der Ziehharmonikagriff sowohl die Einatmung als auch die Ausatmung fördern.

6.4.2 Dehnlagen nach Schaarschuch/Haase

Aus der Methode Schaarschuch/Haase sind die Dehnlagen seit Langem Standard in der Atemtherapie. Die Positionen wurden vor allem aus dem Yoga entwickelt. Allen Dehnlagen ist gemeinsam, dass sie ganz langsam aufgebaut bzw. entwickelt werden und erst nach einem kleinen Fragenkomplex zur Verbesserung der Wahrnehmung beendet sind. Die Dehnlagen in ihrer heutigen Form sind in Lage und zeitlichem Einsatz leicht verändert, sodass für eine Position nicht mehr 15–20, sondern 3–5 Minuten gelten.

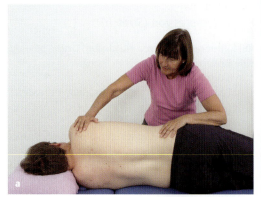
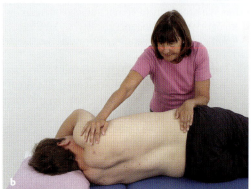
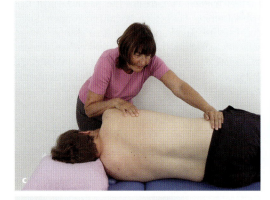
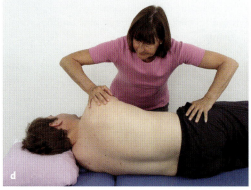

Abb. 6.23 Zieharmonikagriff
a Auseinanderziehen des Thorax.
b Ziehen der ventralen Thoraxabschnitte.
c Ziehen der dorsalen Thoraxabschnitte.
d Zusammendrücken des Thorax in kleinen Schüben.

Streckdehnung

Ausgangsstellungen: Rücken-, Bauch-, Seitenlage oder Sitz.
Ausführung:
- Die Streckdehnung (**Abb. 6.24**) ist die aktive Variante der bereits beschriebenen Züge.
- Im Atemrhythmus den Arm nach oben strecken und mit der Ausatmung zurückziehen.
- Mit dem Bein derselben Seite dieselbe Bewegung ausführen.
- Schließlich können Arm und Bein gleichzeitig lang gestreckt und während der Ausatmung gelöst werden.

> Um eine LWS-Lordose zu vermeiden, gegebenenfalls das andere Bein anbeugen.

Wirkungen: Die Übung fördert sowohl die Einatmung als auch die allgemeine Entspannung und dient als Vorbereitung für die folgenden Dehnlagen.

C-Lagerung

Ausgangsstellungen: Rücken- oder Bauchlage.
Ausführung (beispielhaft):
- Aus entspannter Rückenlage den linken Arm auf dem Boden entlang in Richtung Knie schieben (**Abb. 6.25**).
- Den rechten Arm über den Kopf legen, sodass der Ellenbogen auf der Unterlage aufliegen kann.
- Das linke Bein durchgedrückt nach außen legen und lösen, bevor das rechte Bein dazukommt.
- In dieser Stellung entspannen und 3–5 Minuten in dieser Position liegen bleiben.
- Treten Spannungsgefühle auf, können während dieser Zeit selbsttätig oder mithilfe des Therapeuten Packegriffe gesetzt werden, bis die Spannung nachlässt.

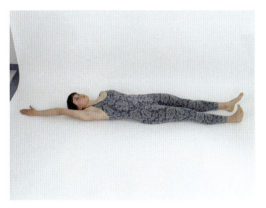

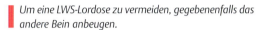
Abb. 6.24 Streckdehnung.

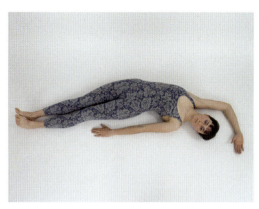
Abb. 6.25 C-Lagerung

- Dann langsam in die Rückenlage zurückkommen.
- Die nun zu stellenden Fragen sind ein wichtiges Ritual innerhalb des gesamten Übungsgeschehens:
  - Spüren Sie einen Unterschied zwischen der gedehnten und der nichtgedehnten Seite?
  - Kann sich der Patient nicht spontan über sein Körperempfinden äußern, werden Wortpaare angeboten, wie z. B.: Ist die Seite länger oder kürzer, wärmer oder kälter, breiter oder schmaler?
  - Liegt die Seite höher oder tiefer?
  - Hat sich die Atmung verändert, ist sie langsamer oder schneller, tiefer oder flacher?
  - Erscheint die Einatmung in die gedehnte Seite leichter?
- Die Antworten sind geduldig abzuwarten und erst nach der Formulierung von Unterschieden ist die Übung beendet.

Drehdehnlagerung

Ausgangsstellung 1: Rückenlage.
Ausführung:
- Aus der entspannten Rückenlage die Hände unter den Kopf legen und die Ellenbogen sanft in Richtung Unterlage drücken und lösen (**Abb. 6.26**).
- Beide angebeugten Beine auf einer Seite ablegen.
- Bei sehr gut gedehnten Patienten das untere Bein ausstrecken und das obere Knie davor auf den Boden legen.
- Entspannen.
- Auch hier können nach Bedarf Packegriffe gesetzt werden, während 3–5 Minuten in dieser Position verharrt wird.
- Nach dem Zurückkommen in die Ausgangsstellung und dem Lösen werden die unter C-Lagerung angeführten Fragen gestellt.

Ausgangsstellung 2: Bauchlage.

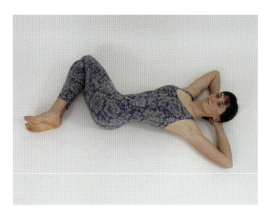

Abb. 6.26 Drehdehnlagerung aus der Rückenlage.

Ausführung:
- In der entspannten Bauchlage ruhen die Hände unter dem Kinn, die gebeugten Beine zu einer Seite ablegen. Die Knie sollen genau übereinander liegen.
- In dieser Position 3–5 Minuten verharren.
- Nach dem Zurückkommen in die Ausgangsstellung die oben genannten Fragen stellen.

Wirkungen:
- Entspannung
  – Durch das entspannte und gelöste Liegen überwiegt nach einiger Zeit die Vagusfunktion. Der Blutdruck und die Herzfrequenz sinken, die Atmung wird vertieft und ruhig. Da die Aufmerksamkeit des Patienten auf die Atembewegungen gerichtet wird, filtert sein Bewusstsein andere ankommende Reize ab, sodass er sie nicht mehr so stark wahrnimmt. Damit gelangt er schnell in eine trophotrope Ausgangsstellung.

> **Beachte:** Bleibt er zu lange in der Dehnlage, kann es zu orthostatischen Beschwerden, Übelkeit, Unruhe, Herzklopfen und erhöhtem Ruhepuls kommen.

- Verbesserung der Körperwahrnehmung
  – Mithilfe des kleinen Dialogs nach Abschluss der Dehnlage wird die Fähigkeit geschult, Körperbefindlichkeiten auszudrücken und sich damit selbst besser steuern zu können. Dabei ist sekundär, für welche Aussage sich der Patient entscheidet, wichtiger ist, dass er einen Unterschied wahrnimmt.
- Herabsetzung erhöhter Gewebswiderstände in Haut und Muskulatur
  – Durch die lang anhaltende Dehnung kommt es in der Haut und Muskulatur zu einem Dehn-Entspannungs-Reflex. Als Folge der somit verbesserten Thoraxbeweglichkeit wird die Atemarbeit erleichtert, da sich mit der gleichen Einatemmuskelkraft eine größere Erweiterung des Brustkorbs erzielen lässt.
- Verbesserung der Ventilation
  – Je nach Lage kann es zu einer Verbesserung der Ventilation kommen, Atelektasen können sich öffnen, der Sinus phrenicocostalis wird vergrößert und der Sekretabfluss durch die stärkeren Schwankungen der Bronchialkaliberlumen erleichtert.
- Umstellung der Atemform
  – Bei häufiger Wiederholung sind verstärkte Atembewegungen im kostodiaphragmalen Bereich zu beobachten. Möglicherweise werden die Atembewegungen durch verbesserten Zwerchfelleinsatz ökonomischer.

6.4.3 Atemtechniken

Wahrnehmung der Atembewegungen (nach Ehrenberg)

Ausgangsstellungen: Alle Ausgangsstellungen sind möglich.

Ausführung (am Beispiel Kostoabdominale Atembewegungen (**Abb. 6.27**): Der Patient richtet seine Aufmerksamkeit auf Atembewegungen, -rhythmus und -wege.
- Die Hände des Therapeuten (oder des Patienten) auf die unteren Thoraxabschnitte legen.
- Der folgende Dialog ist ein didaktisches Mittel, um schnell die richtigen Atembewegungen zu erzielen.
- Nach Ungerer (1971) ist das Lernen mit Basaltexten ein Lernprogramm in Lernschritten mit minimalen Texten, die von mehreren zu wenigen Worten abgebaut werden und wie Signale wirken:
  – Spüren Sie meine Hände?
  – Sind die Hände warm oder kalt?

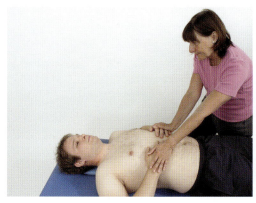

Abb. 6.27 Wahrnehmen der kostalen Atembewegungen.

– Spüren Sie die Bewegungen, die Ihr Brustkorb unter meinen Händen macht?
– Er wird weit und eng – Pause – weit und eng – etc.
- Führt der Patient den Bewegungsauftrag korrekt aus, muss er bestätigt werden: *Richtig!*
- Sollen die Atemzüge vertieft werden, kann ein weiteres Kommando erfolgen: *Machen Sie die Bewegungen größer – weit und eng – Pause – weit und eng – Pause.*
- Die Texte werden mehrmals mitgesprochen und korrektes Bewegungsverhalten jeweils durch Lob bestätigt.
- Die Hände wegnehmen und weitersprechen.
- Schließlich nur noch beobachten.
- Zum Ende kann sich ein kurzes Gespräch über das Wahrgenommene entwickeln.

Wirkungen:
- *Entspannung:* Das Bewusstsein des Patienten wird durch die Beobachtung dieser Thoraxabschnitte bzw. seiner Atembewegungen eingeengt. Dadurch filtert er andere Informationen etwa aus seiner Umgebung oder über seinen Körper ab. Damit ist es möglich, ihn in psychisch belastenden Situationen von Angst, Schmerz oder Unruhe abzulenken. Er wird ruhiger und entspannter.
- *Verbesserung der Belüftung:* Ganz gezielt können bestimmte Lungenabschnitte belüftet werden. Durch die Lernschritte ist ein schneller Erfolg garantiert.
- *Unterscheidung:* zwischen Wahrnehmen von Atembewegungen ohne und solche mit Vergrößerung des Atemvolumens.

▌ Damit es nicht zu einer Hyperventilation kommt, sind die Atempausen während des Kommandos unbedingt zu berücksichtigen!

Ausatemtechniken

Dosierte Lippenbremse nach Ehrenberg

Ausführung:
- Die Luft durch die locker aufeinanderliegenden Lippen leise ausströmen lassen (**Abb. 6.28**). Diese Ausatemtechnik ist von der Umgebung des Patienten kaum zu hören und deshalb relativ unauffällig.
- Die Voraussetzung zur richtigen Ausführung der Lippenbremse ist die Erklärung der pathophysiologischen Zusammenhänge am besten anhand einer Abbildung.
- Die Luft im Mundraum stauen, sodass sich ein wahrnehmbares Luftpolster zwischen Oberlippe und oberer Zahnreihe bildet.

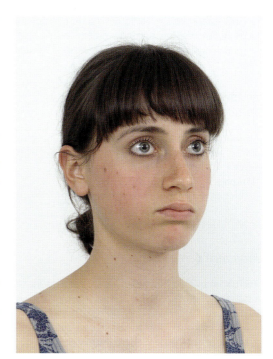

Abb. 6.28 Lippenbremse. Die Lippen liegen locker aufeinander. Die Luft wird zwischen der oberen Zahnreihe und der Oberlippe gestaut.

- Nun die Luft im individuellen Atemrhythmus ausströmen lassen, ohne dabei zu blasen.

▌ Dabei nicht die Bauchmuskulatur einsetzen.

Wirkungen:
- *Bremsen des Ausatemstroms:* Die Luft fließt langsamer durch die Atemwege.
- *Vermeidung hoher intrathorakaler Drücke:* Instabile Wände der Atemwege werden durch den erhöhten intrabronchialen Druck weniger oder gar nicht komprimiert.
- *Entblähung der Lunge unter Belastung:* Der alveolare Druck bleibt länger in den Atemwegen erhalten und hält diese weit. Der Patient kann das eingeatmete Luftvolumen sowie die durch das *Air trapping* in der Lunge zurückgehaltene Luft leichter ausatmen.

Lange Lippenbremse

Ausführung: Die Luft sanft und mühelos unter Einsatz der Ausatemmuskulatur durch die gespitzten Lippen blasen.
Wirkungen: Vermeiden eines unproduktiven Hustens: Bei Hypersekretion kann das Sekret mit 2–4 lan-

gen Lippenbremsen mithilfe des Ausatemstroms in Richtung Trachea transportiert werden. Das Trachealrasseln signalisiert, dass nun abgehustet werden kann.

Ausatemübungen mit stimmlosen Konsonanten

Ausführung: Gegen eine körpereigene Stenose an den Lippen, im Mund und im Rachen bzw. Kehlkopf durch Frikative (sch, pf, ff, ss, ch) ausatmen.
Wirkungen:
- Verlängerung der Ausatemphase,
- Verbesserung des Sekrettransports,
- Weithalten zentraler Atemwege bei Obstruktion.

Ausatmen durch Plosive

Ausführung: Unter Bildung plosiver Laute (pp, kk, tt) ausatmen.
Wirkungen:
- *Mobilisierung des Sekrets:* Es kommt zu rhythmischen Druck- und Weiteschwankungen in den Bronchien, ähnlich wie beim VRP 1. Durch die Bewegungen der Bronchialwände wird der Schleim gelockert.
- *Weithalten zentraler Atemwege:* Durch die Ausatmung gegen den kurzfristigen Widerstand der Lippen, des Rachens oder der Zunge wird der Druck in den Bronchien und in der Lunge erhöht. Dadurch werden die Atemwege weit gehalten.

Ausatmen beim Summen und Brummen

Ausführung: Unter Bildung der Laute *ss* und *mm* ausatmen.
Wirkungen: Mobilisieren des Sekrets durch feine innere Vibrationen, die vor allem bei tiefen Tönen zustande kommen.

Ausatmen mit starkem stoßweisen

Ausführung: Unter Bildung der Laute *z–z–z* ausatmen.
Wirkungen:
- Aktivierung der Bauchpresse: Durch den starken und wiederholten Einsatz der Bauchpresse werden alle daran beteiligten Muskeln gekräftigt.
- Ein träger Darm erhält den Anreiz, mehr zu arbeiten.

Vokalatmung mit Hauch

Ausführung: Unter Bildung der gehauchten Laute *aahh, oohh, uuhh* ausatmen.
Wirkungen:
- Verkürzung der Ausatemphase,
- Verstärkung des Ausatemstroms.

Vokalatmung ohne Hauch

Ausführung: Unter Bildung der ungehauchten Laute *aa, oo, uu* ausatmen.
Wirkungen: Diaphragma, Atemhilfsmuskeln, Bauch- und Interkostalmuskulatur leisten synergistisch verstärkte Haltearbeit und werden dadurch gekräftigt. Dies wird vor allem zur Stimmbildung genutzt.

Einatemtechniken

Mithilfe dieser Techniken werden die Einatembewegungen von der Atemruhelage bis zum inspiratorischen Reservevolumen (IRV) vergrößert und die Ventilation in der Lunge gesteigert.

Tiefe Atemzüge

Ausführung:
- Die tiefen Einatemzüge erfolgen möglichst durch die Nase.
- Ist das Nasenseptum verlegt oder die Nase aus einem anderen Grund verstopft, kann auch durch die gespitzten Lippen eingeatmet werden.

Wirkungen:
- Verstärkung der Atembewegungen der Rippen;
- Verbesserung der Ventilation in der Lunge;
- Unterstützung des Venenrückstroms;
- Vorbeugung von Pneumonien.

Einatmen durch die verengte Nase (Nasenstenose)

Ausführung: Mit den Fingerkuppen ein oder beide Nasenlöcher eng stellen und dabei langsam die Luft einziehen (**Abb. 6.29**).
Wirkungen:
- Verlangsamung des Einatemstroms,
- Kräftigung der Atemmuskulatur,
- Verstärkung der Ventilation,
- Schulung der Nasenatmung.

Sakkadierendes Einatmen

Ausführung:
- Die Luft schnüffelnd oder schnuppernd (saccadé = ruckweise) einatmen. Dies geschieht am besten mit der Vorstellung, an etwas zu riechen.
- Die Luft wird dabei aus den unteren in die oberen Riechregionen gewirbelt.

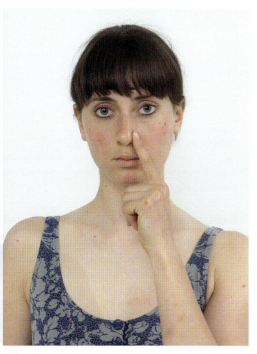

Abb. 6.29 Nasenstenose.

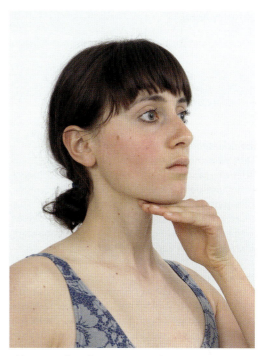

Abb. 6.30 Gähnendes Einatmen: Senken des Mundbodens bei der Einatmung.

Nach etwa 3- bis 4-maligen Serien werden normale Atemzüge dazwischengeschaltet, um eine Hyperventilation zu vermeiden.

Wirkungen:
- Unterstützung des Sekrettransports durch Schwankungen des Bronchialkaliberlumens.
- Aktivierung der Einatemmuskulatur, vor allem des Diaphragmas.

Gähnendes Einatmen

Ausführung:
- Diese spezielle Atemtechnik wird vor allem bei einer durch Spasmus, Schleimhautödem oder Sekret entstandenen Obstruktion der Bronchien angewendet (**Abb. 6.30**).
- Beim Gähnen mit geschlossenen Lippen den Kehlkopf senken und den Schlund erweitern. Dadurch sind die oberen Luftwege weit gestellt, sodass die Luft langsam einströmen kann.

Beachte: Da der Vorgang sehr komplex ist, muss in folgenden einzelnen Lernschritten vorgegangen werden:
- *Einatmen bei geschlossenen Lippen,*
- *Zurückziehen der Zunge,*
- *Senken des Mundbodens,*

- Kurzes Anhalten der Luft,
- Ausatmen durch die dosierte Lippenbremse oder die Nase.

Wirkungen:
- Senkung des erhöhten Atemwegwiderstands (Siemon et al. 1973).
- Vermeidung von Bronchialkompression und Bronchiolenkollaps.

6.4.4 Hustentechniken

Husten ist eine reflektorische Antwort auf die Reizung der tracheobronchialen Schleimhaut. Es handelt sich dabei um einen von der Medulla oblongata kontrollierten Schutzreflex zur Reinigung der Atemwege von Fremdkörpern und eingedrungenen Schmutzpartikeln.

Ein gesunder Mensch hustet nicht. Das Husten ist ein Leitsymptom bei pulmonalen und bronchialen Krankheiten, kann aber auch bei extrapulmonalen Erkrankungen auftreten, wie z. B. gastroösophagealer Hustenreflex, Erkrankungen des Zwerchfells, des Mediastinums und des Perikards, Würmer und psychogener Husten.

Hustenphasen

Der Ablauf des Hustens lässt sich in folgende 4 Phasen einteilen:
- Irritation,
- Inspiration,
- Kompression,
- Expulsion.

Irritationsphase

Durch Reizung der Hustenrezeptoren über mechanische, thermische, chemische und viszerale Schmerzreize wird der Hustenreflex ausgelöst. Die Stimulation kann inhalativ oder hämatogen erfolgen. Hustenrezeptoren befinden sich vermehrt in den oberen, weniger in den unteren Atemwegen, im Ösophagus, im Mediastinum und in der Pleura.

Inspirationsphase

Es erfolgt eine rasche tiefe Einatmung. Daraus resultiert eine Längenvordehnung der Ausatemmuskulatur, die die Kraft für den Hustenstoß bestimmt. Ein großes Inspirationsvolumen hat einen Anstieg des Exspirationsflusses zur Folge (Ulmer et al. 1987). Die Inspirationsphase endet mit dem Verschluss der Glottis.

Kompressionsphase

Durch Anspannen der Bauch- und Rückenmuskulatur baut sich intrathorakal und -abdominal ein hoher Druck auf, der beim Gesunden bei etwa 39,9 kPa (300 mmHg) liegt.

Expulsionsphase

Die Phase beginnt mit dem schnellen Öffnen der Stimmritze. Durch den hohen intrathorakalen und -abdominellen Druck wird die Pars membranacea der Trachea eingestülpt und der Bronchialquerschnitt bis auf ⅙ des Ausgangswerts eingeengt. Es entsteht nun ein schneller turbulenter Luftstrom (bis zu 280 km/h), der Fremdkörper und Sekret aus den Atemwegen entfernen kann.

Mögliche Ursachen für Störungen des Hustenvorgangs

- Der Patient atmet wegen Schmerzen nicht tief ein.
- Der Patient ist somnolent.
- Fehlender Glottisschluss bei Intubation oder Lähmung des N. recurrens.
- Eine Obstruktion behindert die schnelle Ausatmung.
- Die Bauchmuskulatur ist geschwächt oder gelähmt.

Die unterschiedlichen Hustentechniken sind Verfahren, die dazu beitragen, dass Schleim und Fremdkörper aus den Atemwegen entfernt werden, wenn dies nicht durch die muköziliare Clearance bewältigt werden kann.

> *Der Oberkörper sollte aufgerichtet sein.*
> *Bei der Sekretabgabe keinen Ekel zeigen. Eine positive Motivation ist sowohl bei Kindern als auch bei Erwachsenen sehr wichtig.*
> *Bei Harn- oder Stuhlinkontinenz vor dem Husten die Beckenbodenmuskulatur bewusst anspannen und die Beine überkreuzen.*

Hustenprovokation zum Abhusten von Sekret

Tritt ein Trachealrasseln auf, ist das Sekret bereits bis in den Bereich der Trachea gestiegen.

Ausführung: Um ein kurzfristiges Aufhusten hervorzurufen, wird ein forcierter Ausatemstoß provoziert. Dabei atmet der Patient mit einem stark gehauchten „Haff" aus, ähnlich wie beim Anhauchen der Brillengläser vor dem Putzen. Die Technik kommt aus England, weshalb sie auch *Huffing* oder *forcierte Ausatmung* (Gaskell u. Webber 1997) genannt wird.

Befindet sich das Sekret bereits in den größeren Atemwegen, ist der Huff nur kurz. Je kleiner die Atemwege sind, umso länger ist der Huff. Es erfolgt ein 1- oder 2-maliges Aufhusten, Hüsteln oder Räuspern vom mittleren zum niedrigen Lungenvolumen hin. Durch eine Zwerchfellstütze kann der Therapeut wirksam helfen (**Abb. 6.31**). Dafür legt er die Hände über das Taillendreieck und hält damit beim Husten und Räuspern den Druck.

> *Keine Thoraxkompression, da diese den intrathorakalen Druck erhöht. Dies kann sich besonders bei instabilen Bronchien negativ auswirken. Ausnahme sind Schwäche und Lähmung der Ausatemmuskulatur. In diesem Fall muss der fehlende Ausatemdruck durch Thoraxkompression manuell oder mit einem Tuch ersetzt werden* (**Abb. 6.32**a-c)..

Die Wirksamkeit des Abhustens wird durch eine Stabilisierung der Luftröhre verbessert. Dafür muss bei einigen Patienten der Nacken gestreckt, bei anderen gebeugt werden.

Wirkungen: Mit der forcierten Ausatemtechnik ist ein wirksames Abhusten möglich, ohne einen Bronchospasmus zu provozieren. Der mittlere maximale transpulmonale Druck bei normalem Husten ist höher als während der forcierten Ausatmung (Langlands 1967). Bei Atemwegsobstruktion erfolgt durch den Husten eine stärkere Kompression und Engstel-

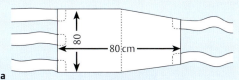

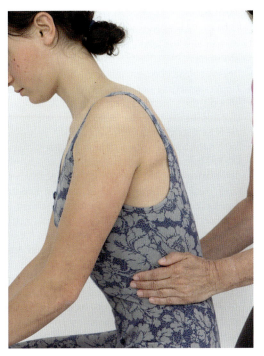

Abb. 6.31 Zwerchfellstütze beim Husten.

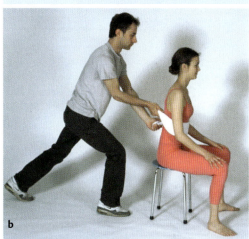

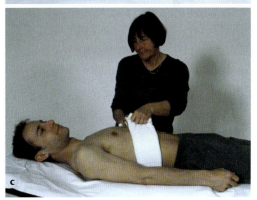

lung der Atemwege als durch das kurze Aufhusten. Dieser plötzliche Bronchialkollaps schränkt die Strömung der Luft ein und setzt damit die Wirksamkeit des Hustens für die Reinigung des Bronchialsystems herab.

Hustentechniken zur Vermeidung eines unproduktiven Reizhustens

Ausgangsstellungen: Atemerleichternde Stellungen einnehmen, wie z. B. Hände hinter dem Kopf falten.
Ausführung:
- Speichel schlucken.
- Durch die Nase einatmen und die Luft zwischen den Hustenattacken anhalten. Den Hustenreiz aushalten und oberflächlich weiteratmen.
- Zur Ablenkung auf abdominelle Atembewegungen konzentrieren.
- Gegen die leicht geschlossenen Lippen oder die vor den Mund gehaltene Hand bzw. den Handrücken husten.
- Räuspern, sodass ein Druckaufbau von 2,6–3,9 kPa (20–30 mmHg) entsteht.
- In kleinen Schlucken ein warmes Getränk zu sich nehmen.

Abb. 6.32 Thoraxkompression manuell oder mit einem Tuch
a Hustenhilfe.
b Länge und Breite des Tuches müssen je nach Umfang des Patienten verschieden sein.
c Man kommt im allgemeinen mit zwei Größen aus.

Wirkungen: Der unproduktive Husten kann über einen Bronchialkollaps eine Sekretretension verursachen, Schwindel und Synkopen auslösen und Asthmaanfälle provozieren.

Hustenhilfen bei Schmerzen nach operativen Eingriffen

Ausführung: Nach operativen Eingriffen hat sich beim Husten eine Fixation von Rippen oder Wunden bewährt. Die Wunden müssen mit den Händen zusammengehalten werden. Bei sternotomierten Pa-

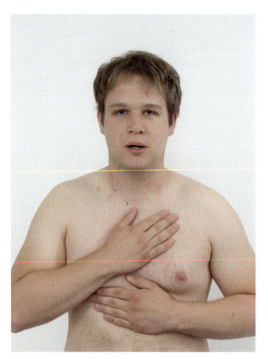

Abb. 6.33 Hustenhilfe bei sternotomierten Patienten durch Auflegen der Hände.

tienten ist es günstig, beim Husten ein kleines Kissen auf die Wunde zu drücken (**Abb. 6.33**).

6.4.5 Autogene Drainage

Bei der autogenen Drainage (**Abb. 6.34**) handelt es sich um eine Selbsthilfetechnik zur Sekretelimination (Ehrenberg 1998). Sie kommt ursprünglich aus Belgien und wurde im Jahr 1960 von J. Chevallier in Zusammenarbeit mit den Ärzten F. Alexander und I. Dad ent-

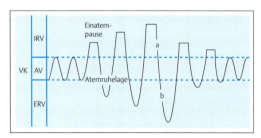

Abb. 6.34 Schematische Darstellung einer autogenen Drainage (a = rasche, b = langsame Luftströmung, VK = Vitalkapazität, IRV = inspiratorisches Reservevolumen, AV = Atemvolumen, ERV = exspiratorisches Reservevolumen; aus: Hüter-Becker A, et al., Hrsg. Physiotherapie, Bd. 4: Untersuchungs- und Behandlungstechniken. Stuttgart: Thieme; 1996).

wickelt. In ihrer ursprünglichen Form ist sie etwas schwieriger anzuwenden, weshalb in Deutschland bevorzugt eine einfachere Form gelehrt wird.

Ausführung:
- Der Patient sitzt bequem mit angelehntem Rücken.
- Zur Verbesserung der Wahrnehmung eine Hand über die Bronchien legen und von der Atemruhelage aus immer tiefer werdende Atemzüge durch die Nase durchführen.
- Nach der Einatmung die Luft kurz anhalten.
- Die Ausatmung geschieht zunächst passiv, d. h. mit der elastischen Retraktionskraft der gedehnten Lunge und schließlich aktiv mit sanftem Einsatz der Ausatemmuskeln (Aufforderung: einatmen – Luft kurz anhalten – ausatmen – lange ausatmen).
- Befindet sich weniger Schleim in den großen Atemwegen, wird länger ausgeatmet, bei stärkerer Ansammlung etwas kürzer.
- Diese passiv-aktive Ausatmung erfolgt so oft, bis das in die Luftröhre transportierte Sekret unter der Hand spürbar wird und als Rasseln zu hören ist. Jetzt kann das Sekret abgeäuspert oder mit 1–2 produktiven Stößen abgehustet werden.

> Es ist günstig, bei der Ausatmung eine Stenose zu setzen (z. B. Lippenbremse, eng gestellter Kehlkopf, Flutter, PEP-Maske), um die zentralen Atemwege weit zu halten.

Die autogene Drainage erfolgt in Kombination mit der Inhalation mukolytischer Medikamente, wobei der Patient viel warme Flüssigkeit zu sich nehmen sollte. Sie wird vor den Mahlzeiten und bei Bedarf mehrmals am Tag angewendet. Die Dauer und Tageszeit kann der Patient selbst bestimmen.

Wirkungen:
- Durch diese Selbsthilfetechnik wird der Patient in die Lage versetzt, den Schleim ohne fremde Hilfe zu expektorieren. In der vorgestellten vereinfachten Form ist sie für sehr kleine Kinder erlernbar und wird vor allem bei Mukoviszidose und chronischer Bronchitis angewendet.
- Bei der Einatmung treten starke Schwankungen der Bronchialkaliber auf, die zum Abriss von Sekret führen. Durch die Engstellung während der Ausatemphase werden die Bronchien gewissermaßen ausdrainiert.
- Der rasche Luftstrom bei der passiven Ausatmung schiebt das Sekret gegen die Schwerkraft in Richtung Mund und unterstützt die mukoziliäre Clearance.
- Bei der aktiven Ausatmung wird durch die Verengung der Bronchien das Sekret aus den kleinen in die größeren Atemwege gedrückt.

6.4.6 Apparative Atemhilfen

Verschiedene Atemtechniken können von Geräten unterstützt oder ganz übernommen werden. Die korrekte Handhabung muss der Therapeut zusammen mit dem Patienten in einzelnen Lernschritten schulen und ständig überprüfen. Dabei ist darauf zu achten, dass der Patient die Wirkungsweise versteht, da ansonsten keine ausreichende Motivation gegeben ist.

Vario-Resistance-Pressure-Gerät (VRP, Flutter)

Wie der Name schon ausdrückt, lässt sich mit diesem Gerät ein *veränderlicher Widerstandsdruck* erzeugen. Im Aussehen ähnelt es einer zu kurz geratenen Pfeife, die aus einem Mundstück, einem durchlöcherten Kopfteil und einem Trichter besteht, in dem eine rostfreie 28 g schwere Kugel liegt (**Abb. 6.35**).

Ausgangsstellungen: Sitz, eventuell mit aufgestützten Ellenbogen.

Ausführung:
- Die Lippen umschließen fest das Mundstück, der VRP wird horizontal gehalten.
- Es wird mehrmals in das Gerät ausgeatmet.
- Nach einer vertieften und langsamen Einatmung möglichst durch die Nase erfolgt eine kurze Atempause von 2–3 Sekunden.
- Anschließend wird lange, aber ohne zu pressen durch das Gerät ausgeatmet.

Sekretabgabe: Die Anzahl der Atemzüge unterliegt hohen individuellen Schwankungen. Grundsätzlich soll so lange durch den VRP geatmet werden, bis das Sekret spürbar wird. Hat das Sekret den oberen Luftröhrenbereich erreicht, muss es durch Räuspern, Anhusten gegen die geschlossenen Lippen oder ein kurzes *Huffing* abgegeben werden.

Unterdrücken eines Hustenreizes: Ein Hustenreiz lässt sich unterdrücken, indem in den VRP hineingehustet und anschließend weiter durch das Gerät ausgeatmet wird (*Husten und Pusten*). Bei Ermüdungserscheinungen wird eine Pause eingelegt.

Variable Haltung des VRP: Wird das Gerät nach oben gehalten, kommt es zu einer Steigerung, nach unten zu einer Minderung der Schwingungen. Die Haltung des Gerätes lässt sich nach folgenden Kriterien optimieren:
- Wahrgenommene Vibrationen im Brustkorb,
- Lokalisation und Menge des Schleims in den Bronchien,
- Kräfteeinsatz der Atemmuskulatur.

Wirkungen: Der VRP wirkt durch Luftströmungsveränderungen und Druckschwankungen, die beim Ausatmen gegen die Kugel entstehen. Diese Druckschwankungen versetzen die Ausatemluft in Schwingungen, sodass sich das Sekret von der Bronchialwand ablöst und weiter mundwärts transportiert werden kann (Ausatmen auf Plosive).

Vorteile des VRP:
- Vermeidung eines Bronchialkollapses,
- Verbesserung des Schleimtransports,
- Dämpfung des Hustenreizes,
- Verbesserung der Lungenbelüftung.

Pflege des Geräts: Die einzelnen Teile werden auseinandergeschraubt, mit heißem Wasser abgespült und gründlich abgetrocknet.

Anwendung: Bei allen Erkrankungen, bei denen viel Bronchialsekret auftritt, wie z. B. Bronchitis, Mukoviszidose und spastische Emphysembronchitis.

SMI-Atemtrainer

Die Abkürzung *SMI* (sustained maximal inspiration) bedeutet *lange anhaltendes Einatmen*. Die entsprechenden Geräte heißen *Incentive Spirometer* oder *Atemtrainer*. Durch ihren spielerischen Charakter sollen sie den Patienten dazu auffordern, tief einzuatmen. Es gibt 2 Arten von Atemtrainern:
- Floworientierte Geräte: Mit dem Einatemstrom werden Bälle angehoben.

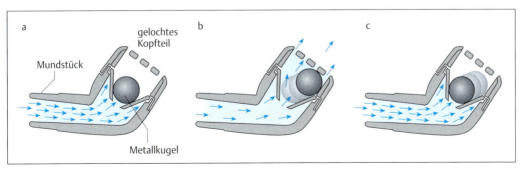

Abb. 6.35 Vorgänge, die sich während der gesamten Ausatemphase wiederholen; Querschnitt durch den vorderen Vario-Resistance-Pressure.

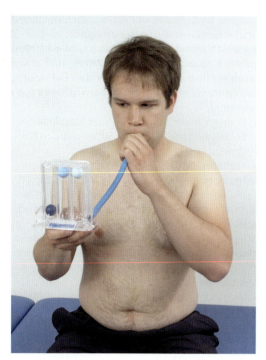

Abb. 6.36 Atemtrainier Triflow. Es sollen nur 2 Bälle hochgeatmet werden.

- Volumenkontrollierte Geräte: Das eingeatmete Volumen wird auf einer Skala angezeigt.
- Mischform: Die Geräte messen sowohl Volumen als auch Flow.

Ausgangsstellungen: Im Sitz oder in Rückenlage mit angestelltem Kopfteil.

Ausführung: Durch das fest umschlossene Mundstück des Atemtrainers wird tief und lang anhaltend eingeatmet. Am besten dosierbar ist der Atemtrainer mit drei Bällchen (Triflow), von denen mit der Atmung 2 angehoben werden und möglichst lange oben gehalten werden sollen (**Abb. 6.36**). Die Patienten werden angewiesen, pro Stunde 10 maximale Einatemzüge durchzuführen, da die Wiederbelüftung zeitweise von der Ventilation abgeschnittener Alveolen etwa 1 Stunde anhält (Mang 1992). Es ist von Vorteil, bereits präoperativ mit dem Training zu beginnen.

Wirkungen:
- Eröffnung von Atelektasen: Operierte Patienten vermeiden aus Angst vor Wundschmerzen tiefe Atemzüge. Dadurch entsteht ein monotones Atemmuster, das zur Minderbelüftung von Lungenabschnitten führt. Die Wände der kollabierten Alveolen legen sich aufeinander. Durch die langen, tiefen Atemzüge werden diese Atelektasen eröffnet.
- Pneumonieprophylaxe.

Pflege des Geräts: Das Mundstück wird heiß gespült und gut abgetrocknet. Bei der Entlassung des Patienten wird das Gerät weggeworfen.

Positive-Exspiratory-Pressure-Geräte (PEP)

Mit der PEP-Atmung wird gegen einen Ausatemwiderstand geatmet, um den intrabronchialen Druck zu steigern. Der Ausatemdruck kann durch verschieden große Löcher bzw. *Stenosen* variiert und individuell angepasst werden.

Indikationen:
- starke Sekretproduktion,
- Neigung zum Bronchialkollaps,
- Überblähung der Lunge,
- hyperreagibles Bronchialsystem,
- verminderte Belüftung von Lungenbereichen.

Arten von PEP-Geräten
Checkliste

PEP-Maske	Es gibt verschiedene Größen der Masken, die aus einem Gesichts- und einem Ventilteil mit jeweils einem Ventil für die Einatmung und für die Ausatmung bestehen. Wahlweise können Widerstände mit einem Durchmesser von 1,5–5,0 mm aufgesteckt werden. Zwischen Atemventil und Widerstand ist ein Druckmesser angeschlossen, mit dem sich der bei der Ausatmung entstandene Druck messen lässt.
PEP-System I	Das Gerät besteht aus einem PEP-Ober- und -Unterteil ohne Druckanzeigeranschluss, einem Mundstück und eventuell einer Nasenklemme.
PEP-System II	Das System (**Abb. 6.37**) ist baugleich mit dem PEP-System I und hat zusätzlich einen Druckanzeiger (0–100 mbar).
Pari-PEP-System	Das Pari-PEP-System wird mit einem Vernebler kombiniert (PARI TurboBOY).

Ausgangsstellungen: Im Sitz mit aufgestellten Ellenbogen.

Ausführung: Die Patienten probieren mit Unterstützung des Therapeuten aus, wie stark die Ausatemstenose sein kann. Sie ist korrekt, wenn sie etwa 2 Minuten lang mühelos gegen den Ausatemdruck atmen können. Der Druck wird mit dem Manometer gemessen. Drücke bis zu 30 cm H_2O werden meist gut durchgehalten. Höhere Drücke dürfen nur auf Anweisung des Arztes angewendet werden. Die Maske umschließt Mund und Nase. Beim PEP-System muss das Mundstück vollständig von den Lippen umschlossen werden.

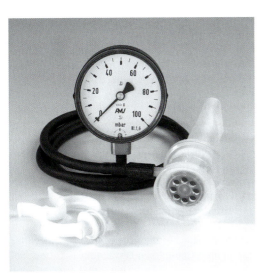

Abb. 6.37 PEP-System II.

- Dazu die Geräte vollständig auseinandernehmen und die Einzelteile mit heißem Wasser ausspülen.
- Günstig ist eine thermische Desinfektion (auskochen).

Anwendung: Die Entscheidung, ob ein PEP-Atemtherapiegerät eingesetzt wird, muss aufgrund der Ergebnisse einer Lungenfunktionsuntersuchung getroffen werden.

IPPB-Geräte und Respiratoren

Unter *IPPB* (intermittent positive pressure breathing) ist eine Beatmung mit intermittierendem Überdruck bzw. Beatmungsinhalation zu verstehen.

Auf dem Markt gibt es verschiedene Typen von Druckatmungsapparaten, die hier jedoch nicht alle aufgezählt werden können. Häufig genutzt werden *Basic Mini Bird*, *Bird Mark 8* und *Bennett TV-4*. Für die Heimbehandlung eignen sich *Porta Bird* oder *Alpha 200 c* (Vital Aire, **Abb. 6.38**). Dies sind druckgeregelte Atmungsgeräte, die durch komprimierten Sauerstoff oder Luft betrieben werden. Daneben gibt es auch elektrisch betriebene Apparate.

Für jeden Patienten wird ein Besteck bereitgestellt, das aus einem Mundstück oder einer Maske, Ausatmungsventil, Mikrovernebler mit Schlauch und Doppelkanalschlauchsystem besteht, das die anderen Teile mit dem Apparat verbindet.

Indikationen:
- Lungenerkrankungen und in der postoperativen Phase,
- Eröffnen von Atelektasen,
- akute Verschlimmerung einer chronischen Bronchitis,
- Hilfe bei Asthmaanfall.

Nicht mit den Zähnen auf das Mundstück beißen! Langsam und tief einatmen. Luft 1–3 Sekunden lang anhalten und gegen den Widerstand ausatmen. Die Ausatmung geschieht aktiv unter Einsatz der Atemmuskulatur und so vollständig wie möglich. Nach einem Zyklus von 10–15 Atemzügen wird eine Pause eingelegt, um abzuhusten oder auszuruhen.

Das Husten in das PEP-Gerät oder in die Maske kann das Abhusten verkürzen und erleichtern. Hat der Patient nach den Atemzyklen eine erhöhte Atemfrequenz, Zyanose der Lippen und Finger, Kopfschmerzen oder fühlt sich erschöpft, ist der Ausatemdruck zu hoch.

Angestrengte Ausatmung gegen einen zu hohen Widerstand führt zu einer Rechtsherzbelastung und Sauerstoffmangel.

Die PEP-Atmung kann auch mit der Autogenen Drainage kombiniert werden. Ebenfalls sehr effektiv ist die Kombination von Inhalation und PEP-System mithilfe des Pari-PEP-Systems.

Wirkungen: Die Ausatmung gegen den Widerstand verhindert einen Tracheobronchialkollaps und wirkt ähnlich wie die dosierte Lippenbremse. Dadurch unterstützt sie vor allem die Sekretmobilisation.

Pflege der Geräte:
- Nach jeder Anwendung gründlich reinigen, vollständig trocknen und vor dem erneuten Einsatz etwa 4 Stunden an einem trockenen Ort lagern.

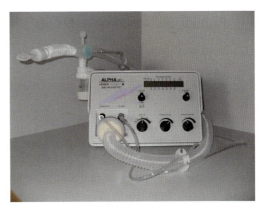

Abb. 6.38 Alpha 200c mit Druckluftkompressor für die Anwendung zu Hause. Schon ein minimaler Atemversuch des Patienten genügt, um den Drucksensor zu aktivieren. Der Einschaltdruck ist variabel.

Kontraindikationen:
- Pneumothorax,
- Hämoptyse,
- aktive Tuberkulose,
- Emphysemblasen,
- Lungenabszess,
- zystische Fibrose,
- Bronchialtumor in zentralen Atemwegen.

Ausgangsstellungen: Erhöhte Rücken- oder Seitenlage.

Ausführung:
- Den Vernebler mit der verordneten Lösung füllen.
- Bei der Anwendung bronchodilatorisch wirkender Medikamente wird mit isotoner Kochsalzlösung gemischt, bis die Gesamtmenge 3 ml ergibt.
- Zur Anreicherung der Feuchtigkeit eignet sich auch normale Kochsalzlösung.

> *Bei Verwendung von Fluimucil (Azetylzystein) muss das Gerät durch Luft angetrieben werden, da Sauerstoff die Wirksamkeit der Substanz vermindert.*

Einstellung des Geräts:
- Ist das Gerät mit einem Ausatmungsschrittmacher (automatische Kontrolle) ausgestattet, wird er abgestellt.
- Die Werte richten sich nach den individuellen Bedürfnissen des Patienten:
    - Druck: 13–15 cm H_2O,
    - Fließgeschwindigkeit: 6–10.
- Beim Alpha 200 c wird der Flow in Liter/Minute angegeben (30–60 l/min).
- Patienten mit starrem Thorax benötigen einen etwas höheren Druck, weshalb das Empfindlichkeitsmessgerät (Sensitivitätskontrolle) bei 5–7 eingestellt wird. Dadurch ist für die Auslösung der Einatmung nur eine geringe Anstrengung nötig.
- Kann der Patient den Trigger nicht selbstständig auslösen, bieten die Geräte eine manuelle Einschaltmöglichkeit (antriggern).

Wirkungen:

Vorteile
- Gleichzeitige Verneblung von Sekretolytika möglich.
- Atelektasen können eröffnet werden, um eine Verbesserung der alveolären Ventilation zu bewirken.
- Das Gerät ist wiederverwendbar.

Nachteile
- Die Einstellung und Anwendung des IPPB-Geräts ist nur durch eingewiesenes Personal gemäß dem Medizinproduktegesetz (MPG) möglich.
- Trockene Atemgase lassen die Mundschleimhäute schnell austrocknen.
- Es verändert nicht das Atemverhalten des Patienten.
- Ist das Gerät nicht richtig eingestellt, besteht die Gefahr des „Lufthungers", was zu einer Überblähung der Lunge führen kann.
- Ist die Triggerschwelle des Inspirationsventils falsch eingestellt, ist der Patient schnell erschöpft.
- Hohe Anschaffungskosten.
- Umweltbelastung durch Einwegschläuche.
- Geräuschbelastung im Zimmer durch den Kompressor des Geräts.

Anwendung: Die Lippen umschließen fest das Mundstück. Nach einer minimalen Einatmungsaktivität setzt sich der Beatmungsmechanismus in Gang (triggern). Dabei ist wichtig, dass der Patient ganz entspannt die Luft aus dem Atemgerät die Lungen bis zum endinspiratorischen Druck aufblasen lässt. Sobald der eingestellte Druck im Mund erreicht wird, folgt eine Ausatemphase. Die Ausatmung soll ruhig und entspannt erfolgen. Zum Anlernen des Patienten bewähren sich hier Basaltexte, wie z. B.: „Ein – lassen – aus, ein – lassen – aus …!"

Versucht der Patient, die Ausatmung aktiv zu unterstützen oder durch die Nase einzuatmen, ergibt sich eine Verzögerung des Druckaufbaus. Daher muss oft ein Nasenclip verwendet werden, bis sich der Patient an das Gerät gewöhnt hat. Dies gilt auch bei undichtem Mundstück oder undichter Maske.

Die Behandlung wird so lange fortgesetzt, bis der Inhalt des Verneblers aufgebraucht ist (ca. 10–15 Minuten).

Positive Druckbeatmung

Bei der Einstellung eines Beatmungsgeräts ist der PEEP (Positive endexspiratory pressure) der Druck, der am Ende der Ausatmung besteht (**Abb. 6.39**). Die Folgen sind:
- Vergrößerung der funktionellen Residualkapazität.
- Abnahme des intrapulmonalen Rechts-links-Shunt,
- Eröffnung von Mikroatelektasen,
- Verbesserung der Surfactant-Ausbreitung.

Normalerweise sollte nicht ohne PEEP beatmet werden, da sich dadurch die schädigenden Einflüsse einer intermittierenden positiven Druckbeatmung auf die Lungenfunktion abschwächen lassen.

> *Ein hoher PEEP behindert den venösen Rückstrom in den Thorax und damit die Füllung des rechten Vorhofs (Sulyma 1998).*

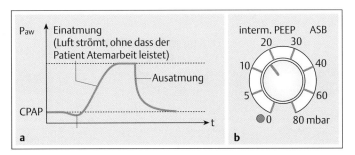

Abb. 6.39 Assistierte spontane Beatmung (ASB)
a Mit dem Beginn eines Atemzugs strömt bis zum vorbestimmten Druck (ASB) Luft in die Lungen.
b Individuelle Einstellung des PEEP

Ist der Patient schläfrig, verwirrt und unfähig abzuhusten, kann die positive Druckbeatmung von großer Hilfe sein. Sobald der Patient selbstständig ausreichend atmen und abhusten kann, ist sie abzusetzen. Damit es nicht zu einer psychischen Fixierung kommt, müssen die Patienten – ganz abgesehen von den unnötigen Kosten – von der Maschine unabhängig werden.
Ausgangsstellungen: Möglichst Seitenlage, wobei das Fußende des Bettes hochgestellt sein kann.
Ausführung:
- Die Atemmaske soll luftdicht abschließen, da während der Ausatmung Vibrationen und Erschütterungen auf den Brustkorb ausgeübt werden können.
- Ist der Patient nach etwa 10 Minuten weniger schläfrig, kann es sein, dass er spontan mit dem Abhusten beginnt.
- Ansonsten wird eine nasopharyngeale Absaugung notwendig.
- Die Wiederholung der Behandlung erfolgt in 2-stündlichen Intervallen.

Die Behandlung kann eine Senkung des Sauerstoffspiegels zur Folge haben (Gormezano 1972), weshalb sie bei zunehmender Besserung zu verkürzen ist.
Bei unzulänglichem Gasaustauschrhythmus nimmt durch den Anstieg des Kohlendioxidspiegels die Schläfrigkeit zu. In diesem Fall müssen Druck- und Fließgeschwindigkeit dem Anstieg des Atemvolumens entsprechend neu eingestellt werden.

Verbesserung des Bronchospasmus

Mithilfe der intermittierenden positiven Druckbeatmung können bronchodilatorisch wirksame Medikamente (z. B. Sultanol, Bricanyl, Berotec, Atrovent) bei gleichzeitiger Atemerleichterung inhaliert werden. Dies steigert die Effektivität der Inhalation (z. B. bei schwerem Asthma).
Ausgangsstellungen: Rücken- oder Seitenlage mit erhöhtem Kopfteil.
Ausführung: Die physiotherapeutische Arbeit darf erst beginnen, wenn das Medikament gewirkt hat und die Bronchien erweitert sind. Die Wirkung tritt meist nach 15–30 Minuten ein. Hier sind *Peak-flow-Messungen* vor und nach der Behandlung unerlässlich.

Schleimretension bei inneren Erkrankungen und in der Chirurgie

Atmet der Patient zu oberflächlich und hustet zu wenig ab, wird der Schleim retiniert (zurückgehalten).
Ausgangsstellungen: Gegebenenfalls Drainagestellungen.
Ausführung: Die Druckbeatmung unterstützt die Atemtherapie, da mit normaler Kochsalzlösung Feuchtigkeit zugeführt und die Lungen wirksamer belüftet werden. Dadurch mobilisiert sich das Sekret, was noch zusätzlich durch eine Drainageposition unterstützt werden kann. Sobald der Patient in der Lage ist, durch tiefe Atemzüge selbstständig sein Sekret zu mobilisieren und effektiv abzuhusten, wird auf den Einsatz der Druckbeatmung verzichtet.

Postoperative Behandlung nach großen Operationen

Ist die Atmung zu flach, kann die positive Druckbehandlung das Atemvolumen vergrößern. Dehnübungen in Verbindung mit der Druckbeatmung können zur alveolaren Belüftung beitragen.

Tracheostoma

In der Abheilungsphase kann der Patient leicht ermüden, wodurch es ihm schwerfällt, die Atemwege vom Schleim zu befreien.
Ausführung: Die Therapie beginnt am besten beim noch liegenden Tracheostoma mit Adapter, um eine Gewöhnung an das Gerät zu erreichen. Zur störungsfreien intermittierenden positiven Druckbeatmung muss der Tracheostomalverband fixiert werden, um eine Luftundichtigkeit zu verhindern.

Lähmung des N. recurrens und des N. phrenicus

Bei Störungen des N. recurrens kommt es zu Schwierigkeiten beim Stimmbandschluss. Atmung und Entfernung des Schleims können durch die Druckatmung unterstützt werden.

Wurde beispielsweise bei einer Pneumonektomie der N. phrenicus durchtrennt, ruft dies eine Zwerchfelllähmung auf der betroffenen Seite hervor. Aufgrund der paradoxen Zwerchfellbewegungen kann nicht mehr richtig abgehustet werden. Auch hier ist die positive Druckbeatmung für die effiziente Belüftung der Lunge und die Lösung des Sekrets nützlich.

Hohe Lähmungen

Für die Behandlung von gelähmten Atemmuskeln sind Druckatmungsgeräte mit Sensitivitätskontrolle sehr hilfreich.
Ausführung: Die Sensitivitätskontrolle wird zu Beginn auf niedrige Werte eingestellt. Um eine größere inspiratorische Anstrengung zu erreichen, können sie allmählich höher gestellt werden.

Rippenfrakturen und Brustkorbdeformierungen

Bei steifem und unbeweglichem Thorax sowie verminderter Vitalkapazität muss ein höherer Druck eingestellt werden, um eine ausreichende Belüftung zu erzielen.

Bei der Behandlung von Rippenfrakturen muss ein Pneumothorax ausgeschlossen werden. Mithilfe einer örtlichen Blockade des jeweiligen N. intercostalis wird eine wirksame physiotherapeutische Behandlung ermöglicht. Die Druckbehandlung kann die Mobilisierung von fest haftendem, blutig gefärbtem Sekret unterstützen.

Variabler künstlicher Totraumvergrößerer nach Giebel

Der Totraum ist am Gasaustausch nicht beteiligt, sondern dient nur der Erwärmung, Anfeuchtung und Reinigung der Luft bei der Einatmung. Beim Erwachsenen beträgt sein Volumen etwa 150 ml.

Mithilfe eines Plastikrohrs lässt sich der Totraum künstlich verlängern (**Abb. 6.40**). Die Ansatzstücke fassen je 100 ml, wodurch sich der Totraumvergrößerer individuell dosieren lässt. Er besteht aus nichttoxischem Kunststoff. Da die Ansatzstellen leicht aufgeraut sind, besteht die Gefahr, dass eine sichere Desinfektion nicht gewährleistet ist.

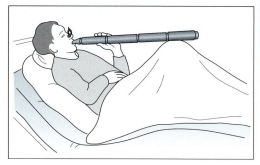

Abb. 6.40 Variabler künstlicher Totraumvergrößerer nach Giebel.

> **Beachte:** Bei Patienten mit herabgesetzter Abwehr ist Vorsicht geboten! Abhilfe in diesem Fall schafft eine Papierrolle anstelle des Giebelrohrs, da diese nach Gebrauch problemlos weggeworfen werden kann.

Indikationen:
- Pneumonieprophylaxe,
- Vermeidung von Mikroelektasen,
- Sekrettransport,
- Kräftigung der Atemmuskulatur,
- Provokation von Hustenstößen (5–10-mal durch ein Rohr von 400–700 ml atmen lassen).

Kontraindikationen:
- respiratorische Globalinsuffizienz,
- Hypoxie,
- Dyspnoe,
- Atemfrequenz über 24/Minute,
- Emphysem,
- Herzinsuffizienz,
- Hirndruckerhöhung.

Ausführung:
- Die Atemfrequenz des Patienten wird gezählt. Sie darf nicht höher als 24/Minute sein.
- Die Nase wird verschlossen und der Patient atmet mit 2–3 Ansatzstücken 3 Minuten durch das Rohr. Dieser Zeitraum wird vom Organismus benötigt, um eine Totraumgröße von 200–300 ml zu kompensieren.
- Erneutes Zählen der Atemfrequenz. Liegt sie über 24/Minute, muss ein Ansatzstück abgenommen, bei weniger als 20/Minute eines hinzugefügt werden.
- Einsatz: Tagsüber zu jeder vollen Stunde etwa 10 Minuten lang.

Wirkungen:
Bei jeder Inspiration gelangt zuerst die im Rohr befindliche kohlendioxidreiche Ausatemluft in die Lunge. Damit steigt der Kohlendioxiddruck in den Alveolen und sekundär im arteriellen Blut an, während der Sauerstoffdruck geringfügig abfällt. Die Erhöhung

des PCO_2 führt über zentralchemische Steuermechanismen der Medulla oblongata zu einer Steigerung der Gesamtventilation (Giebel 1969 u. 1989).

Vorteile
- Unbewusstes vertieftes Atmen und dadurch verbesserte Ventilation der Lunge.
- Die Anwendung ist leicht zu erlernen.
- Der Patient braucht keine Hilfe bei der Durchführung.
- Das Gerät ist wiederverwendbar.

Nachteile
- Das Gerät lässt sich nicht ausreichend desinfizieren.
- Durch Vasokonstriktion kommt es zu einer Erhöhung des intrazerebralen Drucks.
- Die Maßnahme verändert nicht das Atemverhalten des Patienten.
- Infolge der Ein- und Ausatmung durch den Mund trocknen die Atemwege aus.
- Durch seine runde Form rollt das Gerät häufig vom Tisch und fällt auf den Boden.

6.5 Atemtherapie auf der Intensivstation

Die Physiotherapeuten dürfen sich nicht vom enormen technischen Aufwand einer Intensivstation abschrecken lassen. Sind die Techniken erst einmal vertraut, wird klar, dass es in Bezug auf die Atemtherapie fast immer um folgende wesentliche Ziele geht:
- Sekretmobilisation,
- Sekrettransport,
- Verbesserung der Ventilation und der Perfusionsverhältnisse,
- Anregung des Kreislaufs mit weitestgehender Mobilisation.

Atemtherapie bei voll kontrollierter Beatmung (IPPB)

intermittend positiv pressure breathing
 In dieser Phase ist davon auszugehen, dass der Patient bewusstlos ist. Daher sind alle eingesetzten Maßnahmen passiv.

Hyperämisierende Maßnahmen
- heiße Rolle,
- Abreiben mit Eis,
- Interkostalausstreichungen,
- Packegriff.

Förderung von Schwankungen des Bronchialkaliberlumens zur Sekretolyse
- Dehnlagen,
- Arm- und Beinzüge,
- Vibrationen (Vibrax auf die langsamste Stufe einstellen),
- manuelle Vibrationen mit exspiratorischem Stretch.

Sekrettransport
- Umlagerungen,
- Lagerungsdrainagen, um durch den Einfluss der Schwerkraft den Fluss des Bronchialsekrets zu unterstützen.

> *Beachte:* Bei Kreislaufpatienten ist dies nur sehr bedingt anwendbar.

Atemtherapie bei assistierter Beatmung (SIMV)

Synchronized Intermittend Mandatory Ventilation
 In dieser Phase ist der Patient zunehmend wacher und kann die Beatmungszyklen durch aktive Inspiration selbst auslösen.
 Versucht der Patient einzuatmen, senkt sich der Druck im Beatmungssystem. Jetzt öffnet sich ein Ventil und das eingestellte Hubvolumen wird vom Respirator abgegeben. Das sich abflachende Zwerchfell erhält seine Impulse über den N. phrenicus und über die Nebenphrenici des N. subclavius sowie über einige Interkostalnerven der Medulla oblongata, da die Neurone im Hirnstamm kontinuierliche Aktionspotenziale abgeben. So wird das Atemzentrum in gewisser Weise „überlistet". Das Entwöhnen des beatmeten Patienten wird *Weaning* genannt.

> *Beachte:* Hier kann auch die Vojta-Therapie (Stimulation des Punktes an der 6. Rippe) erfolgreich angewendet werden.

Im Anschluss an diese Phasen kann auf aktive Maßnahmen übergegangen werden:
- Wahrnehmen der Atembewegungen,
- Streckdehnung,
- Koppelung von Bewegung und Atmung.

Atemtherapie nach der Extubation

Sobald der Tubus entfernt ist und der Patient spontan atmet, müssen tiefe Atemzüge und eine schonende Hustentechnik geschult werden:
- Wahrnehmen der Atembewegungen,
- sakkadierendes Einatmen,
- Einatemstenose (Nasenstenose, gespitzte Lippen),
- Lippenbremse,
- Tönen,
- Einsatz von Triflo, VRP1-Desitin, Medifio, Trigger zur Ventilationssteigerung und Kräftigung der Atemmuskulatur.

> **Beachte:**
> - *Meist muss der Hustenstoß unterstützt werden (z. B. durch Kompression des Thorax mit beiden Händen oder mithilfe eines Tuches).*
> - *Die Behandlung muss so aktiv wie möglich verlaufen und sollte mit dem Aufsitzen oder Aufstehen des Patienten enden.*

6.6 Haltung und Atembewegungen

Es ist eine Binsenweisheit, dass eine gute Haltung auch gute Atembewegungen bewirkt. Effektive Atembewegungen lassen sich nicht von der Gesamthaltung und Beweglichkeit der Wirbelsäule trennen. Die Erweiterung des Brustkorbs hängt von der Elastizität der Rippenknorpel und von der Beweglichkeit der Rippenwirbelgelenke ab.

> **Beachte:** *Die Qualität der Atmung im Sinne von Gasaustausch wird jedoch durch die Haltung nicht beeinflusst.*

Auch die Atemvolumina verringern sich mit zunehmender Thoraxstarre erst sehr spät, da der Körper seine nichtkomprimierten Lungenabschnitte nach kaudal und ventral ausweichen lassen kann (Göhring 1997).

Funktionelle Überlegungen stellen ein flektiertes Becken und somit die Lordosierung der LWS in den Vordergrund. Mithilfe der thorakolumbalen Lordose wird das Gewicht des Thorax nach dorsal gebracht. Dadurch wird die Wirbelsäule axial belastet und gleichmäßig von Bauch- und Rückenmuskulatur stabilisiert (**Abb. 6.41a-b**). Die thorakolumbale Lordose drückt sowohl den Thoraxuntersatz als auch den -aufsatz nach oben (**Abb. 6.42, Abb. 6.43**).

Unter Berücksichtigung der Biegespannung, Zuggurtung und axialen Belastung der Wirbelsäule ist es keineswegs abwegig, die Therapie zur Verbesserung der Thoraxbeweglichkeit zunächst an den pelvitrochanteren Muskeln zu beginnen. So kann beispielsweise durch die Dehnung der ischiokruralen Muskulatur die Beckenflexion und somit die Lordosierung der LWS stattfinden.

Diese funktionellen Zusammenhänge erfordern sehr komplexe Übungen. Diese Anforderung erfüllt wohl keine Methode derart perfekt wie die Yogaübungen. Aus diesem Grund greifen auch alle anderen Therapiemethoden immer wieder darauf zurück (z. B. Schaarschuch, Middendorf, Alexander, Feldenkrais).

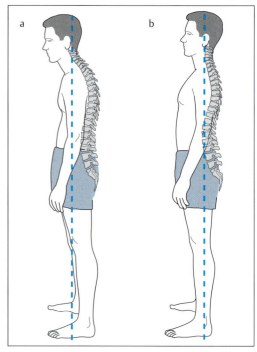

Abb. 6.41 a-b Die axiale Belastung für die Wirbelsäule.

6.7 Atmung und Bewegung

Ein wesentliches Ziel der Atemtherapie ist, die Beweglichkeit aller Thoraxabschnitte und der Wirbelsäule zu erhalten bzw. zu fördern. Dazu gehören sowohl die Erhaltung der Mobilität der Kostovertebralgelenke und der Wirbelsäule als auch der Elastizität von Haut, Unterhaut, Muskulatur und Faszien. Dem Befund entsprechend kann hier ein Schwerpunkt gesetzt werden.

Ziele

Verbesserung von:
- Lungenbelüftung,
- Lungendurchblutung,
- Verschieblichkeit der Pleurablätter,
- Sekrettransport,
- Aufnahme größerer Volumina.

Die Physiotherapie bietet zahlreiche aktive und passive Behandlungsmöglichkeiten, von denen einige im Folgenden als Beispiele aufgeführt werden.

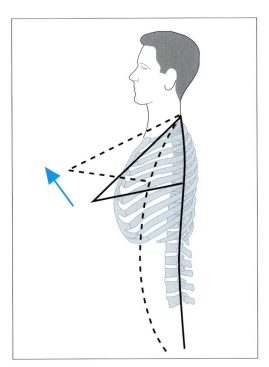

Abb. 6.42 Durch die Lendenlordose wird der Thoraxuntersatz nach oben gedrückt.

Passive Maßnahmen

Mobilisation der Kostovertebralgelenke

Ausgangsstellungen: Bauchlage.
Ausführung:
- Der Therapeut steht am Kopfende, hält die Arme über Kreuz und drückt mit der äußeren Handkante sanft die Rippen nach unten (**Abb. 6.44**).
- Der Abstand zur Wirbelsäule beträgt etwa 2 Querfinger.

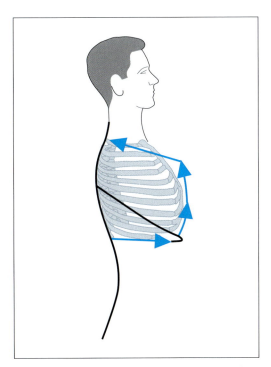

Abb. 6.43 Der Thoraxuntersatz schiebt den -aufsatz nach oben, sodass sich die Rippen weiter bewegen können.

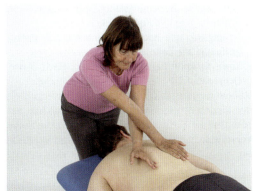

Abb. 6.44 Mobilisation der Kostovertebralgelenke (aus: Hüter-Becker A, et al., Hrsg. Physiotherapie, Bd. 4: Untersuchungs- und Behandlungstechniken. Stuttgart: Thieme; 1996).

Ähnlich, wenn auch weniger differenziert ist die aktiv-passive Variante:

Schnellender Thorax

Ausgangsstellungen: Bauchlage.
Ausführung:
- Die Hände des Therapeuten liegen zusammen mit einem Teil seines Körpergewichts auf dem Brustkorb des Patienten (**Abb. 6.45a-b**).
- Der Patient atmet zunächst aus und anschließend gegen den starken Widerstand ein.
- Gegen Ende der Einatmung rutscht der Therapeut plötzlich weg, sodass sich der Patient durch den hohen Kraftaufwand der Einatemmuskeln selbst in die Einatembewegung mobilisiert.

Passives Bewegen des Schultergürtels gegen das Becken

Ziehharmonikagriff

Aktive Maßnahmen

Diese sind im Hinblick auf die oben genannten Ziele in ihren Auswirkungen effektiver. Sowohl ruhige, lang anhaltende Dehnungen als auch dynamische, schwungvolle Bewegungen haben eine komplexere, meist ganzheitliche Wirkung und werden auch in diesem Sinn eingesetzt. Sie enthalten Bewegungen in Extension, Flexion, Rotation und Lateralflexion in verschiedenen Ausgangsstellungen. Auch die Behandlung im Wasser und im Schlingentisch kann hier eingesetzt werden.
Beispiele:
- Gymnastik auf dem Hocker mit und ohne Handgeräte.
- Funktionelle Bewegungslehre, z. B. Galionsfigur, Schlange, Yogi und Korkenzieher.
- Lösungstherapie nach Schaarschuch, z. B. Packegriffe und alle Dehnlagen.
- Yoga: Krokodil mit allen Varianten, Fisch, Katze, Ochsenkopf, Giraffe, Vogel, König der Fische.

Wirkungen: Das Zusammenspiel der Beweglichkeit der Rippenwirbelgelenke und der Wirbelsäule bestimmen die Elastizität des Thorax ebenso wie die Verschieblichkeit von Haut, Unterhaut und Muskulatur.

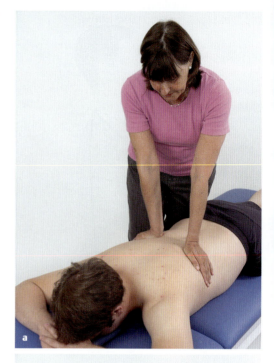
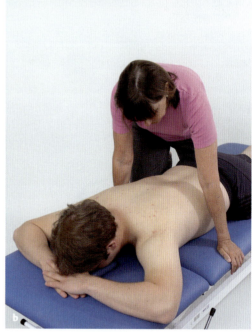

Abb. 6.45 a-b Schnellender Thorax.

Koppeln von Atmung und Bewegung

Nahezu alle Übungen können mit dem Atemrhythmus gekoppelt und mit Ein- und Ausatemtechniken verbunden werden. Erfahrungsgemäß wird bei großen und langsamen Bewegungen zu Beginn eingeatmet.

> **Beachte:** *Jede Dehnung und jeder Streckimpuls hat reflektorisch eine Einatmung zur Folge.*

Beispiele:
- Flexion und Extension der Wirbelsäule,
- langsames Armkreisen,
- Anheben beider Arme,
- Beugen und Strecken eines Beins,
- Gehen oder Laufen mit einer bestimmten Anzahl von Schritten in der Ein- und Ausatemphase,
- Treppensteigen im individuellen Atemrhythmus.

Wirkungen: Durch die Konzentration auf die Bewegungen im eigenen Atemrhythmus werden die Patienten von ihrer Unruhe abgelenkt und können besser entspannen.

Yogagymnastik

Aus der Yogalehre können viele geeignete Übungen übernommen werden. Diese müssen jedoch häufig den individuellen Bedürfnissen der Patienten angepasst werden, da die klassischen Positionen unter Umständen eine zu große Belastung für das Skelett darstellen.

In der Folge werden einige Übungen zur Verbesserung der Haltung und der Thoraxbeweglichkeit vorgestellt.

Gemeinsamkeiten der Übungen:
- Die Übungen können selbstständig und ohne Hilfe durchgeführt werden. Somit eigenen sie sich hervorragend als Hausaufgabe.
- Durch die Haltearbeit werden bei den aktiven Dehnungen die Antagonisten gekräftigt.
- Während der länger anhaltenden Übungsstellung atmet der Patient ruhig weiter. Daher besteht nie die Gefahr des Pressens.
- Häufig sind Bewegungen an den Atemrhythmus gekoppelt.
- Die lang anhaltenden Dehnungen wirken mobilisierend.
- Obwohl die Übungen Schwerpunkte setzen, ist immer der ganze Körper angesprochen.
- Die Übungen sind hinsichtlich der Belastung nicht leicht. Trotzdem werden sie auch zur Entspannung

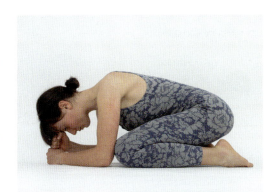

Abb. 6.46 Hängebauchlage. Der Kopf liegt entspannt auf den Händen, die Knie werden leicht gegrätscht. Dadurch kann sich der Bauch ungehindert bewegen.

eingesetzt, da sie dem Körper einen Ausgleich im Vegetativum vermitteln.

> **Beachte:** *Vor und nach jeder Übung wird eine Ruhe- und Entspannungsposition eingenommen, die die Gegenbewegung zur Übungsposition enthält.*

Entspannungspositionen:
- Bauchlage,
- Rückenlage,
- Päckchensitz (für Kinder auch das „Hängebauchschwein", **Abb. 6.46**),
- Schneidersitz,
- Stand.

Übungspositionen
Teilweise tragen die Übungen fantasievolle Namen und sind dadurch leicht zu behalten.

Dosierung
Die Übungen sollen mit Entspannungsphasen etwa 3-mal nacheinander geübt werden.

Kobra
Ausführung:
- Aus der entspannten *Bauchlage* die Arme in Verlängerung des Schultergürtels rechtwinklig aufstellen (**Abb. 6.47**).
- Kopf und Oberkörper nur so weit abheben, dass der untere Thoraxrand noch die Unterlage spürt.
- *Entspannungsposition:* Bauchlage.

Wirkungen:
- Dehnung der ventralen Thoraxabschnitte und der Bauch- und Halsmuskulatur.
- Kräftigung der Schulter-Nacken- und der aufrichtenden Rückenmuskulatur.

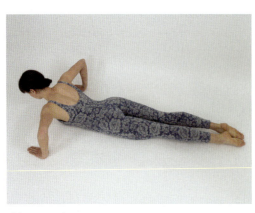

Abb. 6.47 Kobra.

- Starker Atemreiz für die Entfaltung der dorsalen Sinus phrenicocostalis, der während der Entspannungspausen wahrgenommen werden kann.

Heuschrecke
Ausführung:
- Aus der entspannten *Bauchlage* die Fäuste unter das Darmbein platzieren, das Kinn auflegen und die Schultern an den Boden schmiegen (**Abb. 6.48**).

> **Beachte:** Die Schultern dürfen nicht abheben!
> - *Das linke Bein im Knie anbeugen und die rechte Kniescheibe in die Höhlung des Fußgewölbes legen. Dabei die Muskulatur der LWS nicht locker lassen.*
> - *Tief und langsam atmen und etwa 15 Atemzüge durchhalten.*
> - *Entspannungsposition:* Bauchlage

Wirkungen:
- Kräftigung der aufrichtenden Muskulatur im lumbalen Bereich.

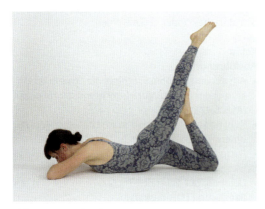

Abb. 6.48 Heuschrecke.

- Dehnung der ventralen unteren Thoraxabschnitte und des Bauches. Zwerchfellaktivierung und Verbesserung der diaphragmalen Atembewegungen.

Fisch
Ausführung:
- Aus entspannter *Rückenlage* die Arme dicht an den Körper heranziehen (**Abb. 6.49**).
- Die Ellenbogen fest aufstützen und das Brustbein weit anheben.
- *Entspannungsposition:* Rückenlage.

Wirkungen:
- Dehnung der ventralen Thoraxabschnitte und der Ansätze der Bauchmuskulatur.
- Kräftigung der aufrichtenden Muskulatur.
- Starker Atemreiz für die diaphragmalen und kostalen Atembewegungen.

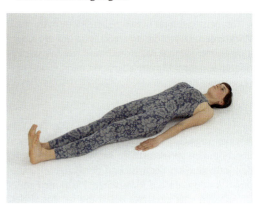

Abb. 6.49 Fisch.

Vogel
Ausführung:
- Aus entspannter *Bauchlage* mit der rechten Hand den linken Fuß des gebeugten Beins fassen (**Abb. 6.50**).
- Den linken Arm und den Kopf nach vorne gestreckt abheben.
- *Entspannungsposition:* Päckchensitz.

Wirkungen:
- Dehnung von Hüftbeugern und ventralen Thoraxabschnitten.
- Kräftigung der aufrichtenden und aufgelagerten Rückenmuskulatur.
- Starker Atemreiz für die kostalen und diaphragmalen Atembewegungen im dorsalen Bereich.

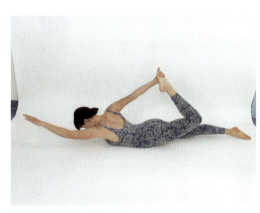

Abb. 6.50 Vogel.

Katze
Ausführung:
- Aus dem *Vierfüßlerstand* mit der Ausatmung die Wirbelsäule vor allem in der LWS einrollen, wobei der Kopf mitgeht (**Abb. 6.51a**).
- Danach mit der Einatmung den Kopf wieder hochnehmen und die Wirbelsäule durchhängen lassen (**Abb. 6.51b**).

- Diese Bewegungen werden an die Atemphasen gekoppelt, am besten mit der Lippenbremse (S. 49).
- *Entspannungsposition:* Bauchlage oder Päckchensitz.

Wirkungen:
- Mobilisation der Thoraxbeweglichkeit und der Wirbelsäule;
- Kräftigung der Bauch- und Rückenmuskulatur.
- Beruhigung und Steigerung der Konzentration.

Giraffe oder Rutschbahn
Ausführung:
- Aus dem *Kniestand* mit der rechten Hand die rechte Ferse fassen und den linken Arm gestreckt in die Luft halten (**Abb. 6.52**).
- Der Kopf schaut zur Stützhand.
- *Variante:* Beide Hände fassen die Fersen, der Kopf sinkt nach hinten.
- *Entspannungsposition:* Päckchensitz.

Wirkungen:
- Dehnung der ventralen Thoraxabschnitte, Bauch- und Halsmuskulatur sowie der Hüftbeuger.
- Kräftigung der aufrichtenden Muskulatur im Becken und Lendenbereich.
- Starker Atemreiz für sämtliche Thoraxabschnitte.

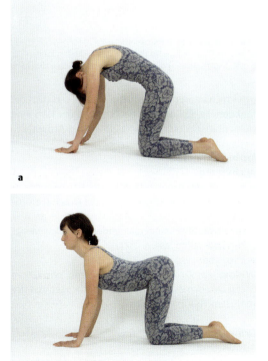

Abb. 6.51 Katze
a Einatemstellung.
b Ausatemstellung.

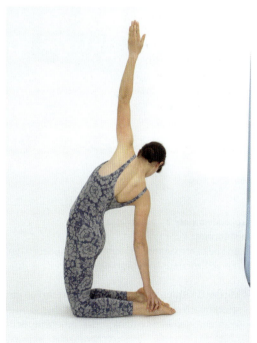

Abb. 6.52 Giraffe.

Krokodil

Ausführung:
- Aus der entspannten *Rückenlage* die gestreckten außenrotierten Arme auf die Unterlage drücken (**Abb. 6.53**).
- Das rechte Bein über das linke legen und mit der Achillessehne zwischen den 1. und 2. Zeh des linken Fußes stellen.
- Die rechte Beckenseite nach links drehen, während der Kopf nach rechts dreht.
- So lange in dieser Position verharren, bis der Körper von selbst langsam in die Rückenlage zurücksinkt.
- *Entspannungsposition:* Rückenlage.

Wirkungen:
- Keine andere Übung enthält gleichzeitig so viele und komplexe Wirkungsweisen, weshalb sie auch *die beste Übung von allen* genannt wird.
- Dehnung der Bauchmuskulatur, des M. pectoralis, des M. sternocleidomastoideus und der seitlichen Thoraxabschnitte.
- Kräftigung der aufrichtenden Muskulatur, der Mm. rotatores und der schrägen Bauchmuskeln.

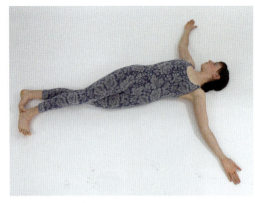

Abb. 6.53 Krokodil.

Krokodilvariante 1

Ausführung:
- Aus der entspannten *Rückenlage* die außenrotierten abduzierten Arme fest auf die Unterlage drücken.
- Mit der Einatmung ein Bein mit flektiertem Fuß gestreckt nach oben führen (**Abb. 6.54a**).
- Während der Ausatemphase das erhobene Bein über das andere Bein rechtwinkelig ablegen (**Abb. 6.54b**).
- Der Kopf dreht zur anderen Seite.
- *Entspannungsposition:* Rückenlage.

Wirkungen: Zusätzlich zu den oben genannten Wirkungen kommt jetzt noch die Dehnung der dorsalen

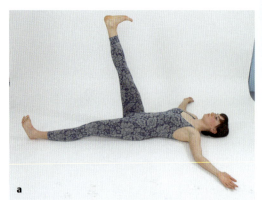

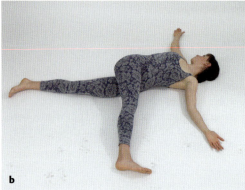

Abb. 6.54 Variante des Krokodils.
a Mit der Einatmung wird das Bein gestreckt angehoben.
b Mit der Ausatmung wird das Bein über das andere abgelegt.

pelvitrochantären Muskulatur hinzu, was für die funktionelle Stellung des Beckens und der LWS eine elementare Bedeutung hat (Haltung und Atmung).

Krokodilvariante 2

Ausführung:
- Aus der entspannten *Rückenlage* die außenrotierten abduzierten Arme fest auf die Unterlage drücken.
- Die etwas auseinanderstehenden Beine angebeugt zur Seite fallen lassen.
- *Entspannungsposition:* Rückenlage.

Wirkungen: Zu den bereits genannten Wirkungen tritt jetzt noch die Dehnung der Hüftbeuger und der seitlichen Thoraxabschnitte.

Ochsenkopf

Ausführung:
- Aus dem *Sitz*, *Fersensitz* oder *Stand* hinter dem Rücken mit einer Hand von oben, mit der anderen Hand von unten versuchen, die Fingerspitzen zusammenzubringen (**Abb. 6.55**).

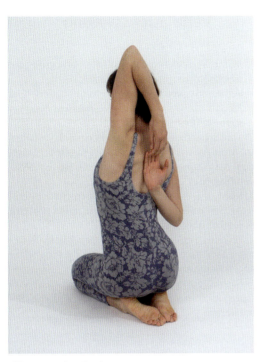

Abb. 6.55 Ochsenkopf.

- Dabei den Hinterkopf fest gegen den Unterarm drücken.
- Die Beobachtung ist auf die Atembewegungen der gedehnten Seite gelenkt.
- *Entspannungsposition:* Päckchensitz.

Wirkungen:
- Kräftigung der aufrichtenden Muskulatur.
- Dehnung der seitlichen Thoraxabschnitte.
- Verstärkung der Atembewegungen im gedehnten Bereich.

Baum
Ausführung:
- Aus dem *Stand* ein Bein anbeugen und seitlich an die Innenseite des Oberschenkels legen (**Abb. 6.56a-b**).
- *Variante:* Mit beiden Beinen stehen bleiben.
- Die Handinnenflächen aneinanderlegen und die gestreckten Arme hinter den Kopf bringen.
- Mit dem Hinterkopf gegen die Oberarme drücken.
- So lange stehen, bis man völlig ruhig wird.

Wirkungen:
- Kräftigung der aufrichtenden Muskulatur.
- Dehnung der ventralen Thoraxabschnitte.
- Mobilisation der diaphragmalen und kostalen Atembewegungen.

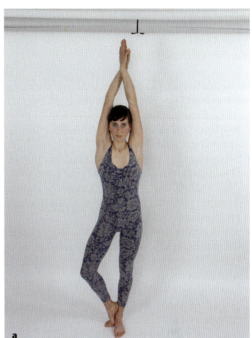

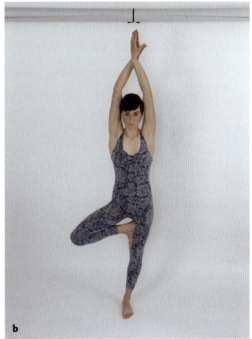

Abb. 6.56 Baum.
a Mit aufgestellter Fußspitze.
b Der Fuß stützt sich auf der Innenseite des Oberschenkels ab.

6.8 Der Patient mit akuter restriktiver Ventilationsstörung

6.8.1 Krankheitsbild

Als *Restriktion* bezeichnet man eine Verminderung des blähungsfähigen Lungenvolumens. Sie kann reversibel oder irreversibel sein.

Mögliche *Ursachen* akuter restriktiver Ventilationsstörungen sind:
- Erkrankungen, welche die Dehnungsfähigkeit (Compliance) der Lunge vermindern. Hierzu gehören: Lungenfibrosen, Silikose, Thoraxdeformitäten, Tumoren, Pleuraergüsse, Pleuraschwarten und postoperative Zustände.
- Störungen der Atemmuskulatur oder der sie innervierenden Nerven, z. B. Muskeldystrophie, hohe Querschnittlähmung, medikamentös induzierte Atemlähmung.
- Entzündungen des Lungengewebes infektiöser Genese: Pneumonien und Pneumonitis.

Die *Diagnose* akuter restriktiver Ventilationsstörungen geschieht anhand von:
- Röntgenaufnahmen der Thoraxorgane,
- einer Lungenfunktionsprüfung auf:
  - Abnahme der Vitalkapazität (VK),
  - proportionale Verminderung der exspiratorischen Einsekundenkapazität (FEV_1),
  - Verminderung des intrathorakalen Gasvolumens (ITGV).

6.8.2 Physiotherapie bei akuter restriktiver Ventilationsstörung

Bei einer akuten restriktiven Lungenerkrankung liegt der Schwerpunkt der Atemtherapie auf dem Verbessern der Ventilation und der Perfusion.

Ziele und Maßnahmen

- Vertiefen des Atemzugvolumens: durch aktive Muskelarbeit und Wahrnehmen der Atembewegungen.
- Erweitern der Atembewegungen und Entfalten des Sinus phrenicocostalis: durch Streckdehnung und Dehnlagerungen.
- Verbessern der Perfusion: durch Umlagern und Belasten.
- Erhalten der Verschieblichkeit der Pleurablätter: durch tiefe Atemzüge.
- Herabsetzen erhöhter Gewebswiderstände in Haut und Muskulatur: durch Ausziehen der Interkostalräume, Verschieben der Hautfalte, Packegriffe und weiche Knetungen der Muskulatur.
- Verbessern von Atemmuskelkoordination und Atemmuskelkraft: durch aktive, mit dem Atem gekoppelte Übungen.

Um die Behandlung möglichst schonend zu gestalten, sollte die Auswahl der Maßnahmen so getroffen werden, dass immer eine aktive auf eine passive Maßnahme folgt.

Nicht alle Patienten haben verschleimte Atemwege. Sollte dies jedoch der Fall sein, muss zunächst ordentlich abgehustet werden.

Bei einer *Begleitpleuritis* muss man innerhalb weniger Tage nach der Entfieberung an die Prophylaxe gegen Pleuraschwarten denken.

Nach einer *Pneumonie* haben Patienten meist noch lange nach der Entfieberung orthostatische Beschwerden.

> *Bei der Pneumoniebehandlung und der Pneumonieprophylaxe während einer Zytostasetherapie dürfen wegen erhöhter Blutungsneigung keine Erschütterungen, keine Massagegriffe und keine Kopftieflage angewendet werden. Sinkt die Leukozytenzahl unter 1.500/mm^3, ist der Patient stark infektionsgefährdet. Ein Therapeut mit einem Infekt der Atemwege kann eine gefährliche Bedrohung für ihn sein! Hygienemaßnahmen: Mundschutz, Schutzkittel, Hände desinfizieren.*

Verbessern der Perfusion durch Umlagern und Belasten

Ist der Patient fähig, seine Lage zu wechseln (Rückenlage, Seitlage, evtl. Bauchlage, Sitz), so sollte er dies zur Verbesserung der Perfusionsverhältnisse möglichst oft versuchen. Besonders nach Lungeninfarkten ist das Umlagern wichtig, da die Gefahr einer Infarktpneumonie besteht.

Unter Umlagerung versteht man den systematischen Lagewechsel von Körperstellungen. Je nach Zustand des Patienten kommen grundsätzlich alle Ausgangsstellungen infrage: Rücken-, Seit- und Bauchlage sowie Sitz.

Der Zeitraum der Umlagerungen variiert von 5 Minuten bis hin zu 1–2 Stunden. Kann der Patient nicht selbst seine Stellung verändern, muss der Therapeut die Positionen entsprechend einem Lageplan wechseln.

- Vorübergehende Steigerung der Lungendurchblutung: Der Lungenkreislauf gehört zum Niederdrucksystem. Das bedeutet, die Lungendurchblu-

tung folgt der Schwerkraft, sodass unten liegende Kapillaren stets besser durchblutet werden (**Abb. 6.57**). Findet ein Lagewechsel statt, hat dies auch für die unterschiedlichen Lungenabschnitte eine Umverteilung der Perfusionsverhältnisse zur Folge.
- Besserung eines gestörten Belüftungs-Durchblutungs-Verhältnisses: Belüftung und Durchblutung müssen in einem bestimmten Verhältnis zueinander stehen, damit das Blut bei intakter Diffusion genügend mit Sauerstoff gesättigt und von Kohlendioxid befreit werden kann. Störungen des Belüftungs-Durchblutungs-Systems führen dazu, dass das durch minderbelüftete oder verschlossene Alveolarbezirke strömende Blut nicht am Gasaustausch beteiligt ist und somit mehr Kohlendioxid enthält (Rechts-links-Shunt). Im arteriellen Blut sinkt der Sauerstoffpartialdruck. Umlagerungen sind daher auch in der Pflege ein elementares Mittel, um der alveolaren Minderbelüftung und -durchblutung entgegenzuwirken.
- Unterstützen der bronchialen Reinigung: Der Lagewechsel bewirkt eine Unterstützung der oben liegenden Bronchialabschnitte hinsichtlich des Sekrettransports.
- Fördern der Rückresorption von Pleuraexudat: Befindet sich Pleuraexudat im Pleuraspalt, wird dieses durch die Umlagerungen besser verteilt und kann somit leichter resorbiert werden.

6.8.3 Akute respiratorische Insuffizienz (ARDS)

Hierbei sind alle physiotherapeutischen Maßnahmen zur Verbesserung des Ventilations-Perfusions-Verhältnisses von größter Bedeutung. Die Auswahl der Maßnahmen richtet sich nach den Gegebenheiten, z. B. ob eine Tracheotomie besteht, welche Art der Beatmung gewählt wurde und inwieweit der Patient ansprechbar ist. In den meisten Fällen muss man sich mit passiven Maßnahmen begnügen.

Maßnahmen

Verbesserung der Ventilations- und Perfusionsverhältnisse

- Umlagerung: Rücken-, Seiten-, Halbseiten- und Bauchlage, sofern keine Tracheotomie besteht,
- Schaukelbett.

Verbesserung der Gewebeverschieblichkeit

- Ausstreichen der Interkostalräume,
- Vibrationen auf dem Thorax,
- Erschütterungen,
- Eisabreibungen,
- Atemmassage nach Schmitt.

Thromboseprophylaxe

- Hochlagerung der Beine im Winkel von 30°,
- Kompressionsstrümpfe,
- Passives Bewegen der Extremitäten und des Rumpfes.

Fallbeispiel: Somnolenter und nicht ansprechbarer Patient mit akuter restriktiver Ventilationsstörung
- Umlagern alle zwei Stunden.
- Abklatschen mit Eiswasser zur reflektorischen Atemvertiefung.
- Passives Bewegen.

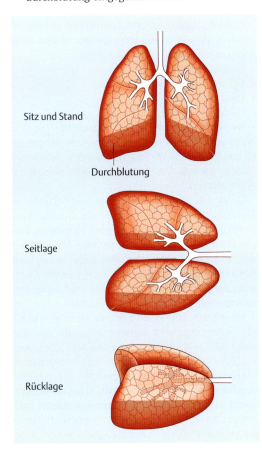

Abb. 6.57 Die Lungenperfusion folgt der Schwerkraft.
a Sitz und Stand.
b Seitlage.
c Rückenlage.

- Vibrationen auf dem Thorax und kurzer intermittierender Druck auf das Sternum am Ende einer Exspiration, zur Hustenprovokation und Sekretionslösung.
- Der Patient muss abgesaugt werden, wenn nicht abgehustet werden kann. Das Absaugen kann aber das Husten nicht vollständig ersetzen. Es werden dabei überwiegend nur die Stammbronchien erfasst, nicht aber das Sekret in den kleinen Atemwegen.
- Packegriffe über Thorax und Bauch bringen ebenfalls vergrößerte Atembewegungen und damit für den Moment eine Atemvertiefung.
- Hochlagern der Beine um 30°.
- Eine Drainagelagerung verbietet sich meist wegen des schlechten Zustands der Patienten.

Fallbeispiel: Frau G., 45 Jahre, Pneumonie
Diagnose: Bronchopneumonie
Physiotherapeutische Untersuchung: Die Patientin hat 39° Fieber, es quält sie ein starker Husten mit Auswurf, sie hat ein starkes Krankheitsgefühl und möchte am liebsten ganz ruhig im Bett liegen.
Physiotherapeutische Behandlung: Vor der Behandlung hat die Patientin sekretolytische Mittel inhaliert. Puls und Blutdruck müssen kontrolliert werden. Ablauf der Behandlung:
- Heiße Rolle mit Eukalyptuszusatz, beginnend in Seitlage, Drehen in Rückenlage, danach Umlagern auf die andere Seite.
- Aktive Bewegungsserien der Füße.
- Die Patientin setzt sich auf und hustet mit Unterstützung ab.
- Wahrnehmen der Atembewegungen im kostalen Bereich.
- Aktive Bewegungsserien der Hände.
- In Seitlage: sakkadierendes Einatmen mit Packegriff.
- Hautfalte wegatmen lassen.
- Streckdehnung im Atemrhythmus.
- Seitenwechsel, Wiederholen.
- Dynamische Bewegungsserien.
- Sitzen im Sessel, zugedeckt.
- Mit SMI (sustained maximal inspiration = anhaltend maximale Inspiration) üben.

Im weiteren Verlauf kommen noch Übungen auf dem Hocker und das Gehen längerer Strecken hinzu.

Die physiotherapeutische Behandlung der Pleuritis, des Pleuraergusses und der Pleuraschwarte verläuft prinzipiell wie die der Pneumonie. Es kommen jedoch einige spezielle Aspekte hinzu.

Die Behandlung beginnt erst, wenn die atemabhängigen Schmerzen des Sicca-Stadiums verschwunden sind. Da mit Rückschlägen zu rechnen ist, muss der Behandlungsplan jeden Tag neu überdacht werden.

Der Pleuraschmerz wird durch die Dehnung der entzündeten Pleura parietalis ausgelöst, weshalb er bei der Einatmung schlimmer als bei der Ausatmung ist. Er verschlimmert sich sowohl bei tiefer Einatmung als auch beim Lachen und Husten.

Die Pleura parietalis ist mit afferenten Schmerzrezeptoren durchsetzt, während die Pleura visceralis und das Lungenparenchym keine Schmerzrezeptoren enthalten. Befällt eine Entzündung die oberen Teile der Pleura, lokalisiert sich der Schmerz in der Brust. Der untere Teil der Pleura, der die äußeren Abschnitte des Diaphragmas enthält, wird durch die unteren 6 Interkostalnerven innerviert. Da diese Nerven die Bauchwand mit versorgen, können die Schmerzen auch in den oberen Bauchraum ausstrahlen. Ist der durch den N. phrenicus innervierte Teil des Diaphragmas betroffen, kann der Schmerz bis in den Nacken und in die Schulter ziehen.

Zur Behandlung können Schmerztherapeuten hinzugezogen werden. Sobald die Wirkung der Analgetika eintritt, kann der Patient atemtherapeutisch behandelt, abgehustet und zunehmend mobilisiert werden. Die Wirkung von Schmerzmitteln setzt nach unterschiedlichen Zeiten ein:
- Oral/sublingual: 20–30 Minuten,
- Intramuskulär: 20–30 Minuten,
- Intravenös: sofort,
- Epidural: andauernd,
- Nervenblockade: sofort und andauernd.

Werden die Schmerzen nicht kontrolliert, können sie ihrerseits zu erheblichen pulmonalen Problemen führen, wie z. B. Schleimretention oder reduziertes Atemvolumen.

Da es sich bei der Pleuritis um eine Sekundärerkrankung handelt, muss immer die Grunderkrankung (Entzündung der umliegenden Strukturen, Präcancerose) im Auge behalten werden. Die Angaben der Patienten über atemabhängige Schmerzen, Schonhaltungen oder ein Nachschleppen der Atembewegungen der betroffenen Seite sind daher von wesentlicher Bedeutung für den Befund.

Bei starken Schmerzen kann es zu einer flachen und hyperfrequenten Atmung kommen, die eine gleichmäßige Belüftung aller Lungenabschnitte unmöglich macht. Hier muss auf den *Euler-Liljestrand-Mechanismus* hingewiesen werden: Die Lungendurchblutung wird so gesteuert, dass nur ausreichend belüftete Gebiete auch gut durchblutet sind, sodass sauerstoffarmes Blut in der Lunge immer dorthin geleitet wird, wo es optimal mit Sauerstoff angereichert werden kann.

Fallbeispiel: Frau H., 60 Jahre, Pleuritis rechts
Physiotherapeutische Untersuchung: Die Patientin hat 37,8 °C Temperatur, die atemabhängigen Schmerzen der letzten Tage sind vorbei, auf dem Röntgenbild ist ein kleiner Erguss zu sehen. Auf der rechten Thoraxseite schleppen die Atembewegungen nach.
Physiotherapeutische Behandlung:
- Puls und Blutdruckkontrollen.
- Während der Zubereitung der heißen Rolle wird die Patientin auf die rechte Seite gelagert, Kopfteil etwas angestellt (Perfusionssteigerung).
- Heiße Rolle mit Zusatz z. B. mit Eukalyptus, Pinie oder Lavendel am besten im Sitz (Umlagerung) mit aufgestütztem Kopf am Tisch.
- Zurück in Rückenlage (Umlagerung), aktive Bewegungsserien der Füße und Beine.
- Gewebslösende Maßnahmen als Vorbereitung für den Packegriff.
- Packegriff sakkadierend wegatmen lassen.
- Streckdehnung.
- Durchbewegen Becken gegen Schultergürtel.
- Ziehharmonikagriff.
- Drehdehnlage mit Packegriff.

Je nach Zustand kann die Belastung gesteigert werden im Sinne der Belastungsstufe II oder III mit Übungen auf dem Hocker. Auch sollen im Tagesablauf Sitzphasen im Sessel aufgenommen werden.

6.9 Der Patient mit chronischer restriktiver Ventilationsstörung

6.9.1 Krankheitsbild

Erkrankungen des Lungengerüsts werden als interstitielle Lungenerkrankungen bezeichnet. Sie treten in einer großen Formenvielfalt auf. Gemeinsam sind ihnen eine Entzündung der Alveolarwand (Alveolitis) und die Bildung von Narbengewebe (Fibrose). Dies führt, wie bei allen restriktiven Ventilationsstörungen, zu
- Abnahme der Lungenvolumina,
- verminderter Elastizität des Lungengewebes,
- verminderter Diffusion von Sauerstoff.

Chronisch restriktive Ventilationsstörungen liegen vor bei:
- Kollagenosen, rheumatoider Arthritis,
- Sarkoidosen (Morbus Boeck),
- Vaskulitiden,
- Sklerodermie,
- Lupus erythematodes,
- Sjögren-Syndrom,
- Psittakosen.

6.9.2 Physiotherapeutische Behandlung bei chronischer restriktiver Ventilationsstörung

Als Schwerpunkt der Behandlung soll die Atemarbeit erleichtert werden, durch das Herabsetzen elastischer Widerstände an Haut und Muskulatur und durch einen möglichst beweglichen Thorax.

Ziele und Maßnahmen

Herabsetzen der erhöhten Gewebswiderstände in Haut und Muskulatur durch
- heiße Rolle,
- Hautverschiebungen, Packegriffe,
- Mobilisation der Skapula,
- klassische Massage.
- Erhalten und Fördern der Eigenelastizität der Lunge z. B. durch sakkadierendes Einatmen mit kurzem Anhalten der Luft, um gegen das Door-stop-Phänomen anzugehen und somit das vorzeitige Einsetzen des Hering-Breuer-Reflexes zu überlisten.
- Erhalten von Thoraxbeweglichkeit und Atemmuskelkraft durch
  – Dehnlagen,
  – Yogaübungen,
  – Gymnastik auf dem Hocker mit und ohne Geräte,
- Vermeiden schädigender Atemformen durch Trainieren der Nasenatmung und Nasenstenoseübungen, um das Bronchialsystem zu schonen.
- Erlernen schonender Hustentechniken und Dämpfen eines unproduktiven Hustens, beispielsweise durch kurzes Anhalten der Luft in Einatemstellung, oberflächliches Weiteratmen, Anhusten gegen geschlossene Lippen.

Man sollte bei Patienten mit einer restriktiven Ventilationsstörung nicht versuchen, sie auf eine niederfrequente Atmung zu bringen. Die Atemarbeit ist bei frequenter und flacher Atmung geringer und es muss weniger Kraft aufgewendet werden, um den erforderlichen Unterdruck für ein größeres Atemzugvolumen zu erreichen.

Fallbeispiel: Herr U., 63 Jahre, Lungenfibrose
Physiotherapeutische Untersuchung: Die Atemfrequenz ist mit 28 Atemzügen/min erhöht. Die Vitalkapazität und die Atemmaße sind deutlich reduziert. Die Verschieblichkeit der Haut über dem Thorax ist schlecht, die Inspirations- und Exspirationsmuskulatur

ist sehr verspannt. Der Patient wirkt sehr angestrengt und ist leicht zyanotisch.

Physiotherapeutische Behandlung:
- Heiße Rolle mit Rosmarin zum Verstärken der Durchblutung.
- Gewebslösende Maßnahmen.
- Drehdehnlagerung mit Packegriffen.
- Sakkadierendes Einatmen mit Anhalten der Luft: schnüffeln, Luft anhalten, noch zwei Schnüffler darübersetzen.
- Mit einigen Rotationen in die Seitlage übergehen.
- Becken gegen Schultergürtel bewegen.
- Mobilisation der Skapula.
- Streckdehnung mit sakkadierendem Atem.
- Seitenwechsel.
- Gymnastik auf dem Hocker, z. B. Anatmen gegen ein um die unteren Rippen gelegtes Handtuch. Es ist für den Erfolg der Behandlung sehr wichtig, dass der Patient seine Dehnstellungen und Atemtechniken auch zu Hause regelmäßig durchführt.
- Entwickeln eines Eigenübungsprogramms: Übungen aus dem Yoga: Krokodil, Fisch, Ochsenkopf.

Während der Behandlung mit Kortison quillt das Bindegewebe auf. Die Dehnungen sind in dieser Zeit für den Patienten daher besonders effektiv.

6.10 Der Patient mit akuter obstruktiver Ventilationsstörung

6.10.1 Krankheitsbild

Bei den obstruktiven Ventilationsstörungen sind die Atemwege verengt. Ursachen können sein:
- zu hoher Tonus der Bronchialmuskulatur (Asthma),
- Hypersekretion von Schleim (Bronchitis),
- Verlust der Eigenelastizität der Atemwege und der Lunge (Emphysem).

Akute obstruktive Ventilationsstörungen haben Anfallscharakter.

> *Asthma bronchiale wird als anfallsweise auftretende Atemnot infolge einer chronischen entzündlichen Erkrankung der Atemwege definiert.*

Beim Asthmaanfall treten folgende Symptome auf:
- Dyspnoe, Tachypnoe,
- verlängertes Exspirium,
- Orthopnoe, die Patienten stützen sich mit den Händen oder den Ellbogen auf, um besser Luft zu bekommen,
- Tachykardie,
- Angst, zu ersticken.

Asthmaanfälle können sehr schwer sein. Lassen sie sich nicht rasch durch Medikamente bessern, handelt es sich um einen *Status asthmaticus*.

Sogar Todesfälle infolge eines extrem schweren Asthmaanfalls (respiratorische Globalinsuffizienz wegen Erschöpfung der Atemmuskulatur) kommen immer häufiger vor.

6.10.2 Physiotherapeutische Untersuchung bei akuter obstruktiver Ventilationsstörung

Eine genaue Befundaufnahme ist während des Anfalls nicht möglich und sollte gar nicht erst versucht werden. Der typische Anfall dauert etwa 1–2 Stunden. Das Ende des Anfalls kündigt sich meist durch einen stärkeren Hustenreiz an.

6.10.3 Physiotherapeutische Behandlung bei akuter obstruktiver Ventilationsstörung

Die Behandlung während des Anfalls unterscheidet sich von der im anfallsfreien Intervall.

Ziele und Maßnahmen

Mindern der Atemwegsobstruktion als Unterstützung der medikamentösen Behandlung z. B. durch
- Einnehmen atemerleichternder Stellungen,
- Anwenden der Lippenbremse,
- gähnendes Einatmen mit geschlossenen Lippen.
- Während des Anfalls mindern der Angst und beruhigen z. B. durch
  - weiche Massagegriffe im Hals-Nacken-Gebiet und am Thorax,
  - Packegriffe am Thorax,
  - heiße Rolle oder heiße Kompressen am Rücken, ventral am Thorax und über dem Sternum,
  - manuelle Richtungshilfen am Thorax.

Der Patient darf in diesem Zustand zu nichts gezwungen werden. Meist kennen die Patienten für sie atemerleichternde Stellungen, in denen sie ihre Atemhilfsmuskeln besser einsetzen können.

Die gebräuchlichsten atemerleichternden Stellungen sind:
- Sitz mit auf dem Tisch aufgestützten Armen (**Abb. 6.58**).
- Kutschersitz (**Abb. 6.59**) mit Lippenbremse und Konzentration auf die abdominalen Atembewegungen.
- Abstützen der Hände in der Taille und an der Wand im Stehen (**Abb. 6.60**).
- Fersen-Ellbogen-Sitz mit breiten Knien (Hängebauchlage für Kinder) (**Abb. 6.61**)..

Durch diese Körperstellungen wird das Gewicht des Schultergürtels vom Thorax abgenommen und durch das Aufstützen der Arme der optimale Einsatz der inspiratorischen Atemhilfsmuskulatur ermöglicht.

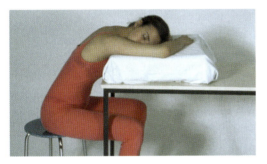

Abb. 6.58 Sitz mit auf dem Tisch aufgestützten Armen.

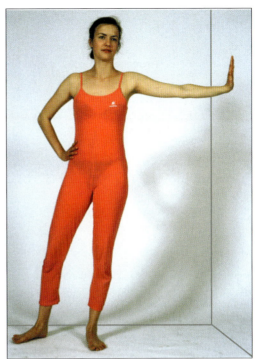

Abb. 6.60 Abstützen der Hände in der Taille und an der Wand im Stehen.

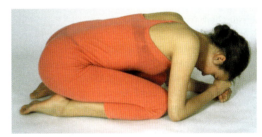

Abb. 6.61 Päckchensitz. Muss je nach Zustand des Patienten modifiziert werden.

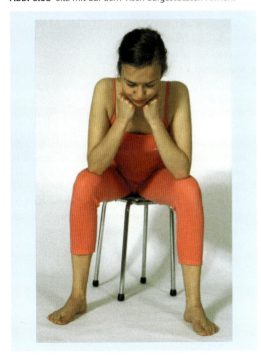

Abb. 6.59 Kutschersitz. Eine der häufigsten Haltungen während eines Asthmaanfalls.

Es kann für den Patienten schon eine Hilfe sein, wenn er anhand der vom Therapeuten vorgenommenen sachkundigen Änderung und Verbesserung seiner Körperstellung feststellt, dass sein Problem richtig erkannt und verstanden wurde.

Die inspiratorisch verschobene Atemmittellage bedeutet eine Erhöhung der funktionellen Residualkapazität (**Abb. 6.62**). In dieser Inspirationsstellung sind die Bronchialradien größer. Dadurch nimmt der erhöhte Widerstand in den Atemwegen ab. Die Inspirationsstellung ist also nicht nur eine Folge, sondern auch eine Kompensation des Asthmas.

Es ist günstig, die Wirkung der Bronchospasmolytika abzuwarten und erst dann mit Maßnahmen zu

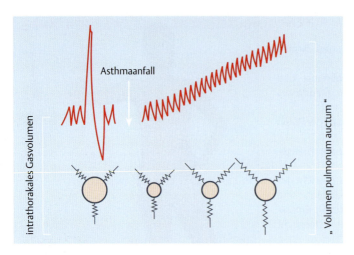

Abb. 6.62 Im Asthmaanfall wird die Atemmittellage treppenförmig zur Inspiration verschoben. Das „Volumen pulmonum auctum" bewirkt eine erhöhte Vordehnung der Lunge mit Bronchodilatation. Datei:

beginnen. Der Patient bringt dann die Wirkung der Spasmolyse in Zusammenhang mit den physiotherapeutischen Maßnahmen. Das kann im weiteren Verlauf dazu beitragen, ein Fixieren auf Medikamente zu vermeiden.

In besonders schweren Fällen wird eine Respirator-Therapie mit IPPB (Intermitted Positive Pressure Breathing) notwendig.

Fallbeispiel: Frau H., 22 Jahre, Status asthmaticus bei allergischem Asthma

Vor etwa einer halben Stunde bekam Frau H. ihre Medikamente gespritzt. Sie sitzt aufrecht im Bett, stützt sich mit beiden Armen auf und ringt nach Luft. Ich nähere mich sanft und ruhig. Die in der Folge gestellten Fragen sollen der Patientin signalisieren, dass ihr Problem erkannt wurde und dass hier jemand steht, der Bescheid weiß. Die Fragen sind so gestellt, dass sie durch ein Nicken bzw. Schütteln des Kopfes beantwortet werden können:
- Ist das Ihr erster Anfall?
  - Dauert der Anfall bereits länger als 2 Stunden?
  - Müssen Sie schon husten?
- Ich stelle vorsichtig das Kopfteil ganz hoch.
- Auf meine Frage, ob ich versuchen darf, ihr zu helfen, nickt Frau H.
- Ich streiche im Atemrhythmus entlang der Schulter-Nacken-Muskulatur.
- Packegriffe am Thorax.
- Lippenbremse.
- Die Patientin wird ruhiger und kann sich zurücklehnen.
- Aus der Kraniosakraltherapie: Lösen der Diaphragmen.

Die Patientin hat jetzt die Augen geschlossen und atmet ruhiger. Ich gehe leise.

Frau H. hat erlebt, dass die Physiotherapie zu helfen vermag. Somit habe ich eine gute Position für die Behandlung an den folgenden Tagen.

Die erste Behandlung am Tag nach dem Anfall:
- Heiße Rolle.
- Ich erkläre Frau H. ohne Fachausdrücke die exspiratorische Ventilstenose. Ein guter Vergleich ist das Fahrradventil (Luft kann hinein, ohne zu entweichen).
- Schulen der Lippenbremse.
- Husten gegen geschlossene Lippen.
- Abhusten.
- Auswählen der günstigsten atemerleichternden Stellung.
- Wahrnehmen der Atembewegungen im kostodiaphragmalen Bereich in dieser Stellung.
- Wir besprechen, dass dies zusammen mit der Lippenbremse zum richtigen Verhalten während des Asthmaanfalles gehört.
- Die Patientin selbst erklärt nun die exspiratorische Ventilstenose. (Nur wenn die Zusammenhänge richtig verstanden werden, erscheinen unsere Maßnahmen für den Patienten sinnvoll und werden auch genutzt.)

Diese Verhaltensstrategien sollen dazu beitragen, dass sich die Patientin beim nächsten Anfall nicht mehr so hilflos und ausgeliefert vorkommt.

6.11 Der Patient mit chronischer obstruktiver Ventilationsstörung

6.11.1 Krankheitsbild

Chronisch obstruktive Ventilationsstörungen liegen vor bei
- COPD (chronisch obstruktiver Atemwegserkrankung),
- Bronchitis,
- Bronchiektasen,
- Mukoviszidose,
- Lungenemphysem.

Allen gemeinsam sind der chronische produktive Husten und die Entzündung der Atemwege. Aufgrund der chronischen Obstruktion kommt es zu einer Überblähung der peripheren Lungenabschnitte mit weiterer Einschränkung der Atemreserven. Die uneinheitliche Belüftung der Lungen hat eine Verteilungsstörung mit chronischer Hypoxämie zur Folge. Es kommt schließlich zu einer Atrophie der regulären Mukosa mit Schädigung und Zerstörung des Flimmerepithels, sodass der vermehrt gebildete Schleim nicht mehr richtig abtransportiert werden kann.

6.11.2 Prinzipien der Physiotherapie bei chronischer obstruktiver Ventilationsstörung

Der chronisch produktive Husten und die Entzündung der Atemwege sowie der teilweise Verlust der Eigenelastizität der Lunge erfordern einen sensiblen Umgang mit sekretlösenden Maßnahmen und die Förderung antiobstruktiven Verhaltens.

Ziele und Maßnahmen

- Lösen des zähen Schleims: durch Medikamente und mithilfe von Inhalationen und heißer Rolle.
- Erleichtern des Sekrettransports: durch Bronchialkaliberlumenschwankungen und Drainagelagerungen.
- Dämpfen des Hustenreizes und des unproduktiven Hustens: durch die Lippenbremse, um die zentralen Atemwege weit zu halten, und durch das Anhusten gegen die geschlossenen Lippen.
- Herabsetzen hoher intrathorakaler Drücke: durch entsprechende Hustentechnik.
- Verbessern der Perfusion: durch Umlagern und Belastung.
- Lockern der oft schmerzhaft verspannten Inspirations- und Exspirationsmuskulatur: durch Weichteiltechniken und Wärmeanwendungen.
- Hilfe zur Selbsthilfe: durch Information.

Lösen des zähen Schleims

Das Lösen des zähen Schleims erreicht man vor allem medikamentös. Die *Inhalation* hat dabei gegenüber den parenteralen, oralen und rektalen Darreichungsformen folgende Vorteile:
- Sie erlaubt eine niedrige Dosierung der Medikamente bei hoher lokaler Konzentration.
- Sie wirkt schnell.
- Sie ist Bestandteil des Selbsthilfeprogramms.

Ziele der Inhalationstherapie:
- Verbessern der Sekretolyse und der Expektoration,
- Hemmen von Entzündungen,
- Bronchospasmolyse.

Zum *Verbessern der* Sekretolyse und *Expektoration* werden mit dem pressluftgetriebenen Düsenvernebler 10–15 Minuten 2- bis 4-mal täglich 2–3 ml der Lösung inhaliert. Je kleiner die Tröpfchen sind, umso weiter können sie bis in den Bereich der Alveolen vordringen. Der Durchmesser der Tröpfchen muss dafür bei 1–3 μm liegen.

Substanzen, die zur Inhalation infrage kommen:
- physiologische Kochsalzlösung (0,9 %),
- hypertone Solelösungen (1–3 %),
- Ammoniumchlorid (1–3 %),
- ätherische Öle, z. B. Ozothin (100 %),
- Bromhexin (Bisolvon, 100 %),
- Ambroxol (Mucosolvan, 100 %),
- Tyloxazol (Tacholiquin, 1 %),
- Acetylcystein (Fluimucil, 100 %).

Die genannten Substanzen wirken wie folgt:
Bromhexin (Bisolvon) und *Ambroxol (Mucosolvan)* bewirken eine Abnahme der Sputumviskosität. Da gleichzeitig über die Becherzellen vermehrt dünnflüssiger Schleim gebildet wird, nimmt die Auswurfmenge zu. Bei starker Schleimproduktion sollen diese Medikamente nicht eingesetzt werden.

Acetylcystein (Fluimucil) bessert sofort die Fließeigenschaften des Schleims. Als Nebenwirkung wird häufig Übelkeit beobachtet.

Tyloxazol (Tacholiquin) führt über eine vermehrte Wasseraufnahme zur Viskositätsminderung und zur Ablösung von zähem Schleim.

Zu Beginn einer Inhalation kann es zu einer Reflexbronchokonstriktion kommen. Es ist daher günstig, vorher über ein Dosieraerosol 2 Hübe eines Beta2-Adrenergikums oder Anticholinergikums zu geben. Durch die Erweiterung der Atemwege verteilt sich das Inhalat besser, und das Abhusten erleichtert sich.

Zur *Abschwellung* und *Entzündungshemmung* dienen:
- Kamillenextrakt (Kamillosan, 10–20 %),
- Dexpanthenol (Bepanthen-Lösung, 100 %).

Zur *Bronchospasmolyse* eignen sich die Treibgasvernebler (Dosieraerosol), Düsenvernebler oder die Pulverinhalation 3- bis 6-mal täglich. Die Inhalationstechnik muss mit dem Patienten eingeübt werden:
- tief ausatmen,
- Gerät ansetzen,
- langsam und tief einatmen,
- Luft etwa 3 Sekunden anhalten,
- normal ausatmen.

Es eignen sich die Beta2-Adrenergika:
- Salbutamol (Sultanol),
- Reproterol (Bronchospasmin),
- Fenoterol (Berotec),
- Hexoprenalin (Etosal),
- Terbutalin (Bricanyl).

Aus der Naturheilkunde müssen noch die ätherischen Öle mit stark sekretolytischer Wirkung genannt werden:
- Eukalyptus,
- Pinie,
- Minze,
- Thymian,
- Anis.

Diese eignen sich sowohl zur Inhalation als auch zu *Einreibungen,* da sie rasch (20–80 Minuten) und meist vollständig resorbiert werden. Oft sind entsprechenden Salben lokale Phlogistika beigegeben, sodass durch die Hyperämie die ätherischen Öle schneller resorbiert werden. Auch verspricht man sich über kutoviszerale Reflexe eine günstige Wirkung auf das Lungen- und Bronchialsystem. Am vorteilhaftesten werden diese ätherischen Öle jedoch mittels Inhalation angewendet.

> Vorsicht ist bei *Pfefferminzöl* geboten: Bei Säuglingen und Kleinkindern kann es bei entsprechender Veranlagung zur Methämoglobinbildung kommen.

Die *heiße Rolle,* hier als Thoraxrolle – neben Inhalation das zweite Mittel zum Lösen des zähen Schleims – löst über einen kutoviszeralen Reflex eine Vagusstimulation aus, die einerseits zum leichteren Abhusten führt, andererseits aber die Atemwege etwas verengt.

Sekretmobilisation und Sekrettransport

Sekretmobilisation und Sekrettransport können auf unterschiedliche Weise erreicht werden durch:
- dynamische Bewegungsserien,
- Vibrationen auf dem Sternum und auf dem Thorax mit Summen und Brummen,
- tiefe Atemzüge,
- Erschütterungen wie Klopfungen, Klatschungen, Schüttelungen,
- Umlagerungen,
- autogene Drainage.

Der Einsatz von *tiefen Atemzügen* ist oft wirksamer und nachhaltiger als Erschütterungen und Vibrationen. Bei tiefen Atemzügen kommt es durch die Bronchialkaliberlumenschwankungen zu Sekretabrissen und der Ausatemstrom kann das Sekret weiter in Richtung Trachea befördern. Maßnahmen, um tiefe Atemzüge zu erreichen, sind:
- Wahrnehmen der Atembewegungen,
- Hautfalte wegatmen lassen,
- Streckdehnung,
- Dehnlagen,
- Auseinanderziehen von Becken und Schultergürtel bei Seitlage (Ziehharmonikagriff).

Der Fluss des Sekretes kann auch durch die Schwerkraft unterstützt werden. Dazu bedient man sich der *Umlagerung.* Darunter ist ein häufiger Wechsel der Ausgangsstellung zu verstehen: Seitlage, Rückenlage, Halbseitenlage, Sitz. Je nach Kreislaufsituation kann auch eine Kopftieflage (Fußteilerhöhung etwa 30 cm) ausprobiert werden.

Die *autogene Drainage* (nach J. Chevaillier und A. Webber) hat zum Ziel, den größtmöglichen Atemstrom in die verschiedenen Generationen von Bronchien zu lenken. Der Luftstrom in den Bronchien soll hinter den Schleimpfropf fließen und diesen nach oben schieben helfen. Dies wird durch langsames Einatmen und Atemanhalten für 1–3 Sekunden erreicht.

Der genaue *Ablauf* sieht folgendermaßen aus:
- *Lockern* des Sekrets durch Atmen bei niederen Atemvolumina in Höhe des exspiratorischen Reservevolumens bis zum Atemzugvolumen,
- *Sammeln* des Sekrets in den mittleren Luftwegen durch Atmung in Höhe des Atemzugvolumens,
- *Entleeren* in die zentralen Luftwege durch Atmung von großen Volumina in Höhe des Atemzugvolumens bis ins inspiratorische Reservevolumen.

Dieser relativ komplizierte Atemablauf kann auch vereinfacht werden durch ansteigende Atemvolumina mit forciertem Ausatmen (auf chchch). Vom normalen Atemzugvolumen wird bis zur Vitalkapazität hochgeatmet und zurück. Entscheidend sind die langsame, maximale Inspiration, das Einhalten einer endexspiratorischen Pause von 1–3 Sekunden bei offener Glottis und eine schnelle Exspiration. Dies hat sich vor allem als Selbsthilfe bewährt.

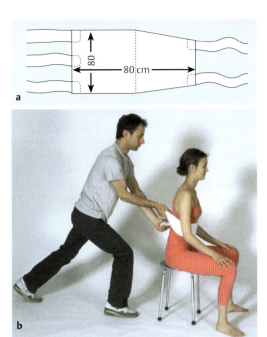

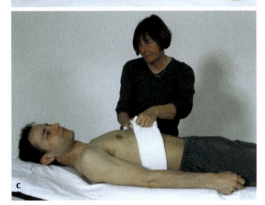

Abb. 6.63 Hustenhilfe. Länge und Breite des Tuches müssen je nach Umfang des Patienten verschieden sein. Man kommt im Allgemeinen mit zwei Größen aus.

Zur Unterstützung bei insuffizienter Atemmuskulatur legt der Therapeut seine Hände über das Taillendreieck des Patienten und unterstützt die Hustenstöße.

Eine weitere Hustenhilfe, besonders auch bei Lähmungen und Schwäche der Bauchmuskulatur, ist die *Bauchbinde*, die sehr einfach aus Baumwollstoff (altes Laken) angefertigt werden kann; ein einfaches Handtuch leistet die selben Dienste (**Abb. 6.63**).

Hustentechniken

Huffing ist eine Hustentechnik, bei welcher die Stimmritze offengehalten wird. Nach dem Einatmen durch die Nase erfolgt 4- bis 5-maliges schnelles Aushauchen der Luft. Dazu sind etwa 70 % Vitalkapazität erforderlich.

Bei der chronischen Bronchitis kann ein Hustenanfall zu Bronchospasmus und Atemnot führen. Die stark erhöhten Drucke während eines Hustenanfalls (bis zu 400 mmHg, beim Gesunden nur 60–180 mmHg) drosseln den Rückstrom zum rechten Herzen. Dadurch wird auch das Blutangebot für das linke Herz reduziert und das Schlagvolumen wird deutlich geringer. Es können *zerebraler Schwindel* und *Synkopen* ausgelöst werden. Bei Verlust der Retraktionskraft der Lunge können sich die Bronchien nicht mehr offenhalten und die Atemwege sind komprimiert. Das kann bis zum Kollabieren kleinerer Bronchien führen und statt des physiologischen Einstülpens einen totalen Kollaps der Pars membranacea der Trachea auslösen. Da kein Fluss mehr zustande kommt, quält den Patienten ein frustraner, unproduktiver Husten.

> **Es werden also zwei wichtige atemtherapeutische Ziele verfolgt:**
> - Dämpfen von unproduktivem Husten,
> - Vermeiden überhöhter intrathorakaler Drucke.

Hustentechniken zum Dämpfen unproduktiven Hustens

- Schlucken.
- Aufrechte Körperhaltung, eventuell atemerleichternde Stellung einnehmen. Die Atemmittellage wird angehoben, um die Atemwege zu erweitern.
- Durch die Nase einatmen, Luft zwischen den Hustenattacken in Einatemstellung anhalten, oberflächlich weiteratmen.
- Kann der Husten nicht unterdrückt werden, gegen die geschlossenen Lippen oder gegen den Handrücken hüsteln.
- Es kann hilfreich sein, zwischendurch mit kleinen Schlucken etwas Warmes zu trinken.

Hustentechniken zum Vermeiden hoher intrathorakaler Drücke

- Räuspern; dabei entsteht nur ein geringer Druckanstieg von 20–30 mmHg.
- Durch die Nase einatmen, kurz gegen die dosierte Lippenbremse ausatmen, dann Sekret mit 2–3 Hustenstößen hinausbefördern.
- Gegen geschlossene Lippen oder gegen den Handrücken anhusten.

Unterstützen durch Geräte

In diesem Zusammenhang sei auch auf den Einsatz des *VRP1 Desitin* hingewiesen. Der VRP$_1$ (Vario-Resistance-Pressure oder auch „Flutter") ist ein pfeifen-

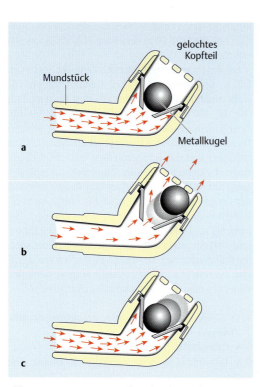

Abb. 6.64 VRP1 – Vorgänge, die sich während der gesamten Ausatemphase wiederholen.

ähnliches Gerät zur effektiven Schleimelimination (**Abb. 6.64**). Im Ruhezustand liegt eine Kugel fest im Trichter. Während des Ausatmens wird die Kugel durch den Expirationsdruck an der Trichterwand hochgerollt, die Luft kann entweichen und die Kugel fällt zurück. Dadurch wird die Ausatemluft in oszillierende Schwingungen versetzt und es entsteht eine endogene Perkussion, welche den Schleim lockert. Durch den kontrollierten positiven Druck während des Ausatmens durch den VRP_1 werden die Bronchien bis in die Peripherie erweitert und somit ein tracheobronchialer Kollaps bei instabilen Atemwegen verhindert. Ebenso kann mit dem *Pari-PEP-System* gearbeitet werden. Es kombiniert die Inhalation mit der PEP-Atmung.

Lösen verspannter und verkürzter Atemhilfsmuskulatur

Verspannte und verkürzte Atemhilfsmuskulatur lässt sich lösen durch:
- weiche Massage,
- Querdehnungen,
- Vibrationen,
- Packegriffe,
- Wärme (heiße Rolle),
- Maßnahmen aus der Atemmassage nach Schmitt und Brühne.

Selbsthilfe

Die Schulung zur Selbsthilfe wird von den Kassen bezahlt und stellt einen wesentlichen Bestandteil der Rehabilitation dar. Ihr Ziel ist es, dem Patienten zu ermöglichen, unabhängig von fremder Hilfe und ohne großen zeitlichen Mehraufwand mit gereinigten Bronchien seinen Alltag zu beginnen. Dazu muss das morgendliche Aufstehritual auf Möglichkeiten untersucht werden, Alltagsverrichtungen ohne zusätzlichen Zeitaufwand therapeutisch zu nutzen; z. B.:
- wecken lassen durch Zeitschaltuhr an der Kaffeemaschine (heißes Getränk),
- während dieser Zeit Drehdehnlagerung mit tiefen Atemzügen,
- aufsitzen, trinken, husten (Hustentechnik),
- große Armbewegungen am Fenster: Gardinen zurück, Rolladen hoch usw.,
- ausziehen mit Umlagern,
- duschen mit nicht festgestelltem Duschkopf, kalt aufhören,
- abtrocknen mit großen Bewegungen,
- Zähne putzen mit hochgestelltem Ellenbogen, Umlagerung und gurgeln mit Ton usw.

Fallbeispiel: Herr K., 63 Jahre, COPD

Physiotherapeutische Untersuchung: Der Patient klagt über einen chronischen produktiven Husten sowie chronische Atemnot bei Belastung. Manchmal ist er sogar zyanotisch. Durch die starke Atemarbeit ist die Atemmuskulatur erschöpft. Der Kohlendioxid-Partialdruck ist erhöht.

Physiotherapeutische Behandlung:
- Heiße Rolle mit Thymian: Seitlage – Rückenlage – Seitlage.
- Dynamische Bewegungsserien der Arme und Beine.
- Kopfteil schräggestellt, Wahrnehmen der Atembewegungen im Sinne einer autogenen Drainage, mit Lippenbremse oder mit dem VRP1.
- Huffing.
- Aufsitzen und Husten mit Hustenstütze am Taillendreieck.
- Handwurzelknetung über dem M. quadratus lumborum.
- Seitlage: aktive Streckdehnung mit Lippenbremse.
- Einige weiche Griffe und Querdehnungen für die Atemhilfsmuskulatur.
- Drehdehnlagerung mit Packegriffen und Lippenbremse.

- Aktive Übungen für die Bauchmuskulatur, gekoppelt an den Atemrhythmus und mit Lippenbremse.
- Gymnastik auf dem Hocker:
  - Strecken der Wirbelsäule.
  - Seitneigung der Wirbelsäule.
  - Rotation der Wirbelsäule.
- Dehnen von M. pectoralis, M. trapezius, M. sternocleidomastoideus.
- Gehen auf ebenen Strecken.
- Steigen einer Treppe, mit Lippenbremse.
- Wir besprechen die Möglichkeiten für ein Selbsthilfeprogramm.

6.12 Bronchiektasen

6.12.1 Krankheitsbild

Bronchiektasen stellen eine Sonderform der chronischen Bronchitis bzw. der chronischen obstruktiven Bronchitis dar. Durch die chronische Entzündung und Obstruktion der Atemwege kommt es zu einer irreversiblen Erweiterung (Ektasie) der Bronchien. Die erweiterten Bronchien sind mit beträchtlichen Sekretmassen angefüllt. Dieses Sekret ist chronisch bakteriell besiedelt.

Diagnose: Mit Bronchographie (**Abb. 6.65**) oder Computertomographie kann die genaue Lage der Bronchiektasen erfasst werden.

Symptome
- Husten mit großen Mengen eitrigen Auswurfs („maulvolle Expektoration"),
- chronische respiratorische Insuffizienz,
- schlechter Allgemeinzustand.

6.12.2 Physiotherapie bei Bronchiektasen

Die Physiotherapie spielt bei der Therapie neben der Behandlung mit Antibiotika eine entscheidende Rolle.

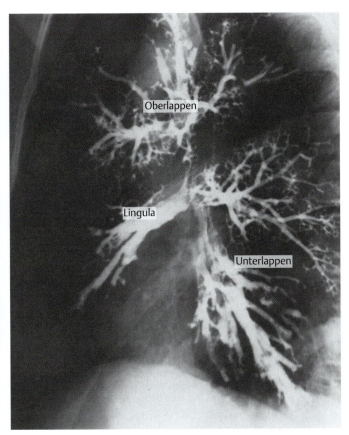

Abb. 6.65 Mögliche Lokalisation von Bronchiektasen am Beispiel einer Bronchographie des linksseitigen Bronchialsystems.

Ziele und Maßnahmen

- Sekretolyse: durch kurzfristiges Steigern der Atemfrequenz zur besseren Expektoration.
- Drainage: durch Lagerung (Erlernen der gezielten Drainagelagerungen und damit Fördern des Sekrettransports).
- Optimieren der Atmung z. B. durch Herabsetzen erhöhter Strömungswiderstände durch Ausatemwiderstände.
- Herabsetzen von erhöhten Gewebswiderständen in Haut und Muskulatur z. B. durch Weichteiltechniken.
- Haltungsschulung.
- Allgemeines Ausdauertraining.

Inhalation während der Lagerung verstärkt und beschleunigt den Sekrettransport. Da die Krankenkassen den Patienten Inhalationsapparate genehmigen, kann während der Drainagelagerung auch zu Hause inhaliert werden.

Drainagelagerung

- Der Patient muss so entspannt wie möglich liegen können. Man muss besonders auf die optimale Lagerung des Kopfes und die Entspannung der Bauchmuskeln achten.
- Die Lage sollte bis zu 30 Minuten eingehalten werden. Bei mehreren zu drainierenden Segmenten muss mit 1 Stunde Dauer gerechnet werden. Die Gesamtdauer sollte 1 Stunde nicht überschreiten.
- Müssen mehrere Lappen drainiert werden, beginnt man mit den oberen Anteilen und lagert dann erst für die unteren Segmente.
- Zellstoff muss sich in Reichweite des Patienten befinden.
- Der Behandler steht immer hinter dem Patienten (infektiöses Sputum).

Ausführung

- Apikale Segmente: aufrecht sitzend.
- Linker Oberlappen, posteriores Segment: ¼-Drehung aus Bauchlage auf die rechte Seite (nicht Seitlage), rechter Arm gestreckt nach hinten, drei Kissen unter Kopf und Schultern.
- Rechter Oberlappen, posteriores Segment: linke Seite. ¼-Drehung aus Bauchlage. Linker Arm nach hinten gestreckt, Knie gebeugt, Kissen unter dem rechten gebeugten Arm, Kissen unter dem Kopf, so dass zum Abhusten die Lage nicht gewechselt werden muss.
- Oberlappen, anteriore Segmente (beide Seiten): flach auf dem Rücken, Kissen unter dem Kopf, Rolle unter den Knien.
- *Lingula (linker Oberlappen):* ¼-Drehung aus Rückenlage. Linke Seite liegt oben, Knie gebeugt, um Bauchmuskeln zu entspannen. Nicht Seitenlage! Fußende des Bettes 30 cm erhöht. Vibrationen auf dem befallenen Gebiet.
- *Mittellappen:* wie Lingula, aber die rechte Seite liegt oben.
- *Unterlappen, apikale Segmente:* Bauchlage, Kissen unter dem Bauch.
- *Linker Unterlappen, laterales Basalsegment:* Seitlage, linke Seite oben, Kissen im Taillendreieck, Schultern nicht auf dem Kissen, Fußende des Bettes 45–50 cm erhöht, Kissen unter dem Kopf.
- *Unterlappen, basalis anterior:* Rückenlage, Rolle unter den Knien, Kissen unter dem Kopf, Fußende 45–50 cm erhöht.
- *Unterlappen, posteriore Basalsegmente:* Bauchlage, 2 Kissen unter dem Bauch, Fußende des Bettes 45–50 cm erhöht, oder
- über die Seite des Bettes gelagert, Schaumgummimatte auf dem Boden, Kissen darauf, Hängelage in einem Winkel von 45 Grad (nur für Kinder geeignet).

Ist das Lagern Teil einer Behandlung, kann über dem befallenen Gebiet vibriert werden. Vibrationen sind in jedem Fall Klopfungen vorzuziehen. Bei Klopfungen besteht die Gefahr von Lungenblutungen infolge der groben Erschütterungen. Außerdem kann durch Klopfungen bei instabilem, empfindlichem Bronchialsystem ein Bronchospasmus ausgelöst werden. Es hat sich zudem bei Bronchoskopien in Narkose gezeigt, dass Vibrationen für den Sekrettransport effektiver sind. Am effektivsten jedoch ist die modifizierte autogene Drainage.

Unter Umständen hilft auch ein Schluck Wasser zum besseren Abhusten.

Hört man auch nach mehrfachem produktivem Husten immer noch feuchte Rasselgeräusche als Hinweis auf noch vorhandenes Sekret, so kann man jüngere Patienten anschließend in Bauchlage über den Pezzi-Ball rollen lassen (**Abb. 6.66** a–d). Danach werden oft noch erhebliche Sekretmengen abgehustet, die vorher evtl. in andere Bronchialabschnitte verlagert worden waren.

Besonders hilfreich hat sich zur weiteren Förderung der Sekretelimination auch die Atemtechnik der autogenen Drainage erwiesen (**Abb. 6.67**).

Das Gleiche gilt für den Einsatz des VRP1 Desitin. Beide Maßnahmen haben den Vorteil, dass der Patient unabhängig von einem Behandler ist.

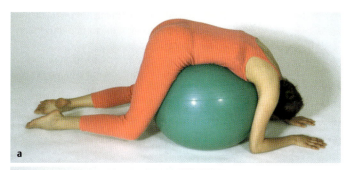

Abb. 6.66 a-d Übungen auf dem Pezzi-Ball zur Sekretförderung.

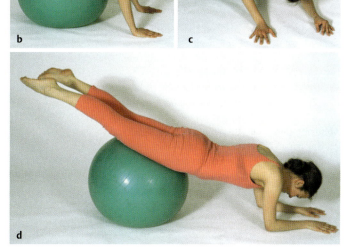

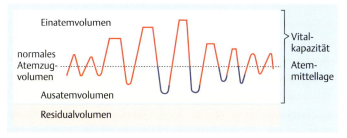

Abb. 6.67 Modifizierte autogene Drainage – schematische Darstellung. Einatmung durch die Nase – Pause – Ausatmung mit Lippenbremse erst passiv, dann mit sanftem Einsatz der Ausatemhilfsmuskeln.

Wenn es der Allgemeinzustand des Patienten zulässt, bringen einige schnelle Übungen im Sitzen auf dem Pezzi-Ball eine Atemfrequenzsteigerung und damit Expektorationsförderung.

Ist es zeitlich möglich, kann man gegebenenfalls auch gleich eine Haltungsschulung auf dem Ball anschließen, verbunden mit Atemübungen und Thoraxmobilisation.

Fallbeispiel: Anja H. 21, Jahre, Bronchiektasen

Die Patientin leidet unter ausgedehnten Bronchiektasen im rechten Mittellappen und rezidivierenden

Bronchitiden. Die größeren Bronchiektasen in der Lingula wurden operativ entfernt.
- Lagerung wie beschrieben.
- Solange noch kein Hustenreiz entsteht: Packegriffe über der oben liegenden Thoraxseite.
- Technik der autogenen Drainage. Mit Lippenbremse ausatmen. Dabei manuelle Richtungshilfe am Thorax. Oder: Inspiration schnüffelnd (bringt manchmal Hustenreiz). Exspiration auf *mmm* und dabei Vibrationen am Thorax.
- Üben der richtigen Hustentechnik: nach ruhiger Inspiration etwas ausatmen und mit einigen Hustenstößen abhusten.

6.13 Mukovizidose (Synonym: Cystische Fibrose, CF)

6.13.1 Krankheitsbild

Bei der Mukoviszidose liegt eine generalisierte Bronchiektasenbildung vor, bei welcher ein angeborener Gendefekt zu einer Störung der Flüssigkeitssekretion führt. Das Bronchialsekret ist sehr zäh und kann nur sehr schwer abtransportiert werden. So kommt es schon im Kindes- und Jugendalter zu einer obstruktiven Ventilationsstörung. Weitere Organmanifestationen können eine exokrine Pankreasinsuffizienz und eine Leberzirrhose sein. Die Lebenserwartung der Patienten ist deutlich eingeschränkt.

6.13.2 Prinzipien der Physiotherapie bei Mukoviszidose

Mobilisieren des Bronchialsekrets mit Abhusten und Verbessern der Ventilation und Perfusion der Lunge. Außerdem Hilfe zur Selbsthilfe: Der Patient soll lernen, selbst zu inhalieren. Drainagelagerung, Sekretlösung usw.

Fallbeispiel: Anne G., 15 Jahre, Mukoviszidose
Physiotherapeutische Untersuchung: Der allgemeine Kräftezustand ist reduziert. Die Patientin hat eine ausgeprägte Brustkyphose, die Atemhilfsmuskulatur ist stark verspannt. Das Gewebe über dem Thorax ist sehr schlecht verschieblich. Die Patientin ist nach einem Infekt mit Antibiotika behandelt worden und zurzeit sehr niedergeschlagen. Ihr Befinden wechselt sehr stark. An manchen Tagen kann man sie mehr, an anderen weniger belasten.
Physiotherapeutische Behandlung:
- Federn auf dem Pezzi-Ball (vertikale Erschütterungen).
- Autogene Drainage mit Pari-PEP-System oder VRP1.
- Kraniosakraltherapie: Lösen der transversalen Restriktionen über dem Zwerchfell, welche die Faszialbeweglichkeit behindern.
- Hautverschiebungen bzw. Querdehnung für die Atemhilfsmuskulatur.
- Drehdehnlagerung (Schraube) mit Drehen im Atemrhythmus und Lippenbremse.
- Federn auf dem Trampolin.
- Atemerleichternde Stellung: aufgestützter Kutschersitz.

Das Federn auf dem Pezzi-Ball und dem Trampolin machen der Patientin sehr viel Spaß. Die passiven Maßnahmen empfindet sie als große Wohltat und Atemerleichterung. Mein zusätzliches Ziel ist jedoch das Verbessern der Ausdauerleistung und so suchen wir gemeinsam nach Möglichkeiten, diese zu verbessern. Die Patientin geht jetzt planmäßig spazieren und steigt systematisch Treppen.

6.14 Lungenemphysem

6.14.1 Krankheitsbild

Ein Lungenemphysem ist eine irreversible Erweiterung der Lufträume distal der kleinsten Bronchien (Bronchioli terminales) infolge einer Destruktion der Alveolarwände. Man unterscheidet verschiedene Muster der emphysematösen Erweiterung der Lufträume: Besteht eine relativ gleichmäßige Beteiligung vieler kleiner Gruppen von Alveolen, spricht man vom panazinären (alle Läppchen betreffenden) oder zentriazinären Emphysem; bilden sich große Blasen, handelt es sich um ein bullöses Emphysem.

Zu einem Lungenemphysem kann es nach jahrelanger chronischer Überblähung der Lunge kommen – vor allem im Rahmen einer chronischen obstruktiven Bronchitis und der Schädigung der kleinen Atemwege durch chronische Entzündungsprozesse. Auch ein gelegentlich vorkommender angeborener Mangel an Alpha1-Antitrypsin, welches aus Entzündungszellen freigesetzte proteolytische Enzyme hemmt, kann zu einer Zerstörung der Lungenbläschen führen. Tabakrauch führt zur Aktivierung proteolytischer Enzyme. Ein wichtiger Faktor für die Einschränkung der Atemreserven beim Lungenemphysem ist die Obstruktion der kleinen Atemwege. Diese ist weniger durch einen Bronchospasmus, sondern – infolge der Zerstörung der Alveolarwände – durch einen Verlust der elastischen Rückstellkräfte im Lungenparenchym bedingt. Bei der forcierten Ausatmung, bei der der intrathorakale Druck ansteigt, werden die „schlaffen" Alveolen und kleinen Atemwege nicht mehr offengehalten, sondern kollabieren rasch. Durch den Kollaps der Atemwege kann das im Übermaß produzierte Sekret schlecht abgehustet werden. Der Kollaps trägt weiter zur Obstruktion bei und kann Atelektasen verursachen. Diese Form der Obstruktion ist nicht reversibel. Mit zunehmender Zerstörung der Lufträume, die regional stets unterschiedlich ausgeprägt ist, wird die Ventilation der Lunge immer inhomogener und es kommt zur Verminderung der Diffusionsfläche. Die Diffusionsstörung und die stets vorhandene Verteilungsstörung führen letztlich zur respiratorischen Insuffizienz.

Das Lungenemphysem zeigt typische klinische Befunde:
- Röntgenologisch erhöhter Sagittaldurchmesser im seitlichen Strahlengang, tief stehendes Zwerchfell und erhöhte Strahlentransparenz des Lungenparenchyms. Ausmaß und Typ des Emphysems lassen sich auch gut in der hochauflösenden Computertomographie bestimmen.
- Fassthorax: voluminöser Thorax in Einatemstellung mit erhöhtem Sagittaldurchmesser.
- Verlängertes Exspirium.
- Die Lungengrenzen stehen tief und sind kaum atemverschieblich, hypersonorer Lungenklopfschall.
- Kurzatmigkeit oft schon bei geringer Belastung.
- Einsatz der Atemhilfsmuskulatur und der Lippenbremse.
- Der Patienten-Typus des „pink puffer" ist untergewichtig und stark dyspnoisch (meist nur Partialinsuffizienz), der Typus des „blue bloater" ist adipös, weniger dyspnoisch, aber zyanotisch (meist Globalinsuffizienz), oft mit Cor pulmonale.

Komplikationen
Emphysemblasen können eine erhebliche Größe annehmen und müssen vielleicht sogar operativ entfernt werden. Platzen subpleural gelegene Blasen (Bullae), können sie einen Pneumothorax verursachen. Als wichtigste Spätkomplikation des Lungenemphysems ist die Rechtsherzinsuffizienz (Cor pulmonale) zu nennen, die eine schlechte Prognose signalisiert.

6.14.2 Physiotherapeutische Untersuchung bei Lungenemphysem

Der fassförmige Thorax ist zwar häufig, aber nicht immer zu beobachten. Die Thoraxbeweglichkeit ist meist sehr eingeschränkt. Zeichen eines Fassthorax:
- Die Rippen stehen in Einatemstellung.
- Der epigastrische Winkel ist stumpf.
- Der Abstand Kehlkopf – Klavikula ist kleiner als zwei Querfinger.
- Die inspiratorischen Atemhilfsmuskeln sind hypertrophiert und verkürzt und immer auch sehr verspannt.
- Schlecht verschiebliche Körperdecke.
- Geblähte Supraklavikulargruben.
- Paradoxe Atembewegungen, die Interkostalräume ziehen sich bei Inspiration nach innen.
- Exspiratorische Bauchpresse.
- Gespitzte Lippen bei der Ausatmung.
- Sahlische Gefäßzeichnung (kleine gestaute Gefäße am unteren Thoraxrand).

Belastungstests können nur durchgeführt werden, wenn nicht schon eine Ruhedyspnoe erkennbar ist. Bei den Patienten vom „blue bloater"-Typ kann aus ihrer eher leichten Dyspnoe allerdings nicht auf die Schwere der Erkrankung geschlossen werden. Die Schwere der Krankheit zeigt sich an verstärkter Zyanose und Blutgasveränderungen (Hypoxie und Hyperkapnie).

6.14.3 Physiotherapeutische Behandlung bei Lungenemphysem

Die Steigerung des intrathorakalen Drucks durch vermehrten Bauchmuskeleinsatz bei der Ausatmung führt einmal zu zusätzlicher Kompression durch Bronchialkollaps, der umso stärker ist, je größer der Elastizitätsverlust des Parenchyms ist. Zum anderen führt diese Kompression auch zu einer Einschränkung des venösen Zuflusses mit weiterer Rechtsherzbelastung. Die unter Überdruck stehenden Emphysemblasen komprimieren zusätzlich das noch funktionstüchtige Lungengewebe.

Ziele und Maßnahmen

Die Behandlungsziele und -maßnahmen bei chronischer obstruktiver Ventilationsstörung werden im Falle eines Emphysems ergänzt durch:
- *Hilfen bei erschwerter Ausatmung in Ruhe und unter Belastung:* durch verlangsamtes Ausatmen unter entspannten Bedingungen in atemerleichternden Stellungen.

- *Erhalten der Ausdauerleistung in Abhängigkeit von der Belastbarkeit*: durch Ökonomisierung, d. h., der Patient muss mit dem Sauerstoffangebot auskommen, welches er zur Verfügung hat. Dazu eignen sich dynamische Bewegungsserien, aktive Übungen auf dem Hocker sowie das planmäßige Gehen auf ebenen Strecken. Zu kontrollieren sind dabei der Puls und die Atmung.
- *Vermeiden schädigender Atemformen*, vor allem des Pressens. Die schädigenden Auswirkungen des Pressens auf die Lunge, den Kreislauf und auf das Herz werden dem Patienten erklärt, bevor anhand von Alltagsbewegungen das richtige Atemverhalten geübt wird. Zunächst werden Atmung und Bewegung gekoppelt:
  - ruhiges Weiteratmen beim Heben,
  - einatmen – ausatmen – pressen,
  - einatmen – ausatmen – husten,
  - Weiteratmen beim Bücken.
- Auch die *richtigen Hustentechniken* müssen an dieser Stelle gelehrt werden (siehe Abschnitt über chronisch obstruktive Ventilationsstörungen).
- *Erhalten der vorhandenen Thoraxdehnbarkeit*: durch Dehnlagerungen, Gymnastik auf dem Hocker mit Koppelung von Atmung und Bewegung sowie durch Herabsetzen der erhöhten Gewebswiderstände in Haut und Muskulatur durch Weichteiltechniken:
  - heiße Rolle oder heiße Kompressen,
  - weiche Massage der oft bretthart verspannten Muskulatur,
  - Querdehnungen,
  - Hautverschiebungen,
  - Hautfalte wegatmen lassen (über die Ausatmung mit Lippenbremse),
  - Packegriffe,
  - manuelle Therapie.

Bei leichtem bis mittelschwerem obstruktivem Emphysem mit einer Sekundenkapazität von 51–60 % der Vitalkapazität und leichter Hypoxämie in Ruhe (etwa 92 % O_2-Sättigung) bessert sich bei mittlerer körperlicher Belastung (100 Watt) oder Treppensteigen die O_2-Sättigung. Dies ist vermutlich auf die Besserung der Verteilungsstörung zurückzuführen. Bei allen schwereren Formen verschlechtern sich bei Belastung die Blutgaswerte. Dem Patienten ist zu erklären, dass er bei Anstrengung nicht die Luft anhalten soll, damit er so schonend wie möglich arbeitet. Man sollte deshalb, um gezielt behandeln zu können, zumindest die Sekundenkapazität als Maßstab der Obstruktion und die Blutgaswerte kennen.

Fallbeispiel: Herr H., 74 Jahre, Lungenemphysem
Der Patient klagt über seine schlechte Belastbarkeit, z. B. beim Treppensteigen.
Physiotherapeutische Behandlung:
- Behandlung bei Lagerung mit erhöhtem Kopfteil:
  - heiße Rolle auf dem Thorax (Seitlage, Rückenlage, Seitlage),
  - Atmen mit dem VRP1,
  - Räuspern, Aufsitzen und Anhusten gegen geschlossene Lippen,
  - dynamische Bewegungsserie der Peripherie,
  - Ausziehen Interkostalräume, Hautverschiebungen, Packegriffe,
  - Lippenbremse,
  - Drehdehnlagerung,
  - Wahrnehmen der Atembewegungen mit Lippenbremse,
  - dynamische Bewegungsserien.
- Wir suchen uns eine atemerleichternde Stellung aus (am Tisch, Arme aufgestützt).
- Behandlung bei Sitz auf dem Hocker:
  - ökonomischer Sitz,
  - aktive Dehnung von M. trapecius, M. sternocleidomastoideus, M. pectoralis major,
  - leichte Pendelschwünge.
- Wir simulieren ökonomisches Heben und Tragen mit Weiteratmen und Lippenbremse.
- Gehen ebener Strecken.
- Ökonomisches Steigen von Treppen mit Lippenbremse.

Die Behandlung war erfolgreich, weil die Pulsfrequenz und die Atemfrequenz nicht wesentlich angestiegen sind und der Patient sich nicht erschöpft fühlt.

Zusammenfassung

Bei den akuten restriktiven Lungenerkrankungen liegt der Schwerpunkt der Behandlung vor allem auf der Verbesserung der Ventilation und der Perfusion durch Umlagerungen, dosierter Belastung und tiefen Atemzügen.

Bei den chronisch restriktiven Ventilationsstörungen fügen sich dem Behandlungsspektrum noch die Herabsetzung elastischer Widerstände an Haut und Muskulatur sowie die Verbesserung der Thoraxbeweglichkeit an./p>

Bei den akuten obstruktiven Ventilationsstörungen wird mit antiobstruktivem Verhalten versucht, die Atemnot zu beeinflussen. Dafür eignen sich atemerleichternde Stellungen, die Lippenbremse und die Konzentration auf Atembewegungen zur Angstminderung und Entspannung.

Bei den chronisch obstruktiven Ventilationsstörungen steht vor allem die Sekretelimination im Vordergrund mithilfe von Inhalation, heißer Rolle, tiefen Atemzügen, autogener Drainage oder Drainagelagerungen. Einem unproduktiven Husten wirkt die Lippenbremse entgegen, um die zentralen Atemwege weit zu halten. Vertikale Erschütterungen durch federndes Bewegen oder das Oszillieren des Ausatemstroms durch Geräte wie den Flutter unterstützen die Bronchialtoilette. Dosierte Belastung zur kurzfristigen Steigerung von Atemfrequenz und Atemtiefe sind ebenfalls ein wichtiges Mittel zur besseren Expektoration. Speziell beim Emphysem gilt es, erhöhte intrathorakale Drücke durch Räuspern, Lippenbremse sowie langsames und entspanntes Ausatmen zu vermeiden.

In allen Fällen bewährt sich ein allgemeines, leichtes Ausdauertraining unter Vermeidung schädigender Atemformen, wie beispielsweise Pressen.

Patienten mit einer Niereninsuffizienz leiden unter Anämie, ihre körperliche Leistungsfähigkeit ist eingeschränkt

7 Der Patient mit chronischer Niereninsuffizienz

7.1 Überblick über das Krankheitsbild · *127*
7.2 Physiotherapie · *128*

8 Der Patient mit Störung des Purinstoffwechsels

8.1 Überblick über das Krankheitsbild · *130*
8.2 Physiotherapie · *130*

Die PT versucht, dem Schwinden der weißen Muskelfasern mit dynamischen Bewegungsserien entgegenzuwirken

Patienten mit Gichtanfall sind sehr druck- und berührungsempfindlich

7 Der Patient mit chronischer Niereninsuffizienz

7.1 Überblick über das Krankheitsbild

Der Ausfall funktionstüchtigen Nierengewebes führt zu gestörter Ausscheidungsfunktion der Niere und damit zur Retention folgender harnpflichtiger Substanzen im Serum:
- Harnstoff,
- Harnsäure,
- Kreatinin,
- Phosphat,
- Säureäquivalente.

Die wichtigsten Nierenerkrankungen, welche zu chronischer Niereninsuffizienz führen, sind:
- Glomerulonephritis,
- diabetische Glomerulosklerose,
- Zystenniere,
- Missbildung der ableitenden Harnwege mit Pyelonephritis,
- Analgetikaabusus.

Die Patienten leiden unter:
- Polyurie (vermehrter Urinausscheidung),
- Polydipsie (übermäßigem Durst),
- Nykturie (nächtlicher Urinausscheidung),
- Anämie,
- schmutziggrauem Hautkolorit,
- trockener, schuppender Haut,
- Kopfschmerzen,
- Schlafstörungen.

Wegen der gestörten Stoffwechselfunktion der Niere kommt es zu endokrinen Ausfällen: z. B. Anämie durch Ausfall von Erythropoetin, Osteopathie durch Ausfall aktiver Vitamin-D-Metabolite. Hier kann die Dialyse helfen, die Retentionsprodukte zu beseitigen.

Dialyse

Bei der Dialyse werden harnpflichtige Substanzen durch Bespülen eines blutgefüllten Zellophanschlauches mit einer Spüllösung entfernt. Der Zugang zum Blutgefäßsystem des Patienten erfolgt in der Regel durch Punktion der sogenannten Cimino-Fistel (subkutane Anastomose zwischen A. radialis und einer Hautvene (**Abb. 7.1**). Durch eine 2-5-stündige Dialyse dreimal wöchentlich gelingt es, die Mehrzahl der Patienten weitgehend zu rehabilitieren.

Die wesentlichen Probleme bei Dauerdialyse sind: Hypertonie, renale Anämie, Hepatitis, Osteopathie, Polyneuropathien, Perikarditis, psychologische Probleme sowie Probleme der familiären und beruflichen Rehabilitation.

Bei Arbeit oder beim Üben kann sich das sogenannte *Steal-Phänomen* zeigen: durch direktes Abfließen des arteriellen Blutes in die venöse Fistel können distal der Anastomose gelegene Gewebsbezirke (z. B. Hand des Fistelarms) ischämisch werden. Dies ist besonders dann zu beobachten, wenn die Gewebedurchblutung durch Blutdruckabfall, starke Anämie, Orthostase (Erheben der Arme) oder intensive Muskelarbeit abfällt.

Shunt- und Fistelpflege Nach dem operativen Anlegen einer Cimino-Fistel soll die entsprechende Extremität geschont werden. Nach der Rückbildung eines postoperativen Wundödems und der Wundschmerzen ist die Anregung der Muskelpumpe durch aktive Bewegung und häufiges Pumpen mit der Faust förderlich.

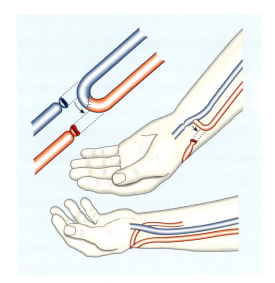

Abb. 7.1 Cimino-Fistel.

7.2 Physiotherapie

7.2.1 Prinzipien der physiotherapeutischen Untersuchung bei chronischer Niereninsuffizienz

Die nicht ausgeschiedenen harnpflichtigen Substanzen führen dazu, dass der Patient sich nicht wohl fühlt. Dies muss bei der Untersuchung und Behandlung berücksichtigt werden. Wir müssen die Beschwerden erfragen und mit einer aktiven Funktionsprüfung eventuelle Schwächen oder Trainingsdefizite aufspüren. Der Blutdruck muss laufend überwacht werden.

7.2.2 Prinzipien der physiotherapeutischen Behandlung bei chronischer Niereninsuffizienz

Die körperliche Leistungsfähigkeit ist meist eingeschränkt, was vor allem auf die Anämie zurückgeführt werden muss. Die Muskulatur kann atrophisch sein. Als Ursache kommen hierfür in Frage: Polyneuropathie, Eiweißmangelzustand oder Trainingsmangel.

Die Schwerpunkte der physiotherapeutischen Behandlung liegen zu gleichen Teilen auf dem Training der lokalen und allgemeinen Ausdauer und der Kraft.

Ziele und Maßnahmen

- Erhalten und Verbessern der körperlichen Leistungsfähigkeit: durch Trainieren der lokalen und allgemeinen Ausdauer.
- Vermeiden von Muskeldystrophien: durch aktive Muskelarbeit.

Die Patienten sind häufig hypertensiv und kardial vorgeschädigt durch eine Linksherzinsuffizienz als Folge langjährigen Hochdrucks oder durch eine Koronarerkrankung als Folge einer Arteriosklerose. Daher muss dem Blutdruckverhalten und der kardialen Leistungsreserve besondere Aufmerksamkeit geschenkt werden.

Erhalten und Verbessern der körperlichen Leistungsfähigkeit

Bei Niereninsuffizienz schwinden teilweise die weißen Muskelfasern, welche vorwiegend glykolytisch Energie gewinnen und für schnelle Bewegungsabläufe verantwortlich sind. Es kann versucht werden, mit dynamischen Bewegungsserien sämtlicher Muskelgruppen dagegen zu wirken.

Vermeiden von Muskeldystrophien

Die roten Muskelfasern hingegen bleiben erhalten. Sie können aufgrund des hohen Myoglobingehaltes und der dadurch bedingten großen Sauerstoffspeicherkapazität auch bei relativem Durchblutungsmangel noch arbeiten (Haltearbeit). Die Bevorzugung statischer Beanspruchung erscheint daher aus muskelphysiologischen Gründen sinnvoll.

Trainingstherapien in einem Gymnastikstudio an leicht eingestellten Zugmaschinen weisen gute Erfolge auf.

Fallbeispiel: Frau B., 48 Jahre, chronische Niereninsuffizienz mit Dialyse

Physiotherapeutische Untersuchung: Frau B. ist Rundfunksprecherin und lebt nach einem strengen Zeitplan. Sie muss alle drei Tage an die Dialyse und fühlt sich häufig ausgelaugt und müde. Eine allgemeine Schwäche und Atrophie der Muskulatur ist festzustellen, ihr Blutdruck ist tendenziell hoch.

Physiotherapeutische Behandlung:
- Messen des Blutdrucks, Pulsen,
- einige PNF-Diagonalen für die obere Extremität und den Rumpf,
- Wahrnehmen der Atembewegungen,
- PNF-Diagonalen für die untere Extremität,
- Besprechen und Üben des Eigentrainings mit dem Theraband,
- Messen des Blutdrucks (er darf nicht höher sein als zu Beginn), Pulsen.

Als weitere Maßnahme kann die Teilnahme an einer medizinischen Trainingstherapie empfohlen werden, da diese auch die Möglichkeit sozialer Kontakte eröffnet. Infolge der krankheitsbedingten Frustrationen kommt es nicht selten zu sozialer Isolierung, Reduktion sozialer Kontakte und Störung zwischenmenschlicher Beziehungen.

Zusammenfassung

- Den Patienten geht es auch mental häufig nicht gut. Dieser Situation muss durch Einfühlungsvermögen und Zartgefühl Rechnung getragen werden.
- Es wird versucht, dem Schwinden der weißen Muskelfasern mit dynamischen Bewegungsserien entgegen zu wirken. Da die roten Muskelfasern mit ihrer hohen Sauerstoffspeicherkapazität erhalten bleiben, beinhaltet die Behandlung vor allem statische Belastungsformen wie PNF, Kraftmaschinen und Trainingstherapie. Dies wird jedoch häufig limitiert durch einen hohen Blutdruck.
- Nach dem operativen Anlegen einer Cimino-Fistel ist die vorübergehende Schonung dieser Extremität indiziert.

8 Der Patient mit Störung des Purinstoffwechsels (Gicht)

8.1 Überblick über das Krankheitsbild

Gicht ist eine ererbte Störung des Harnsäurestoffwechsels, bei der es zu einer Erhöhung des Harnsäurespiegels im Blut kommt und zur Ablagerung von Harnsäurekristallen in den Gelenken und in den Nieren.

Purine sind Bausteine der Desoxyribonukleinsäure (DNA). Die DNA ist der Träger des genetischen Materials, welches sich in Form von Chromosomen in den Zellkernen befindet. Purine werden auch beim Eiweißaufbau benötigt. Lebensmittel mit hohem Zellkernanteil, wie Fleisch und Innereien, enthalten daher viel Purine. Als Endprodukt beim Abbau der Purine fällt u. a. Harnsäure an.

Primäre Gicht
Störung der Harnsäureausscheidung in der Niere. Die in hoher Konzentration vorliegende Harnsäure kann auskristallisieren und lagert sich in Form von Harnsäurekristallen meist im gelenknahen Bindegewebe, Knorpelgewebe und den Nieren ab.

Sekundäre Gicht
Erhöhung des Harnsäurespiegels durch einen erhöhten Nukleinsäureumsatz oder durch Nierenerkrankungen mit verminderter Ausscheidungsleistung.

Akuter Gichtanfall
Auskristallisierte Harnsäurepartikel werden von Granulozyten phagozytiert, wodurch eine akute, äußerst schmerzhafte Gelenkentzündung auftritt, häufig zuerst am Großzehengrundgelenk (Podagra) oder am Kleinfingergrundgelenk (Chiragra). Auslöser sind meist Ess- und Alkoholexzesse (Wohlstandserkrankung), da Alkohol die Harnsäureausscheidung hemmt.

8.2 Physiotherapie

8.2.1 Prinzipien der physiotherapeutischen Untersuchung bei Störung des Purinstoffwechsels

Die Gichtkranken sind sehr schmerz- und berührungsempfindlich, weshalb man bei diesen Patienten besonders vorsichtig zufassen soll.

Die betroffenen Gelenke sind stark gerötet, heiß und geschwollen. Oft ertragen die Patienten nicht einmal mehr die Bettdecke. Es können die Gelenkfehlstellungen einer deformierenden Arthritis auftreten. Die Lokalisation ist meist asymmetrisch. Die Haut über den befallenen Gelenken ist atrophisch, glatt und gespannt.

Besteht die Krankheit schon länger, können an der Ohrmuschel, an Händen, Füßen und am Olekranon Ablagerungen (Tophi) beobachtet werden.

8.2.2 Prinzipien der physiotherapeutischen Behandlung bei Störung des Purinstoffwechsels

Basis einer Behandlung sind purinarme Diät, Gewichtreduktion und Alkoholkarenz.

Ziele und Maßnahmen

Die akute, äußerst schmerzhafte Gelenkentzündung sollte weitgehend abgeklungen sein, bevor mit folgenden schmerzlindernden Maßnahmen vorsichtig begonnen wird..
- Hemmen der Entzündung: mit Eispackungen.
- Kontrakturenprophylaxe und Kontrakturenbehandlung: durch Traktionen, Manuelle Therapie, passives Bewegen unter Zug und aktive Bewegungen.

Fallbeispiel: Herr G., 75 Jahre, Gicht
Diagnose: Hypertonie, akuter Gichtanfall.
Herr G. war eigentlich wegen der Hypertonie in die Klinik gekommen. Von physiotherapeutischer Seite

wurde er deshalb behandelt (siehe Abschnitt über Hypertonie). Am dritten Tag klagte er plötzlich über quälende Schmerzen im Großzehengrundgelenk und war so missmutig, dass er die Behandlung ablehnte. Das Gelenk war geschwollen, heiß und rot. Da es nicht sein erster Gichtanfall war, erkannte er die Symptome sofort.

Physiotherapeutische Maßnahmen: Er bekam einen „Bahnhof" (Drahtgestell) über die Beine, so dass die Bettdecke nicht mit dem Fuß in Berührung kam.

Bevor mit einer weiteren Behandlung fortgefahren werden konnte, mussten erst die Medikamente (Kolchizin (Herbstzeitlose) und entzündungs- und schmerzhemmende Mittel) ihre Wirkung entfalten. Am nächsten Tag wurde das Gelenk zunächst mit Eis behandelt: Eismehl in der Plastiktüte vorsichtig anformen. Auch konnte im Rahmen der Behandlung wieder mit aktiven Bewegungen der Zehen und der Sprunggelenke fortgefahren werden. Die Bewegungen müssen so endgradig wie möglich ausgeführt werden, um eine Kontraktur zu vermeiden. Als besondere Wohltat empfand Herr G. vorsichtige Traktionen.

Nachdem in den darauf folgenden Tagen die Schmerzen abgeklungen waren, wurde der beginnenden Kontraktur mit einer Kontrakturenbehandlung entgegengewirkt.

Zusammenfassung

- Während des Gichtanfalls sind die Patienten sehr druck- und berührungsempfindlich. Daher wird erst nach dem Abklingen der Gelenkentzündung mit Eispackungen und einer Kontrakturenbehandlung der Versteifung entgegengewirkt. Die Behandlung ist nur erfolgreich, wenn eine entsprechend purinarme Diät, Gewichtsreduktion und Alkoholkarenz eingehalten wird.

Dehnlagen und Yogaübungen schulen diaphragmale Atembewegungen

9 Der Patient mit chronischer Obstipation

9.1 Überblick über das Krankheitsbild · 135
9.2 Physiotherapie bei Patienten mit chronischer Obstipation · 135

Kolonbehandlung = eine manuelle, analwärts gerichtete Druck- und Gleitbewegung an 5 Punkten auf dem Kolon

Gymnastik: Becken- und Lendenwirbelsäulenbewegungen betonen

Reflextherapien nutzen, z. B. BGM

9 Der Patient mit chronischer Obstipation

9.1 Überblick über das Krankheitsbild

Unter Obstipation versteht man das seltene, in Abständen von 4 oder mehr Tagen stattfindende Absetzen von verhärtetem Stuhl. Frauen leiden doppelt so häufig wie Männer unter Obstipation.

Die zu lange Verweildauer der Faeces im Dickdarm, verbunden mit einer zu starken Eindickung und einem gestörten Defäkationsreflex, werden begünstigt durch:
- faserarme Nahrung,
- falsche Essgewohnheiten,
- Bewegungsmangel,
- Unterdrückung des Defäkationsreflexes,
- Medikamente,
- Schwangerschaft,
- funktionelle oder organische Nervenstörungen,
- Tumoren,
- Analfissuren,
- Hämorrhoiden.

Als Dauerbehandlung der Verstopfung wird eine faserreiche Kost, z. B. Frischgemüse oder Obst, Vollkornbrot und Kleie, Popcorn, Kartoffelchips oder Leinsamen, bei ausreichender Flüssigkeitszufuhr (ca. 2-3 Liter/Tag) empfohlen. Außerdem wird eine regelmäßige körperliche Betätigung empfohlen.

9.2 Physiotherapie bei Patienten mit chronischer Obstipation

9.2.1 Prinzipien der physiotherapeutischen Untersuchung bei chronischer Obstipation

Untersucht werden Muskulatur und Bindegewebe, funktionelle Aspekte, Atmung und Durchblutung.
- **Muskulatur:** Die Bauchdecke ist verspannt, die Bauchmuskulatur hyperton, ebenso die kleinen Hüftmuskeln, die Mm. glutaeus medius und minimus und die Mm. adductores. Der Hypertonus in der Bauchdecke ist besonders am lateralen Rand des M. rectus abdominis und im Verlauf des M. obliquus abdominis externus zu tasten.
- **Bindegewebe:** Der Bindegewebsbefund zeigt Obstipationszonen beidseitig im Verlauf L2 – L4 (**Abb. 9.1**).
- **Funktionelle Beurteilung:** Der Bewegungsablauf ist lebhaft. Die Brustwirbelsäule kann in Höhe des 11. Brustwirbels nach dorsal leicht abgeknickt sein. Das Becken ist in den Hüftgelenken verstärkt extendiert. Im Liegen kann es schlecht flektiert werden, da die hypertonen Stränge des M. rectus abdominis keine weiteren Bewegungen nach ventral zulassen. Auch können unter Umständen die Beine in Rückenlage nicht locker abgelegt werden.
- **Atmung:** Die diaphragmalen Atembewegungen nach ventral und lateral fehlen oder sind eingeschränkt. Unter Umständen werden sogar die Schultern beim Einatmen hochgezogen. Dadurch entfallen die nach kaudal gerichteten Atembewegungen, die ein physiologischer Beweis für Darmmotilität sind.
- **Durchblutung:** Die Patienten haben häufig kalte Füße.

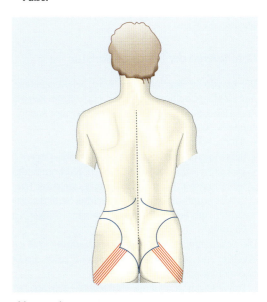

Abb. 9.1 Obstipationszonen.

9.2.2 Prinzipien der physiotherapeutischen Behandlung bei chronischer Obstipation

Ziele und Maßnahmen

- Detonisieren der Bauchmuskulatur, der Hüftmuskulatur und der Mm. adductores: durch Massage, Schüttelungen, Vibrationen, Querdehnungen und aktive Dehnungen.
- Mobilisieren der Wirbelsäule, vor allem der Lendenwirbelsäule: durch Übungen auf dem Pezziball, auf dem Hocker oder im Stand.
- Schulen der diaphragmalen Atembewegungen nach ventral und lateral: durch Wahrnehmung der Atembewegungen, Dehnlagen, Yogaübungen.
- Vegetative Umstimmung: durch Bewegung, Bindegewebsmassage und Kolonmassage nach Vogler.
- Verbessern der Durchblutung: durch heiße Rolle und aktive Übungen.

Voraussetzung für den Erfolg der physiotherapeutischen Behandlung ist die Mitarbeit des Patienten: er muss versuchen, seine Lebensgewohnheiten sinnvoll zu ändern, vernünftig zu essen und zu schlafen, Regelmäßigkeit in seinen Tagesablauf zu bringen (täglich um die gleiche Zeit auf die Toilette gehen), für nicht zu enge Kleidung zu sorgen, das Rauchen zu reduzieren bzw. aufzugeben und sich in ausgewogenem Maß zu bewegen.

Detonisieren der Bauchmuskulatur

Die klassische *Bauchmassage* wird bei Rückenlage, mit schräggestelltem Kopfteil und unterlagerten Knien ausgeführt. Der Aufbau der Massage hat folgende Reihenfolge:
- Bauchdecke – Streichungen und Vibrationen,
- Bauchmuskulatur – Knetungen und Vibrationen,
- Dickdarm – Darmausstreichungen, Friktionen und Vibrationen im Darmverlauf. Hierbei steht der Therapeut grundsätzlich auf der rechten Seite des Patienten, um die Darmrichtung besser verfolgen zu können.

Die *Schüttelungen* sind besonders wirkungsvoll im Wechsel mit aktiven Maßnahmen. Es kann direkt und indirekt geschüttelt werden.

Stauchungen werden nur vom rechten Bein aus angesetzt. Sie beeinflussen Colon ascendens und Colon transversum.

Vegetative Umstimmung

Die *Bindegewebsmassage* umfasst neben dem großen Aufbau die Striche am Bauch (**Abb. 9.2**):

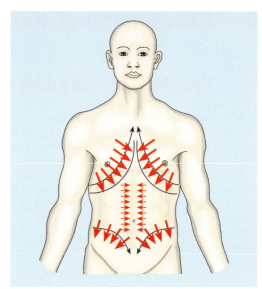

Abb. 9.2 Bindegewebsmassage (Striche) am Bauch.

- Anhaken des unteren Thoraxrandes,
- zusammenfassender Strich,
- Anhaken des Randes des M. rectus abdominis,
- Anhaken des Darmbeinkammes,
- zusammenfassender Strich.

Kolonbehandlung nach Professor Vogler

Die Kolonbehandlung ist eine manuelle, analwärts gerichtete Druck- und Gleitbewegung auf dem Kolon, die an fünf bestimmten Punkten des Abdomens durchgeführt wird. Ihre Wirkung wird unterteilt in eine reflektorische und eine örtlich-mechanische. Hierbei werden Motilität, Sekretion, Durchblutung, Turgor und Trophik des Darms beeinflusst. Ziel der Kolonbehandlung ist das Regulieren der Tonusverhältnisse im Bauchraum. Peristaltische Trägheit bzw. Hyperperistaltik sollen normalisiert werden.

Die Kolonbehandlung wird bei Rückenlage, mit schräggestelltem Kopfteil und unterlagerten Knien, ausgeführt. Der Patient soll vor der Behandlung die Blase entleeren und etwa 1 Stunde vorher nichts gegessen haben.

Technik: Die Endglieder des 3. und 4. Fingers verschieben die Haut im Darmverlauf, ohne sie zu zerren, bis der Darm getastet ist. Die Fühlung mit dem Darm bleibt erhalten, auch während der Darm beim Einatmen vorgewölbt wird. Es soll gegen die Hand geatmet werden. Jeder der 5 Kolonpunkte wird 5-7 Minuten behandelt (**Abb. 9.3**).

Unterarm, Hand und Finger bilden eine Linie. Die Fingerspitzen bewegen sich in Richtung des Darmver-

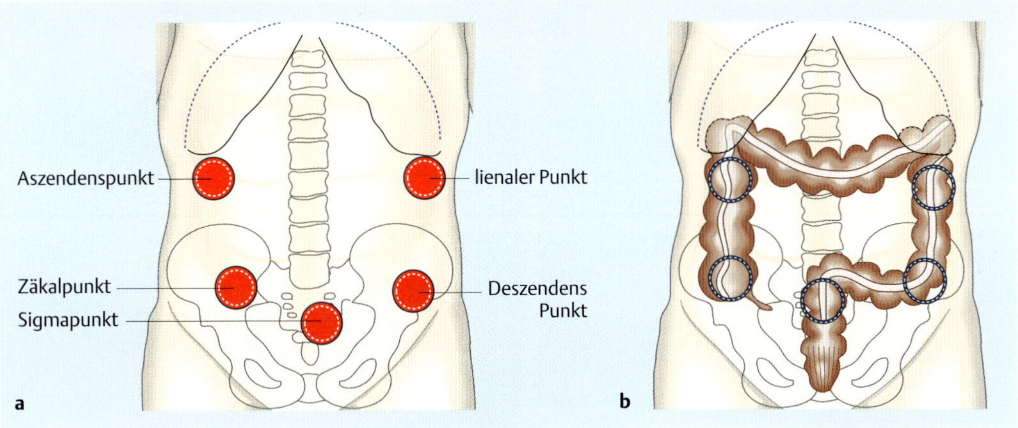

Abb. 9.3 Lokalisation der Kolonpunkte. 1 = Zäkalpunkt, 2 = Aszendenspunkt, 3 = lienaler Punkt, 4 = Deszendenspunkt, 5 = Sigmapunkt.

laufs und bleiben führend, indem sie schieben. Es kommt nun eine leichte Pronations- und Supinationsbewegung hinzu, damit die Bewegung sich der Rundung des Darmes anpasst. Die Bewegung soll aus dem Schultergürtel kommen und wird leicht und im Atemrhythmus durchgeführt, während der Exspiration. In dieser Phase sinkt der intraabdominale Druck ab, und der Widerstand wird kleiner. In der Inspirationsphase lässt sich die Hand von dem wachsenden intraabdominalen Druck wieder nach oben tragen, ohne den Kontakt mit dem Kolon zu verlieren.

Auswirkungen auf die Atmung:

Der Atemrhythmus und die durch die Kolonbehandlung hervorgerufenen Druckschwankungen im intraabdominalen Raum werden synchronisiert. Die Atmung vertieft sich, wird fließend und ausgeglichen. Dadurch wird insgesamt eine Entspannung erreicht und damit eine vegetative Umstimmung zur parasympathischen Seite hin. Während der Behandlung kann mehrmals eine reflektorische Tiefatmung einsetzen. Man geht in der Behandlung erst weiter, wenn sich die Atmung normalisiert hat.

Vorgehen:

Punkt 1 – Zäkalpunkt (**Abb. 9.4a**). Der Zäkalpunkt liegt in der Nähe des „McBurney-Punktes" rechts unten, in Richtung des aufsteigenden Teils des Dickdarms, parallel zum Darmbeinkamm. Man arbeitet mit der rechten Hand von der rechten Patientenseite aus und kann dabei sitzen.

Punkt 2 – Aszendenspunkt (**Abb. 9.4b**). Der Aszendenspunkt liegt zwischen der Spina iliaca anterior superior und dem rechten Rippenbogen, außerhalb der Medioklavikularlinie. Man sitzt in Höhe der arbeitenden rechten Hand. Der Punkt 2 setzt gewissermaßen die Richtung des Punktes 1 fort. Im Bereich des Colon transversum darf nicht gearbeitet werden, da hierbei die Gefahr besteht, dass man der Peristaltik entgegenarbeitet. Die Folgen wären dann Übelkeit, Brechreiz, Unruhe.

Punkt 3 – lienaler Punkt (**Abb. 9.4c**). Der lienale Punkt liegt unter dem linken Rippenbogen, wo das Colon transversum nach einem starken Knick unterhalb des linken Zwerchfells nach kaudal verläuft. Der Therapeut befindet sich jetzt auf der linken Seite des Patienten, setzt sich in Brusthöhe und arbeitet mit der linken Hand. Mit leichter Pronation beim Einatmen Haut nach links oben anschieben, und beim Ausatmen Druck mit leicht supiniertem Arm nach abwärts medial gleiten lassen.

Punkt 4 – Deszendenspunkt (**Abb. 9.4d**). Diesen Punkt findet man ausgehend von der linken Spina iliaca anterior superior, medial etwas aufwärts in Richtung Nabel. Es wird mit der rechten Hand gearbeitet. Beim Einatmen Haut nach oben verschieben, beim Ausatmen mit leichtem Druck Haut schräg nach unten verschieben, parallel zur Innenseite des Beckenkammes.

Punkt 5 – Sigmapunkt (**Abb. 9.4e**). Dieser Punkt ist etwas kaudal von Punkt 4 zu finden. Wegen der engen Nachbarschaft der Adnexe, der Blase und des Ureters sollte man hier vorsichtig und mit nicht zu starkem Druck arbeiten. Die Ausgangsstellung entspricht der bei Punkt 4. Beim Ausatmen wird etwas Druck in Richtung auf den Rektusrand gegeben.

Kontraindikation der Kolonbehandlung nach Prof. Vogler

- bei entzündlichen Prozessen der Bauchhaut und der abdominalen Organe,
- bei Tumoren,

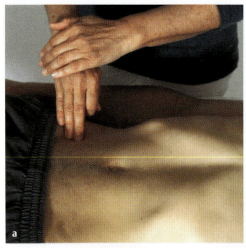
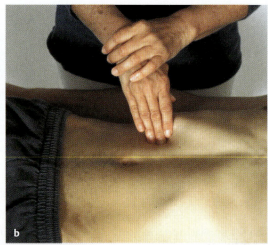
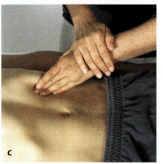
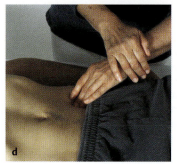
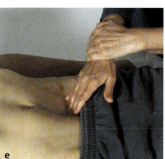

Abb. 9.4 Die Behandlung wird nach kranial-dorsal und leicht lateral bis zum Rippenbogen geführt. Kolonbehandlung.
a Beginn am Zäkalpunkt.
b Ende der Tour beim Aszendenspunkt.
c Lienaler Punkt.
d Deszendenspunkt.
e Sigmapunkt.

- während der Menstruation,
- während Gravidität,
- bei Adipositas, da dann die Kolonpunkte palpatorisch nicht einwandfrei gefunden werden können.

Verbessern der Durchblutung

Die *heiße Rolle* auf dem Kreuzbein eignet sich vor allem als vorbereitende Maßnahme vor klassischer Massage oder aktiver Behandlung.

Aktive Maßnahmen

- aktive Übungen der Bauchmuskulatur,
- Koppeln der Atemphasen mit der Bewegung,
- Wahrnehmen von Atembewegungen in den unteren Thoraxbereichen und den Bereichen des Bauches,
- Entspannung,
- Gruppengymnastik.

Im Einzelnen:

Aktive Übungen der Bauchmuskulatur: Es können Bauchmuskelübungen aus der Wochenbettgymnastik (siehe dort) verwendet werden. Anschließend an die Anspannung muss für ausreichende Entspannungsphasen gesorgt werden.

Koppeln der Atemphasen mit Bewegung: Die Verbindung der Atmung mit der Bewegung wird als Koppelung bezeichnet.
Beispiele:
- Sitz. Beim Einatmen und beim Ausatmen den Rücken leicht nach hinten wölben, dabei das Becken betont in den Hüftgelenken flektieren und extendieren.
- Sitz. Der gestreckte Oberkörper wird locker nach rechts gedreht und dann kräftig und langsam nach links. Beim Drehen nach links wird mit dem rechten Rippenbogen ein Druck auf den Darm ausgeübt, der beim Zurückdrehen nach rechts wieder

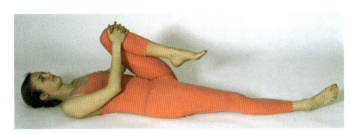

Abb. 9.5 Mit dem Ausatmen das Knie an den Körper heranziehen. Danach wieder ausstrecken.

aufgehoben wird. Bei der Drehung wird die rechte Schulter schraubenförmig abwärts bewegt.
- Besonders wirkungsvoll sind Übungen aus dem Hatha-Yoga. Sie müssen mit leerem Magen durchgeführt werden, und man darf erst damit beginnen, nachdem man sich in Rückenlage vollkommen entspannt hat.
  – Beispiele:
  – Rückenlage. Während des Einatmens die Arme gestreckt über dem Kopf ablegen. Mit dem plötzlichen Ausatmen durch den Mund das rechte Knie umarmen. Kurz verharren, danach das rechte Bein auf den Boden legen. Arme mit dem Einatmen wieder über dem Kopf ablegen. Jetzt das Gleiche für das linke Bein, dann langsam durch die Nase ausatmen, Arme neben den Körper ablegen und ruhen (**Abb. 9.5**).
  – Vierfüßlerstand (Katze). Mit dem Einatmen Lendenwirbelsäule senken und Kopf dabei heben. Mit dem Ausatmen Bauch einziehen, LWS stark heben und Kopf senken. Nach einigen Wiederholungen ausruhen im Päckchensitz (**Abb. 9.6a–b**).
  – Rückenlage, Knie locker umarmt. Mit dem Ausatmen beide Knie fest umarmen und nahe an den Körper heranziehen. Beim Einatmen Umarmung lockern. Nach einigen Wiederholungen ausruhen in Rückenlage (**Abb. 9.7a–b**).
  – Stand. Mit dem Ausatmen waagerecht nach vorn beugen, Arme locker hängen lassen, der Rücken ist gerade. Mit dem Einatmen wieder aufrichten

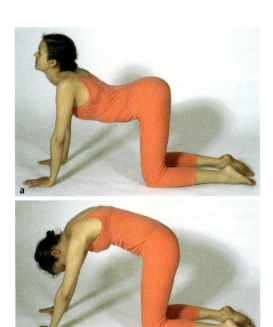

Abb. 9.6 a–b Vierfüßlerstand „Katze".
a Einatmen: Lendenwirbelsäule senken und Kopf dabei heben.
b Ausatmen: Bauch einziehen, LWS stark heben und Kopf senken.

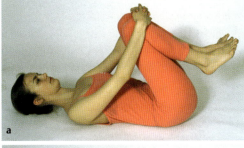
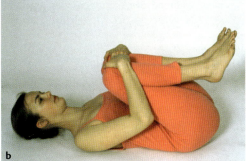

Abb. 9.7 a–b Rückenlage.
a Einatmen: Knie locker umarmt.
b Ausatmen: beide Knie fest umarmen und nahe an den Körper heranziehen.

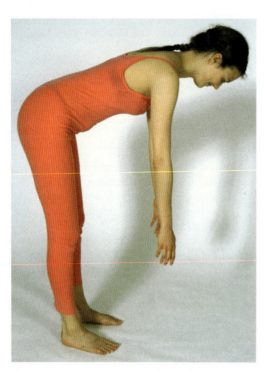

Abb. 9.8 Ausatmen: waagerecht nach vorn beugen, Arme locker hängen lassen, der Rücken ist gerade.

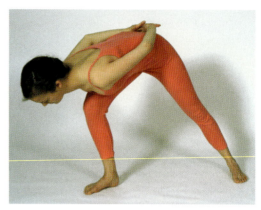

Abb. 9.10 Grätschstellung, Hände auf dem Rücken gefasst, während des Ausatmens das Knie und den Oberkörper so tief wie möglich zum Fuß beugen.

und ruhig weiteratmen. Nach einigen Wiederholungen ruhen in Rückenlage (**Abb. 9.8**).
- Rückenlage, Hände hinter dem Kopf. Mit dem Ausatmen die Knie anheben, in Richtung Stirn ziehen. Mit dem Einatmen wieder Rückenlage einnehmen, ruhig weiter atmen. Nach einer Pause diese Übung wiederholen. Danach ausruhen in Rückenlage (**Abb. 9.9**).
- Stand, Grätschstellung, Hände auf dem Rücken gefasst. Mit dem Einatmen Arme zurücknehmen. Während des Ausatmens das Knie und den Oberkörper so tief wie möglich zum Fuß beugen; dabei berührt der Kopf fast den Boden. Einatmend langsam aufrichten, dann ausatmend zur rechten Seite beugen. Ausruhen in Rückenlage (**Abb. 9.10**).

Wahrnehmen von Atembewegungen in den unteren Thoraxbereichen und den Bereichen des Bauches: Beim Wahrnehmen der Atembewegungen soll dem Patienten die Atemrichtung in den einzelnen Thoraxabschnitten bewusst werden, indem er seine eigenen Hände auf die einzelnen Abschnitte legt und die Atembewegungen in diesen Bereichen verfolgt.

Als Ausgangsstellungen eigenen sich Rückenlage, Sitz, Schneider- oder Fersensitz.

Die Hände liegen
- auf dem Bauch: für die diaphragmalen Atembewegungen (**Abb. 9.11a**),
- auf den seitlichen Thoraxabschnitten: für die kostalen Atembewegungen (**Abb. 9.11b**),
- auf den Lungenspitzen: für die sternalen Atembewegungen (**Abb. 9.11c**).

Dazu können noch Atemübungen gewählt werden, die über die verstärkten Zwerchfellbewegungen einen intermittierenden Druck auf den Darm ausüben und die Bauchpresse verstärken.

Beispiele:
- scharfes Ausatmen auf „zzz", an- und abschwellend,
- sakkadierendes Einatmen (Schnüffeln), wobei der Luftstrom in Richtung Bauch geschickt werden soll,
- lautes „ha ha ha"-Sagen.

Entspannung. Am besten fügt sich hierbei wohl die suggestive Entspannung, das Durchdenken der einzelnen Körperabschnitte, in den Behandlungsablauf ein und lässt sich vor allem mit dem Nachspüren der Atembewegungen sinnvoll kombinieren.

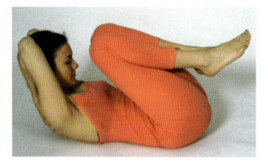

Abb. 9.9 Rückenlage, Hände hinter dem Kopf. Mit dem Ausatmen die Knie anheben, in Richtung Stirn ziehen.

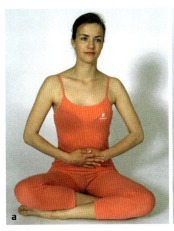 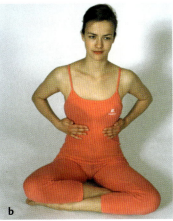 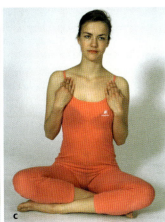

Abb. 9.11 a–c Wahrnehmung der Atembewegungen: **a** diaphragmale, **b** kostale und **c** sternale Atembewegungen.

Gruppengymnastik. Günstige Geräte für die Gruppe sind der Pezzi-Ball oder der Hocker. Aktive Übungen für Bauch-, Beckenboden- und Beinmuskulatur, allgemeine Entspannung, Mobilisationsübungen der Wirbelsäule, vor allem der Lendenwirbelsäule, Atemübungen und verschiedene Lauf- und Tanzformen mit Gehen, Hüpfen und Springen sollen sich abwechseln.

Beispiel für eine Gruppenbehandlung

- Einlaufen oder Aerobicteil zur Erwärmung.
- Hauptteil:
  – Entspannen in Rücken- oder Seitlage, mit „Gedankenreise durch den Körper".
  – Wahrnehmen der Atembewegungen des Bauches gegen die Hände.
  – Sakkadierend einatmen mit Konzentration auf die diaphragmalen Atembewegungen.
  – Vierfüßlerstand. Vorsichtige Kyphosierung – Lordosierung, mit den Atemphasen gekoppelt.
  – Vierfüßlerstand. Mit Knie zur Stirn kommen, Bein nach hinten ausstrecken.
  – Vierfüßlerstand. Ellbogen und Knie diagonal zusammenkommen lassen und ausstrecken. (Diese Übung sowie die beiden vorangehenden auch im Atemrhythmus).
  – Schneidersitz, Hände auf den Bauch, stark mit „zzz" ausatmen, dabei klein werden.
  – Rückenlage. Beine sind angestellt, Lendenwirbelsäule auf die Unterlage drücken.
  – Mit der Hand auf das gegenüberliegende Knie kommen (cave HWS).
  – Rückenlage. Arme in Schulterhöhe gestreckt auflegen, Handfläche zeigt nach unten. Die rechtwinklig angehobenen Beine zu den Seiten ablegen.
  – Sitz auf dem Pezzi-Ball. Federn.
  – Lateralflexion vom Becken aus.
  – Kyphosierung – Lordosierung.
  – Kreisbewegungen, Kombination von Kreisbewegungen mit Kyphosierung-Lordosierung bzw. mit Lateralflexion vom Becken aus.
  – Fersensitz vor dem Ball, Oberschenkel gespreizt, Stirn auf dem Ball ablegen. Entspannung von Beckenboden- und Bauchmuskulatur. Sakkadierend einatmen.
- Abschlussmöglichkeiten:
  – Zusammenfassen der Übungen auf dem Pezzi-Ball, auch mit Musik.
  – Seilspringen.
  – Einstudieren eines kleinen Tanzes. Wegen der damit verbundenen intensiven Beckenbewegungen eignen sich besonders Elemente aus latein-amerikanischen Tanzformen.

Da die Maßnahmen so detailliert dargestellt worden sind, wird an dieser Stelle auf die Darstellung eines Fallbeispiels verzichtet.

Zusammenfassung

- Der Einsatz physiotherapeutischer Maßnahmen ist nur dann wirklich erfolgreich, wenn gleichzeitig eine entsprechende Ernährungsumstellung mit ausreichender Flüssigkeitszufuhr erfolgt.
- Mit der Physiotherapie wird durch Massage- und Entspannungstechniken versucht, den Tonus der an der Bauchpresse beteiligten Muskulatur sowie die Hüftmuskeln und die Adduktoren zu detonisieren.
- Da die diaphragmalen Atembewegungen einen wichtigen Bewegungsreiz für das Kolon darstellen, ist ein großer Teil der aktiven Maßnahmen danach ausgerichtet. Dehnlagen und Yoga, sowie das Wahrnehmen der Atembewegungen sind hierbei äußerst wirksam.
- Auch andere Bewegungsformen, wie Übungen auf dem Pezziball, auf dem Hocker oder im Stand, federnd und tanzend etwa in einer Gruppe, wirken dem Bewegungsmangel entgegen.
- Den Reflexzonentherapien kommt eine bedeutende Rolle zu: So kann mit den kutiviszeralen Reflexen der Bindegewebsmassage oder den visceroviszeralen Reflexen der Kolonmassage nach Vogler das vegetative Nervensystem ausgeglichen und die Darmtätigkeit nachhaltig angeregt werden.

Atem- und Physiotherapie werden jeden Tag den aktuellen Laborwerten angepasst

10 Der Patient auf der hämatologisch-onkologischen Station vor und nach Knochenmark-/Stammzelltransplantation

10.1 Überblick über die entsprechenden Krankheitsbilder · 145
10.2 Physiotherapie · 145

Entspannungsfähigkeit und Leistungsfähigkeit verbessern!

Hygienevorschriften bei Patienten im Isolierzimmer sorgfältig einhalten

10 Der Patient auf der hämatologisch-onkologischen Station vor und nach Knochenmark-/Stammzelltransplantation

10.1 Überblick über die entsprechenden Krankheitsbilder

Die häufigsten auf einer hämatologisch-onkologischen Station anzutreffenden Krankheitsbilder sind:
- akute Leukämie,
- Morbus Hodgkin,
- Non-Hodgkin-Lymphom,
- Plasmozytom.

Alle diese Erkrankungen werden mit Chemotherapie behandelt, und anschließend kann eine Stammzelltransplantation oder eine allogene Knochenmarkstransplantation folgen. Chemotherapeutika (vor allem Zytostatika) sind Medikamente, die in den Zellzyklus der Tumorzellen eingreifen und diesen hemmen. Ansatzpunkte für ihre Wirkung sind die Unterschiede im Wachstum kranker und gesunder Zellen.

Leider werden auch gesunde, sich teilende Zellen durch die Zellgifte zerstört, so dass es zu teilweise erheblichen Nebenwirkungen kommt, nämlich:
- Haarausfall,
- Übelkeit und Erbrechen,
- Durchfall,
- Schleimhautdefekte,
- Schäden an inneren Organen und am Nervensystem
- sowie, bedingt durch die Wirkung von Zytostatika auf das Knochenmark:
  - Knochenmarkdepression,
  - erhöhte Infektions- und Blutungsgefahr und
  - Störung der mukoziliären Clearance.

10.2 Physiotherapie

10.2.1 Prinzipien der Physiotherapie

Die Atem- und Physiotherapie wird jeden Tag den aktuellen Laborwerten angepasst. Daher ist es wichtig, über einige Blutwerte Bescheid zu wissen:

Leukozyten: Die Anzahl der Leukozyten zeigt den Zustand der Immunabwehr an. Normal sind ca. 8.000/mm^3. Bei weniger als 1.500/mm^3 besteht ein sehr hohes Risiko für Infektionen. Nötige entsprechende Maßnahmen: Mundschutz, Händedesinfektion, Schutzkittel. Cave: Der Therapeut darf keinen Infekt haben.

Thrombozyten: Die Thrombozytenzahl gibt Aufschluss über die Blutgerinnung. Normal sind ca. 200.000/mm^3 – 350.000/mm^3. Bei weniger als 100.000/mm^3 liegt Thrombopenie vor. Bei weniger als 50.000/mm^3 besteht ein Risiko von Blutungen in Haut, Gewebe, Lunge und Gehirn. Bei weniger als 10.000/mm^3 besteht ein starkes Einblutungsrisiko. In diesem Fall muss unbedingt jede Maßnahme mit dem Arzt besprochen werden.

> *Keine Erschütterungen, Massagen, Packgriffe, Kopftieflagen.*

Erythrozyten: transportieren O$_2$ am Hämoglobin. Hb-Normalwert ca. 13–15 g/dl. Normale Erythrozytenzahl ist ca. 5.000.000/mm^3. Bei geringerer Anzahl kommt es zu Müdigkeit, Abgeschlagenheit, Schwindel und Kopfschmerz.

Jede Krankengeschichte verläuft individuell. Von den vielen Medikamenten, dem ständigen Liegen und dem Venenkatheter am Hals haben die Patienten schreckliche Kopfschmerzen. Häufig ist der Körper zu geschwächt, um große Bewegungen durchzuführen. Die Patienten sind mit ihrer enormen, vielschichtigen Problematik im Wesentlichen allein. Die Unterstützung durch eine Fachperson kann daher sehr gut tun und ist von großer Bedeutung.

Ziele und Maßnahmen

- Verbessern des Belüftungs-Durchblutungsverhältnisses der Lunge, Vermeiden von Hypostase und Atelektasen: durch Umlagerungen (Rückenlage, Seitlage, Sitz) und tiefe Atemzüge.
- Verbessern der Sekretelimination: durch tiefe Atemzüge, VRP1 und sanfte Hustentechniken.

- Verbessern der Atemmuskelkraft: durch Einatmen gegen Widerstand und Ein- und Ausatmen mit Stopps.
- Verbessern der Entspannungsfähigkeit: durch Schulen der Körperwahrnehmung, Wahrnehmen der Atembewegungen, Lösungstherapie nach Schaarschuch.
- Verbessern der Leistungsfähigkeit in Abhängigkeit von der Belastbarkeit und Verbessern der lokalen und allgemeinen Ausdauer: durch dynamische Bewegungsserien, Übungen gegen Widerstand, PNF.

Die Behandlung ist in drei Phasen einteilbar:
- *Zeit vor der Transplantation*: Der Schwerpunkt der Behandlung liegt auf dem Training; dadurch soll präventiv auf die gefürchteten Nebenwirkungen Einfluss genommen werden.
- *Transplantationszeit*:
  - Hochdosistherapie/Bestrahlung: Viele Patienten sind sehr geruchsempfindlich und vermeiden deshalb tiefes Atmen. Cave: Atemübungen können in dieser Phase Reizhusten und Brechreiz auslösen.
  - Zeit ohne Immunabwehr: Der Patient befindet sich in der *Umkehrisolation* und muss wegen seiner geschwächten Immunabwehr gegen Infektionen von außen abgeschirmt werden. Die Umkehrisolier-Station kann nur durch eine Schleuse betreten werden. Die Klimaanlage ist mit Luftfiltern ausgestattet und ermöglicht eine Überdruckbelüftung. Das Eindringen von Viren und Pilzsporen wird somit verhindert.

> *Vor dem Betreten des Isolierzimmers: Hände gründlich waschen, Hände desinfizieren, Anlegen von Mundschutz und frischem Überkittel, alle Gegenstände müssen gut desinfiziert sein, Atemgeräte täglich wechseln.*

- *Zeit nach der Transplantation*: Entweder trauen sich die Patienten überhaupt nichts mehr zu, oder sie neigen zur Übertreibung. Jetzt muss angemessen die Kondition verbessert werden, mit einem Wechsel von Training und Entspannung.

Verbessern des Belüftungs-Durchblutungsverhältnisses

- Wahrnehmen der Atembewegungen in verschieden Ausgangsstellungen. Cave: Es kann Reizhusten ausgelöst werden.
- Dehnlagen, Yoga: z. B. Krokodil, Fisch, Ochsenkopf. Cave: Bei einer Thrombozytenzahl von unter 50/nl steigt der Hirndruck bei Anstrengung.
- SMI-Atemtrainer. Cave: Täglich neues, steriles Gerät.

Verbessern der Sekretelimination

- Tiefe Atemzüge (siehe oben).
- Endogene Perkussion durch VRP1 oder Cornett. Cave: Täglich neu sterilisiertes Gerät.
- Vertikale Erschütterungen über Pezziball, Trampolin. Cave: Nicht bei Thrombozytenzahl unter 50/nl.
- Sanfte Hustentechniken, z. B. Huffing, Husten gegen geschlossenen Mund, Hüsteln, Räuspern. Cave: Heftiger Husten provoziert bei chemotherapeutisch behandelten Patienten Erbrechen.

Verbessern der Atemmuskelkraft

- Einatmen gegen Widerstand, z. B. Therapeutenhände, Handtuch. Cave: Kein fester Druck bei sehr niedriger Thrombozytenzahl.
- Ein- und ausatmen mit Anhalten der Luft.
- Gegen die Schwerkraft sakkadierend einatmen, z. B. aus Bauchlage.

Verbessern der Entspannungsfähigkeit

- Wahrnehmen der Atembewegungen.
- Lösungstherapie nach Schaarschuch.
- Reise durch den Körper mit ansprechenden Bildern und Vergleichen, evtl. mit Entspannungsmusik.
- Dehnlagen.
- Maßnahmen aus Seitlage.
- Kraniosakraltherapie: Durch ihre sanfte Applikation und ihre Wirkung auf das Vegetativum erleben die Patienten diese Maßnahmen als große Wohltat.

Verbessern der Leistungsfähigkeit

- Passiv-assistives Bewegen der Extremitäten.
- Dynamische Bewegungsserien.
- PNF für Bein-, Arm- und Rumpfmuskulatur.
- Geräteeinsatz: Noppenball, Theraband, Pezziball, Mini-Stepper, Fahrradergometer, Trampolin.

Die Darstellung eines Fallbeispiels würde wegen der Vielzahl der Umstände und Maßnahmen den Rahmen dieses Kapitels sprengen.

Zusammenfassung

- Im Rahmen der physiotherapeutischen Behandlung gibt es drei Phasen zu unterscheiden.
- Vor der Transplantation wird mit lokalem und allgemeinem Kraft- und Ausdauertraining präventiv gegen den Kräfteverfall gearbeitet.
- Während der Transplantationszeit muss auf der Umkehrisolation unter keimfreien Bedingungen gearbeitet werden. Hier kann man mit Atemtherapie, Entspannungsmaßnahmen, aber auch mit der Kraniosakraltherapie dem Patienten hilfreich zur Seite stehen.
- In der Zeit nach der Transplantation werden wieder stärkere, die Kondition verbessernde Maßnahmen ergriffen, mit Geräten wie Theraband, Pezziball, Ministepper, Ergometer, Trampolin.
- Die Behandlung erfordert Spezialwissen auf dem Gebiet der Hämatologie und der Therapeut braucht Ruhe und innere Stärke.

Literatur

Beh D. Atemgymnastik. München: BLV Verlagsgesellschaft mbH; 1999.

Bienstein C, Klein G, Schröder G. Atem. Stuttgart: Thieme Verlag; 2000.

Brühne L. Reflektorische Atemtherapie. Stuttgart: Thieme Verlag; 1998.

Dautzenroth A, Saemann H. Cystische Fibrose. Stuttgart: Thieme Verlag; 2002.

Ehrenberg H. Atemtherapie in der Physiotherapie. Krankengymnastik. München: Richard Pflaum Verlag; 1998.

Ganser A. Leukämie bei Erwachsenen. Die blauen Ratgeber. Deutsche Krebshilfe e. V. 1/98.

Gaskell DV, Webber BA. Physiotherapie bei Erkrankungen und Operationen der Thoraxorgane. Stuttgart: Fischer Verlag; 1997.

Göhring H. Physiotherapie Band 10, Innere Medizin. Stuttgart/New York: Thieme Verlag; 1997.

Göhring H. Atemtherapie – Therapie mit dem Atem. Stuttgart: Thieme Verlag; 2001.

Göhring H. Neue Impulse zur Frühmobilisation nach Herzinfarkt. Z. f. Physiotherapeuten 58. München: Richard Pflaum Verlag; 2006.

Haase H, Ehrenberg H, Schweizer M. Lösungstherapie in der Krankengymnastik. München: Richard Pflaum Verlag; 1985.

Harenberg J. Thrombose und Antikoagulation. Stuttgart: Thieme Verlag; 2003.

Höhnke O, Ramme-Wichmann A. Bewegung und Entspannung am Arbeitsplatz. Stuttgart: Thieme Verlag; 1990.

Kirchner P. Physiotherapie Band 4, Untersuchungs- und Behandlungstechniken. Stuttgart/New York: Thieme Verlag; 1997.

Krahmann H., Haag G. Die Progressive Relaxation in der Krankengymnastik. München: Richard Pflaum Verlag; 1996.

Kristen I. Herzinsuffizienz, Transplantation und Physiotherapie nach Herztransplantation. Heidelberg: diplomarbeit; 2009.

Maurus P. Herzgruppe. München: Richard Pflaum Verlag; 1998.

Müller E. Beatmung. Wissenschaftliche Grundlagen – Aktuelle Konzepte – Perspektiven. Stuttgart: Thieme Verlag; 2000.

Müller E, Augustin S. Entspannung in der Rehabilitation. Erlangen: perimed; 1987.

Pilger E. Venöse Thromboembolie. Stuttgart: Thieme Verlag; 2004.

Rieben FW, Fritze D. Praktische Lungen- und Bronchialheilkunde. Darmstadt: Steinkopff Verlag; 1985.

Siegenthaler W. Differentialdiagnose innerer Krankheiten. Stuttgart: Thieme Verlag; 1999

Upledger JE, Vredevoogd JD. Lehrbuch der Kraniosakral-Therapie. Heidelberg: Haug Verlag; 1991.

Vaitl D, Petermann F. Handbuch der Entspannungsverfahren, Bd. 1. Weinheim: Beltz; 1993.

Webber BA, Pryor JA. Physiotherapy for Respiratory and Cardiac Problems. Edinburgh: Churchill Livingsstone; 1993.

Weidemann H, Meyer K. Lehrbuch der Bewegungstherapie mit Herzkranken. Darmstadt: Steinkopff Verlag; 1991.

Sachverzeichnis

A

Abhebearbeit nach
    Schaarschuch 31 f
ADL s. Aktivitäten des
    täglichen Lebens
Air trapping 66
Aktivitäten des
    täglichen Lebens 8
AKZ s. Kräfte-Zustand,
    allgemeiner (AKZ)
Allergiediagnostik 72 f
Anämie 128
Anamnese 4
Anstrengungsskala,
    subjektive nach Borg
    19, 21
Apoplex 29
ARDS s. Insuffizienz,
    akute respiratorische
    (ARDS)
Armzüge 81 f
Arterienverschluss,
    akuter 43
Arteriosklerose 11
Asthma bronchiale 63,
    110, 112
Atelektasen, Eröffnung
    92
Atemarbeit 74
Atembewegung,
    Wahrnehmung 140 f
– – nach Ehrenberg 84 f
Atemfrequenz 76
Atemgase, Austausch 61
Atemgeräusche 77
– physiologische 65
Atemhilfen, apparative
    91 ff
Atemhilfsmuskulatur,
    verspannte und
    verkürzte 116
Atemmaße 75
– Dokumentation 76
Atemmuskelkraft,
    Verbessern 146
Atemmuskulatur 74
– Palpation 77
Atemmuster,
    Veränderungen 74

Atemphasen, Koppeln
    mit Bewegung 138
Atemrhythmus 75
Atemtechniken 84 ff
Atemtherapie, Intensiv-
    station 97 f
Atemtrainer 91 f
Atemverhalten, bei
    Belastung 19
Atemwegserkrankung
    61 ff
– Allergiediagnostik 72 f
– Begleiterkrankungen
    63 f
– Belastungs-
    untersuchungen 72
– Techniken der
    Physiotherapie 78
Atemzüge
– tiefe, Venenrückstrom
    55
– vertiefte 50
Atmung
– und Bewegung 99
– – Koppeln 101
– Kolonbehandlung 137
Atmungstypen 64
Ausatemmuskulatur 88
Ausatemphase, Vario-
    Resistance-Pressure 9
Ausatemtechniken 85 ff
Ausatemübungen 86
Ausatmung
– angestrengte 93
– forcierte 88
Ausbildung am
    Patienten 3 f
Ausdauerbelastung,
    Hypertonie 30
Ausdauersport 32
Ausdauertraining 23
– Herztransplantation
    27
Auskultation, patho-
    logische Neben-
    geräusche 66
Auswurf 62
Autogenes Training,
    Hypertonie 30, 32
Azetylzystein 94

B

BAL s. Lavage,
    bronchoalveoläre
    (BAL)
Bauch, Wahrnehmen
    von Atembewegungen
    140
Bauchbinde 115
Bauchmuskulatur
– aktive Übungen 138
– Detonisieren 136
Bauchpresse, Varizen 55
Baum 105
Beatmung, assistierte
– – Atemtherapie 97
– – spontane 95
Becken, passives
    Bewegen gegen
    Schultergürtel 81
Beckenvenenthrombose
    48
Beine, dynamische
    Bewegungsserien 55
Beinzonen, arterielle 38
Beinzüge 81 f
Belastbarkeit, reduzierte
– – kardiale 8
– – kardiopulmonale 7 ff
Belastungsphasen,
    koronare Herz-
    erkrankung 12 f
Belüftungs-Durch-
    blutungsverhältnis,
    Verbessern 146
Beta-Blocker 19
Bindegewebsmassage
– am Bauch 136
– kleiner Aufbau 39
– im Segment 42
Bindegewebszonen
    nach Teirich-Leube 4
biopsychosoziales
    Modell 3
blue bloater 121
Blutdruck
– Atemtherapie 76
– hoher 28
Blutdruckmessung nach
    Riva-Rocci 29

Blutdruckwerte,
    normale und
    pathologische 29
Blutgasanalyse 71 f
Blutstrom, arterieller,
    Unterstützung 42
Body-Plethysmographie
    70
Bronchialatmen 65
Bronchiektasen 117 ff
Bronchitis, chronische,
    Lungenüberblähung
    66
Bronchoskopie 73 f
Bronchospasmolyse 114
Bronchospasmus,
    Verbesserung 95
Brummen 80, 86
Brustkorbdeformierung
    96

C

Chemotherapeutika 145
Cimino-Fistel 127
C-Lagerung 83
Claudicatio intermittens
    37 f
Computertomographie
    (CT), Atemwegs-
    erkrankungen 67 f
Cor pulmonale 121
CO-Single-Breath-
    Verfahren 70 f

D

Defibrillator,
    Implantation 25
Dehnlage
– Dauer 84
– nach Schaarschuch/
    Haase 82
Dialyse 127
Diaphragma, abnorme
    Spannung, Auflösen
    31
Diffusion, Transferfaktor
    71
Diffusionsmessung 70

Door-stop-Phänomen 109
Drainage, autogene 90, 114, 118
– – Bronchiektasen 118 f
Drehdehnlagerung 83 f
Druck, intrathorakaler, Hustentechniken 115
Druckbeatmung, positive 94
Durchblutung, Verbesserung 38 f
Durchblutungsstörung, periphere arterielle (PAVK) 37 ff
– – – Stadium II 38 ff
– – – – III 42 ff
Dyskrinie 62
Dyspnoe 61 f

E

Einatemtechniken 86 f
Einatmen
– gähnendes 87
– sakkadierendes 86 f, 140
Einreibung 114
Einsekundenkapazität (FEV) 69
Endangiitis obliterans 43
Entspannung, Definition 13
Entspannungsfähigkeit, Verbessern 146
Epikutantest 72
Erfordernisatmung 74
Ergometertraining 23 f, 72
Erythrozyten 145
Eskimowickel 42
Euler-Liljestrand-Mechanismus 108
Expektoration, Verbesserung 113
Extrasystole 13
Extubation, Atemtherapie 98

F

Fassthorax 121
Fibrose, zystische 64
Fingerperkussionen 80
Fisch 102
Fistelpflege 127
Frank-Starling-Mechanismus 27
Füllung, arterielle (AF) 40
Füße, dynamische Bewegungsserien 55
Fußrückvenenfüllung (VF) 40

G

Gangschule 39
– Varizen 55
Gehen
– auf ebenen Strecken 16
– federndes 55
Gehstrecke, Zunahme 39 f
Gehtraining 39
Gelenkentzündung, Gicht 130
Gesamtmuskelmasse, Abbau 10
Gespräch, therapeutisches 13
Gicht 130 f
Giraffe 103
Globalinsuffizienz, respiratorische 71
Grätschstellung, Hatha-Yoga 140
Grenzwerthypertonie 29
Gruppentherapie, koronare Herzerkrankung 21 ff
Gruppentraining, Stundenaufbau 23
Gymnastik und Herzfrequenz 23

H

Hackungen 79 f
Haltung und Atembewegungen 98
Hämoptoe 63
Hämoptyse 63
Hämosiderose 53
Handrücken, Asthma bronchiale 64
Harnsäurestoffwechsel 130
Hatha-Yoga 139 ff
Hautdurchblutung, Verbesserung 55
Hautfalte
– Verschieben 78
– Wegatmen 79
Hauttest, Allergie 72
Heidelberger Modell zur Frühmobilisation 12
Hering-Breuer-Reflex 109
Herz, Volumenarbeit 8
Herzerkrankung 7 ff
– akute koronare 11 ff
– chronische 9 ff
– koronare (KHK) 11 ff
– – Anschlussheilbehandlung 21
– – Belastungskontrolle 18
– – Dosierung der Belastung 17
– – Konvaleszenzphase 21
– – Maßnahmen aus Seitlage 13 ff
– – Persönlichkeitsstruktur 15
– – Übungsprogramm auf dem Hocker 16
Herzfrequenz, transplantierter Patient 27
Herzgruppe, ambulante 24 f
Herzinsuffizienz 7
– Mobilisation 8
– Stadien 7
Herzmeridian, Flussrichtung 14
Herzmuskelinsuffizienz, Entstehungsursachen 9
Herzoperation 25 ff
Herzsportgruppe 28
Herztransplantation 27 f
Heuschrecke 102
Hochlagerung, nächtliche 51
Hohlhandklatschung 79
Homans-Zeichen 48 f
Huffing 88, 115
Husten 62, 75
– pathologischer 63
– produktiver 62
– Selbsthilfe 116
– unproduktiver 63, 115
Hustenhilfe 115
– bei Schmerzen 89 f
Hustenphasen 88
Hustenprovokation 88
Hustenreiz, Unterdrückung 91
Hustentechniken 87 ff, 115 f
Hustenvorgang, Störungen 88
Hydrotherapie 55
Hyperkrinie 62
Hyperreagibilität, bronchiale 72
Hypertonie 28 ff
– Einteilung 29
Hyperventilation 71, 85 f
Hypoxämie 71

I

Immunsuppression, transplantierter Patient 28
Implantation, transvenöse 25
Incentive Spirometer 91
Infarkt, Ablauf 13
Infiltration, pneumonische 65
Inhalation 113
Inspektion 3 f
Inspiration, anhaltend maximale 108
Insuffizienz, akute respiratorische (ARDS) 107 ff
Interkostalraum
– Ausstreichungen 15
– Ausziehen 78
Intermitted Positive Pressure Breathing (IPPB) 112
– Geräte 93 f
Intrakutantest 72
IPPB s. Intermitted Positive Pressure Breathing (IPPB)
Isolierzimmer 146

K

Katze 103, 139
Klopfschallqualitäten 65
Klopfungen 79
Kneippkuren 55
Knochenmarktrans-
  plantation 145 f
Kobra 101 f
Kolonbehandlung nach
  Professor Vogler 136 ff
– – – Kontraindi-
  kationen 137 f
Kolonpunkte,
  Lokalisation 137
Kompression 54
– kurze 81
Kompressionstherapie,
  Ziel 54 f
Kompressionsverband
– Anlegen 54
– Ulcus cruris 56
Koppelung 138
Körperwärme, Erhalt 42
Kostovertebralgelenke,
  Mobilisation 99 f
Kräfte-Zustand,
  allgemeiner (AKZ) 4
Kraniosakralrhythmus,
  Palpation an den
  Füßen 30 f
Kreuzbeinrolle 39
Krokodil 104
Kutschersitz 111

L

Lähmung, hohe 96
Lauftraining, Einteilung
  nach Lagerström 22
Lavage, broncho-
  alveoläre (BAL) 74
Leistungsdenken 19
Leistungsfähigkeit 4
– körperliche,
  chronische Nieren-
  insuffizienz 128
– Onkologie 146
– Untersuchungs-
  methoden 7
Lendenlordose,
  Thoraxuntersatz 99
Leriche-Syndrom 38
Leukozyten 145

Linksherzinsuffizienz,
  Symptome 9
Lippenbremse
– dosierte nach
  Ehrenberg 85
– lange 85 f
Lufthunger 94
Lunge, Untersuchung 64
Lungenembolie 50
Lungenemphysem 120 ff
Lungenerkrankung 61 ff
– Allergiediagnostik 72
– Anamnese 76 f
– Begleiterkrankungen
  63 f
– Belastungs-
  untersuchungen 72
– interstitielle 109
– Techniken der Physio-
  therapie 78 ff
Lungenfibrose 66, 109 f
Lungenfunktion 68
Lungenödem 66
Lungenperfusion,
  Schwerkraft 107
Lungenüberblähung 66
Lungenvolumina,
  statische und
  dynamische 68
Lymphdrainage,
  postthrombotisches
  Syndrom 53

M

Mediastinoskopie 74
Meyer-Druckpunkt 48 f
Morbus
– Bechterew, Atemmaße
  76
– Raynaud 43
Mukostase 62
Mukoviszidose 120
Muskel, trainierter,
  Sauerstoffverbrauch 8
Muskeldystrophie,
  Vermeidung 128
Muskelfasern vom
  oxidativen Typ I 10
Muskelpumpe, aktive 55
Muskulatur,
  O_2-Utilisation 39
Myokard, Sauerstoff-
  verbrauch 13

N

Nasenstenose 86 f
Nervensystem,
  sympathisches 10
Nervus
– phrenicus, Lähmung
  96
– recurrens, Lähmung
  96
Niereninsuffizienz,
  chronische 127 ff

O

Obstipation, chronische
  135 ff
– – Behandlung 136 ff
– – Gruppenbehandlung
  141
– – Hatha-Yoga 139 ff
– – Untersuchung 135
Obstipationszonen 135
Obstruktion, bronchiale,
  Flussvolumenkurven
  69
Ochsenkopf 104 f
Orthopnoe 62

P

Päckchensitz 111
Packegriff 78
Palpation 4
PAVK s. Durchblutungs-
  störung, periphere
  arterielle (PAVK)
Payr-Zeichen 48 f
Peak flow 76
Peak-flow-Meter 68
PEEP s. Positive
  endexspiratory
  pressure
Perfusions-Ventilations-
  Szintigraphie 68
Periarteriitis nodosa 43
Perkussion 4, 79
Perkussionsschall 65
Pezzi-Ball 119
Pfefferminzöl 114
Phlebothrombose,
  tiefe 48 ff
pink puffer 121
Pleuraerguss 65, 108

Pleuraschwarte 108
Pleuritis 108 f
Pneumonie 108
Pneumothorax 65
Positive endexspiratory
  pressure 94
Positive-Exspiratory-
  Geräte (PEP) 92
postthrombotisches
  Syndrom 50, 52 ff
– – schädliches
  Verhalten 56
Prick-Test 72
Puls, Atemtherapie 76
Pulskontrolle, koronare
  Herzerkrankung 13
Pulsverhalten, Herz-
  transplantation 27
Purinstoffwechsel-
  störung 130 f

R

Radialispuls, selbst-
  ständiges Pulsen 20
Radio-Allergo-Sorbent-
  Test (RAST) 73
Rasselgeräusche,
  feuchte 118
RAST s. Radio-Allergo-
  Sorbent-Test (RAST)
Ratschow Umlagerungs-
  übung, Wirkungs-
  weise 41
Rauchen 120 f
Raucherhusten 63
Rechtsherzinsuffizienz
  121
– Symptome 9 f
Reibetest 72
Reizhusten
– trockener 63
– unproduktiver,
  Vermeidung 89
Renin-Angiotensin-
  Aldosteron-System 10
Resistanceschleife 70
Respiratoren 93 f
Respirator-Therapie 112
Rippenfraktur 96
Rolle, heiße
– – Atemwegs-
  erkrankungen 114
– – Obstipation 138

– – periphere arterielle Durchblutungsstörung 39
Röntgen-Thorax 66 f
Ruhefrequenz, normale 19
Rutschbahn 103

S

Schaufensterkrankheit s. Claudicatio intermittens
Schleimretension, innere Erkrankungen 95
Schmerzen, Lungenerkrankungen 75
Schrittmacherimplantation 25 f
Schulter-Nacken-Muskulatur, Schüttelstauchung 15
Schüttelung, Obstipation 136
Schwimmen
– koronare Herzerkrankung 22
– Varizen 55
Schwindel, zerebraler 115
Sekret, Abhusten 88
Sekretelimination
– Selbsthilfetechniken 90
– Verbessern 146
Sekretmobilisation 114
Sekretolyse 97
– Verbesserung 113
Sekrettransport 114
Selbsthilfe, Husten 116
Shunt-Pflege 127
silent chest 65
Skelettmuskelstoffwechsel bei Herzinsuffizienz 28
Skelettmuskulatur, Sympathikusaktivierung 10
SMI-Atemtrainer 91 f
Spirometrie 68 ff
– messbare Werte 70
Spirometriebefunde, typische 69

Sport, Herzinsuffizienz 8
Sputum 75
– infektiöses 118
– purulentes 62
Stammzelltransplantation 145 f
Station, hämatologisch-onkologische 145 f
Status asthmaticus 110, 112
Stauchungen, Obstipation 136
Stauungslunge 9
Stauungsödem 48
Steal-Phänomen 127
Sternotomie 26
– Hustenhilfe 90
Stimmfremitus 64
Streckdehnung 81, 83
Stress 20
– Hypertonie 29
Stretch 81
Subxiphoid 26
Summen 80, 86
Synkopen 115

T

Tachypnoe 64
Thorakoskopie 74
Thorakotomie 26 f
Thorax
– Auskultation 65
– Gewebeverschieblichkeit 11
– Palpation 64
– Perkussion 65
– schnellender 100
– unterer, Wahrnehmen von Atembewegungen 140
Thoraxapertur, abnorme Spannung, Auflösen 31
Thoraxbeweglichkeit 75
Thoraxdehnbarkeit, vorhandene 122
Thoraxform 75
Thoraxkompression 89
– manuelle 80
Thoraxschmerz 63
Thrombopenie 145

Thrombophlebitis, oberflächliche 47 f
Thrombozyten 145
Tiffeneau-Test 69
Totraumvergrößerer, künstlicher nach Giebel 96 f
Trachealrasseln 88
Tracheostoma 95
Trainingsfrequenz, altersentsprechende 23
Transplantation, Behandlungsphasen 146
Trapped air 70
Treppensteigen 16
Triflow 92

U

Übungsform nach dem Intervallprinzip 39
Ulcus cruris 52, 56
Umkehrisolation 146
Umlagerungstest nach Ratschow 40 f
Umstimmung, vegetative, Obstipation 136
Unterschenkelgeschwür s. Ulcus cruris
Untersuchungsmethoden 3 f

V

Vario-Resistance-Pressure-Gerät (VRP, Flutter) 91
Varizen
– primäre 52
– – schädliches Verhalten 56
– sekundäre 52 ff
Venendruckpunkte, schmerzhafte 48
Venenerkrankung
– akute 47 ff
– chronische 52 ff
Venenklappen 53
Venenrückstrom 47
– Verbesserung 53 f
Venenstau 9

Venenthrombose, frische 49
Ventilationsstörung
– akute
– – obstruktive 110 ff
– – restriktive 106 ff
– chronisch
– – obstruktive 113 ff
– – restriktive 109 f
– obstruktive 61
– – und restriktive, Ursachen 70
– restriktive 61
Ventilstenose, exspiratorische 112
Verbandstechnik, zirkuläre 54
Verbesserung durch Umlagerung 106 f
Verschlussdruckkurve, Messung 70
Verschlusserkrankung, chronisch arterielle 37 f
Verschlusslokalisation 37
Vesikuläratmen 65
Vibrationen 80
Vibrationstisch 39
Vierfüßlerstand 139
Vitalkapazität, Lunge 76
Vogel 102 f
Vojta-Therapie 97
Vokalatmung mit und ohne Hauch 86
Vorderwandinfarkt, Ablauf 19

W

Wahrnehmung, Förderung 18 f
Wahrnehmungsschulung 15
Wechseldruckbehandlung, pneumatische 53, 56
Wirbelsäule, axiale Belastung 98

Y

Yoga 98, 101 ff
– Hatha-Yoga 139 ff

Z

Ziehharmonikagriff 82
Zirkuläre Verbands-
  technik 54
Zwerchfellstütze,
  Husten 89
Zyanose 64, 74
Zytostatika 145